求めてきたもの、そして今

―新型コロナウイルス感染症とハンセン病問題　幾重もの分断を超えて―

ハンセン病市民学会年報2022……………………………………………………………目次

写真　ハンセン病市民学会

巻頭言

偏見差別を解消するための取り組みの現状と課題

ハンセン病市民学会共同代表
徳田　靖之

二〇一九年のハンセン病家族訴訟熊本地裁判決の確定を受けて設置された「ハンセン病に係る偏見差別の解消のための施策検討会」（内田博文座長）は、昨年三月末に厚生労働大臣に対して最終報告書を提出しました。同報告書では、ハンセン病問題における偏見差別の現状について、病歴者や家族がおかれている厳しい現状を明らかにしたうえで、政府がこれまでに行ってきた諸施策がこうした偏見差別の解消に少しも役立っていないことを踏まえて、九項目にわたる提言がなされています。

報告書の提出を受けて開催された統一交渉団と三省（厚労省・法務省・文科省）との協議では、提言を実行に移すための「実務者協議」を設置することが確認され、七月二一日には、弁護団と三省との間で、そのための準備会が開催され、今後の検討のあり方について、全体会の外に、各課題ごとにWG（ワーキンググループ）を設置することが合意されました。その後、統一交渉団では、八月三一日に実務者協議に参加するメンバーを確定したうえで、課題の整理を行い、九月二五日の第二回準備協議を経て、一〇月二〇日に第一回の実務者協議が開催されました。

この実務者協議において、全体会のテーマとして、閣議決定されている「人権教育・啓発に関する基本計画」の改訂問題と「国立ハンセン病人権教育啓発センター構想」問題を取り上げること、WGとして、

①　各省庁における実施プログラム・啓発普及WG
②　相談支援WG
③　教育WG

を設置することが決定しました。

この内①のWGでは、各省における今後の実施に向けたプログラム策定について協議する外、プログラムの実施状況を点検するPDCAサイクルを構築するために必要とされる事項、更には普及啓発事業のあり方等についての検討がなされる予定です。また、②のWGでは、全国各地に相談窓口を設置する課題と地方公共団体の取り組みの抜本的な改革等について検討されます。③は、文字通り、教育問題に集中して検討を行います。

現在まで教育WGの第1回が開催されており、四月一七日には②のWGと全体会が開催されました。

こうした実務者協議は、施策検討会の貴重な提言を絵に描いた餅にしないための取り組みであり、その経過については、今後も必要に応じて報告させていただきます。

なお、こうした実務者協議における取り組みとは別に、提言の柱の一つとして提起された全国的な人権意識調査については、インターネットを利用しての調査が終了し、三月末に報告書が提出され、今なお深刻な偏見差別が残っていることが明らかになりました。本年度は、調査対象を拡大し調査用紙の配布による全国調査が行われます。

以上のような最終報告書の提言を実現するための取り組みに参加しながら、私が痛感しているのは、私自身が一人の市民としてハンセン病問題に関する偏見差別の解消のために何をしてきたのか、今、何をしようとしているのかと問い続けることの重要性です。私たちは高いところから、国の施策や社会のあり様を批判するだけの「評論家」であってはなりません。ハンセン病問題にかかわるということは、自らの生き方を絶えず見つめ直すことが必要であり、自らを偏見差別を社会から根絶する主体として位置付けていくことであることを胆に銘じておかなければなりません。偏見差別の解消こそはハンセン病問題にかかわってきた私たち共通の悲願というべきものであり、先人たちの思いを引き継いで何としても実現しなければなりません。残された人生をかけて、実現に向けて全力を尽くす覚悟です。

交流集会　全体会

感染症差別について考える

●パネルディスカッション

●パネリスト

鈴木利廣（弁護士）

奥田均（近畿大学名誉教授）

宮良正吉（ハンセン病関西退所者原告団・いちょうの会会長）

北村直樹（立正大学淞南高等学校校長）

●アドバイザー

内田博文（ハンセン病市民学会共同代表／九州大学名誉教授）

●コーディネーター

徳田靖之（ハンセン病市民学会共同代表／ハンセン病国賠訴訟弁護団代表）

●基調報告

北村直樹（立正大学淞南高等学校校長）

徳田靖之　みなさんこんにちは、第一部の司会を務めます徳田でございます。よろしくお願いいたします。本当に久しぶりにお目にかかる方にたくさんご参加いただいて、懐かしい気持ちで第一部の司会進行をさせていただきたいと思います。どうぞよろしくお願いいたします。

この第一部では、感染症に対する差別の歴史と現状をみなさんと事実に基づいて確認しながら、どうして感染症差別というのは繰り返されていくのか、そして、それらの偏見差別を克服していく上で何が求められるのかということを、ご出席のみなさまと一緒に考えていきたいと思います。

ただ二時間くらいの予定で、この難しいテーマを議論しなければいけませんので、具体的な結論や方向性というよりは、ご登壇いただいているみなさまの問題提起、意見交換に留まることになるだろうということを、予めお許しいただきたいと思います。

それでは、ご登壇いただいているみなさまを、私のほうからご紹介させていただこうと思います。私の席に近いほうから、この後、基調報告をしていただきます、立正大学淞南高等学校の校長先生をされております北村直樹さんです。よろしくお願いします。

そのお隣は弁護士で、東京HIV訴訟弁護団、薬害エイズ東京訴訟の弁護団の事務局長を務められた、私が尊敬する弁護士の鈴木利廣さんです。

そのお隣は近畿大学の名誉教授、人権問題を長らく研究、実践してこられた奥田均さんです。よろしくお願いします。

今、立っていただきましたのが、ハンセン病関西退所者原告団いちょうの会の会長をしておられます宮良正吉さんです。よろしくお願いします。

一番向こうに座っておられますが、先ほど主催者挨拶をしていただきました、九州大学名誉教授、ハンセン病市民学会共同代表の内田博文さんです。よろしくお願いします。

それでは、早速ですけれども、北村さんのほうからこの新型コロナウイルス感染拡大の中で、どのような偏見差別が学校を襲ったのかということについて、基調報告をしていただきたいと思います。では、よろしくお願いします。

北村直樹　では、失礼いたします。立正大学淞南高等学校校長の北村でございます。本日はご縁をいただきまして、この集会に参加をさせていただきました。メガクラスターということが、二年前に本校で発生いたしまして、その基調報告ということで、これからさせていただきます。よろしくお願いいたしますでは、座って失礼します。

それでは、まず最初に自己紹介でございますが、私は立正大学淞南高校の校長をしておりまして、現在、島根県の私立高等学校の校長会長、また、島根県の子どもセーフティーネットの推進委員ということで、今、活動をしております。

二〇二〇年八月に、新型コロナウイルスの、当時、国内最大級の大規模クラスターが発生いたしました。その時に、対策本部長を命じられて、関係機関と連携

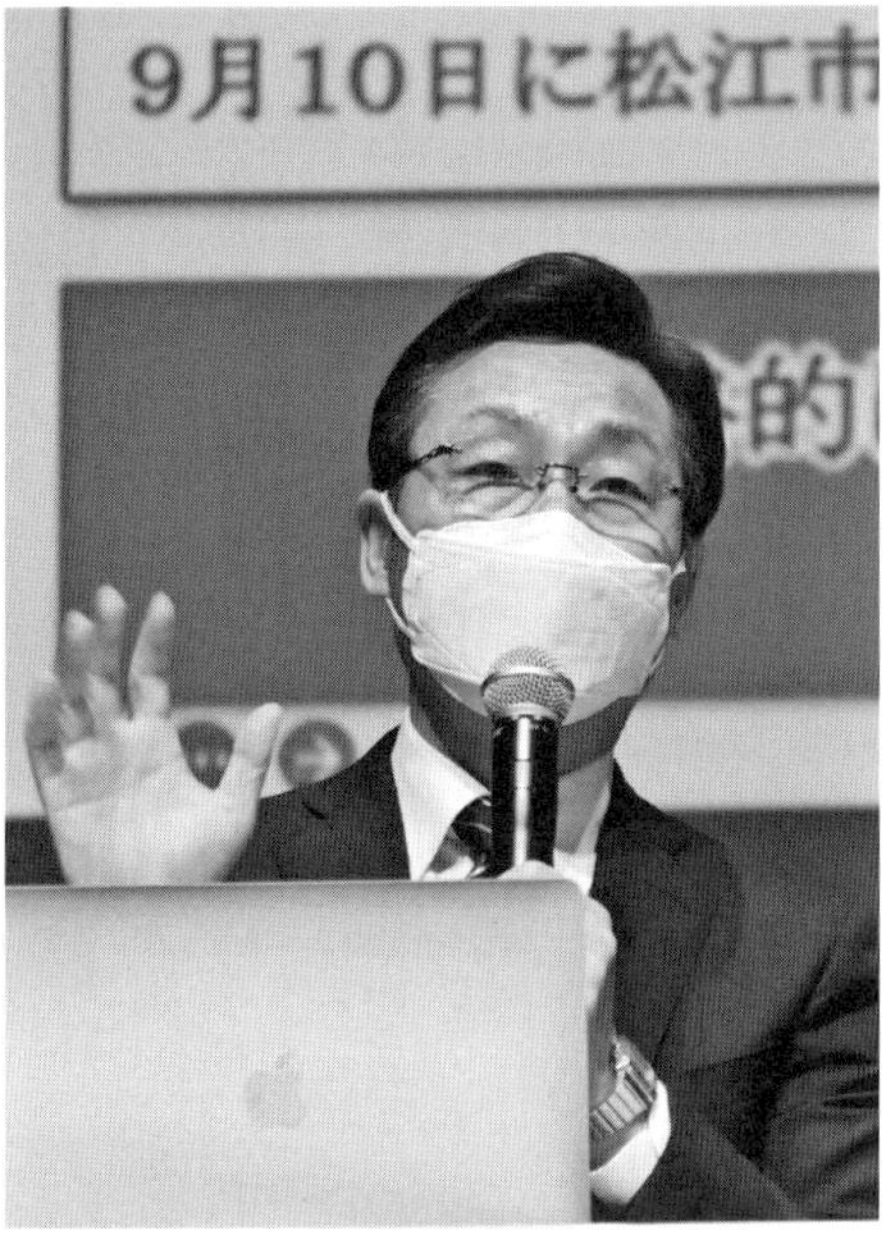

し、三四日間、偏見差別により、厳しい誹謗中傷や人権侵害に向き合いながら、子どもたちの健康回復と感染拡大防止を最重要課題として、事態の収束に取り組みました。

全国から数多くの支援が集まる中で、全員の健康を回復し松江市長の収束宣言を受け、学校を再開することができました。この経験を踏まえて、子どもたちに感染対策の意識を伝えるとともに、心のケアを続けながら、新型コロナウイルス感染症による人権問題の研鑽を現在続けておるところでございます。

また、メガクラスターを乗り越えてということで、寄稿文をいろいろな雑誌にお載せいただいたり、また、NHKのテレビ放送で「コロナ差別とSNS～ネット社会の闇とどう向き合うか～」ということで、二〇二一年二月に中国エリアで放送されて、全国放送が四月にございました。そういった内容を今日、みなさまにご報告申し上げたいと思います。

では、六つのセクションに分けて、まず始めに、記者会見について、誹謗中傷にさらされる学校と生徒、風評被害による偏見差別と誹謗中傷、生徒の心のケアと支援、終わりに、ということでご報告をさせていただきます。

はじめに、本校は一九六一年創立の私立高校でございまして、二〇〇一年より立正大学の準付属校として進めております。生徒数は約三〇〇人ということで、非常に小規模な学校で、教職員は約四〇人くらいでございます。全国から生徒が集まって、二五〇人くらいで寮生活をしております。

また、野球部が二度ほど甲子園に出場させていただいたり、サッカー部が今年のインターハイにも出場を決めまして、ひじょうにスポーツが強いということで知られている学校ということでございます。

では、当時のコロナウイルス、メガクラスターの概要をご説明したいと思います。サッカー部の寮生一人が、二〇二〇年八月五日に発熱をしました。当時は、熱中症が疑われるということで、すぐに報告をしないようにと、様子を見てから報告するようにということで、様子を見ておりましたところ、七日に味覚障害の症状が出ましたので、八日にＰＣＲ検査を受けて陽性ということでございました。

まだ、新型コロナウイルスが、未知のものだと言われている時代でございまして、その後、松江保健所の指導により、全教職員、全校生徒のＰＣＲ検査をし、その結果、その時点で寮生活をしている関係があって、八八人の陽性が確認され、国内最大級のメガクラスターだということで、島根県では大変、騒然となったわけです。

私はすぐに保健所に呼ばれて、県の健康福祉部、松江市の保健部、そして、私たち、松江保健所の代表が集まって対策本部という形で始まりました。

初めてのことでしたので、誰も対応がわからない状態で、どうするんだという議論をしている中で、八月一一日、学校として記者会見を行うようにということで、夜中に記者会見をし、翌朝より、終日、報道各社で大きく取り上げられました。そこで、大変な偏見差別というものが生まれたわけです。

その後、校内対策本部を設置し、県、市、松江保健所と協力をしながら、学校と寮に生徒は住んでおりまして、もう学校にも生徒を住まわせているような状態で、そこでロックダウンをしまして市中感染を防ぎました。

そして、全校全員の健康回復の後、九月一日に学校を再開して、異例でしたが、松江市長より収束宣言というものが出された次第です。最終的に、生徒九八人、関係者一〇人、計一〇八人のメガクラスターということとなりました。

続きまして、記者会見でございますが、私がＰＣＲ検査、私自身も検査を受けている状態でございましたので、私が陰性と確認された時点で、学校としてどのような対応をすべきかという検討をする間もなく、とにかく説明しなさいということで、説明責任を求められる形で記者会見をしました。

この時私が意識したことをこちらに五つ出しております。生徒の大切な日常を必ず取り戻すんだというのが私の決意でした。安心、安全、安定というものを絶対に取り戻すという、ひじょうに強い決意をもって、私は記者会見に臨みました。

そして、感染症を患った生徒や教職員の健康回復を最優先にするんだということ。そして、保護者の不安にどう対応すべきかというのは大変苦慮しておりました。その次は、生徒を預かる学校内で起きたことは、学校の責任だということで、私が責任を負うべきだということを考えておりました。その後に来る社会的制裁としての偏見差別、誹謗中傷の嵐は未知のものでございました。

こういったことを考えながら、本当に、何の準備もなく、夜七時までさまざまな対応をしていて、そのまま市役所に行って記者会見ということとなりました。

その時の言葉をここに少し載せていますが、「冒頭、初めにお願いでございますが、未成年の生徒とそのご家族の人権尊重と安全を最優先に考えて、個人情報の保護にご理解とご配慮をお願いいたします」、これをまず、最初に申し上げました。

そして、最後のところでございますが、「生徒はお互いに責めることなく、励まし合って、これを乗り越えようとしております。家族や応援してくださるみなさま、周辺のみなさまにご迷惑をかけるのではないかという大きな不安を抱えながら、治療に専念している。教職員も同様に不安を抱えながら、生徒を守ろうとしている。この状態の中で、誹謗中傷を大変心配しており、生徒やそのご家族、教職員とその家族、学校関係者への人権尊重と個人情報の保護に重ねてご理解とご配慮をお願い申し上げます」ということで、みなさんにお願いをした次第です。

私としては、生徒に落ち度はありませんということをはっきり、そこで言おうと、これだけは決めておりました。生徒に落ち度はないですと。もし、何か責められるのであれば、それは、学校の感染症対策の不備に起因しているので、こちらに言ってください。と言って、とにかく生徒に直接そういったものがいかないようにということで、ここを強調して対応した次第です。

そして、夜中に会見して、報道発表があった朝から、学校の電話はずっと鳴りっぱなしでございました。これはもう、大変な、もうずっと鳴っているような状態。これは、ひじょうにショッキングな内容でございますけれども、いろいろ言われた言葉をここに書いております。まずは、「日本から出て行け」「お前たちは日本人じゃないんだ」とか、「殺人者を一〇〇人も作って」と、こういうことを言われました。

これを直接、生徒に聞かすわけにはいかない。また、「学校を潰してくれ」「自殺しろ」とか「人殺しだ」と。大変な厳しい言葉に、職員が全部対応した次第でございます。

これは、テレビの報道があると電話が鳴る。それをずっと耐えながら、我々は必死になって生徒を守ったというのが、当時の記憶でございます。

そして、発生と同時にプライバシーの保護と誹謗中傷防止の観点から広報ツールを全て凍結しました。これは、生徒の顔写真とかが載っておりますので、これで犯人捜しが起こると思いました。そうすると、すぐにネット上で生徒の写真が検索され続けて、犯人探しが始まりました。特定し、断罪しようとする動き、人権侵害の発生がありました。

「すぐに凍結しなさい」ということで言いましたけれども、「凍結して隠蔽した」と、今度はそうして責められることが起きました。それが一部のメディアで、異なった形で、隠蔽したんじゃないかと報道されることで、さらに、誹謗中傷が学校に来た次第です。

これによって、誹謗中傷の電話とメディア対応、メディアの連絡が来るものですから、最も大切な保健所からの生徒の健康に関する連絡、これが取れない状態になった次第です。

ですから、電話は誹謗中傷とメディア対応に使って、あとはもう保健所に私たちが行ってご連絡をするという状態でした。このような事態は、いわゆる感染した子どもたちをなんとかしようということではなくて、ただ責めているということだけで、子どもたちへの対応が遅れてしまったというのは、ひじょうに残念な気持ちになりました。

ここで私は、「日本から出て行け」、「人を殺した」、「自殺しろ」などの心ない偏見や差別は、コロナウイルス感染拡大と共に、全国に拡大していくんではないかという危惧を抱きました。

そして、学校は踏ん張って組織的に生徒や教職員、その家族を守ることができますけれども、一個人が、偏見や差別に晒された場合、自己防衛は限界があるのではないか、不可能だ、このようにも感じた次第です。

私は、本当にこれは大変なことになってしまう、この日本で偏見差別が、そこここで起きるんだという危惧を抱いたので、知っている国会の政治家に電話をしました。これは大変なことになりますと。ぜひ国のほうで対応してほしいということを直接電話した次第です。

そして、すぐに偏見差別のワーキンググループというのが内閣府のほうでできまして、そこで、今日の報告の内容は、一〇月のところで第三回のワーキンググループでも報告をさせていただいた次第です。

そして、次に、風評被害が起きてきました。感染症に罹患した人は、その地域に住めなくなって、引っ越さざるを得なくなり、その後、自死したらしいという、根も葉もない噂がまことしやかにどんどん流布されていって。罹患者は地域社会から抹殺されるという、間違った思い込みや恐怖心がさらに偏見差別を助長したのではないか。そして、デマが口コミでどんどん膨らんで、地域社会にまん延してしまう。こういうことによって当事者だけではなくて、無関係の人たちにも影響を及ぼす。二次災害的な側面がコロナでは起きるということを実感しました。

そして、本校の生徒は、学校と寮から一歩も出るなという指示を、私のほうでしました。それは、まずは他にうつさないということもありますけれども、出ると何か言われて、子どもたちが傷つくのではないか、その子どもたちを守るためにもロックダウンをしました。

ロックダウンをしているにもかかわらず、近くのスーパーで、うちの生徒がアルバイトしてるらしい、店の前でたむろしてるらしいよという噂が流れて、またそれが、デマでバーッと流れていく。そして、そのお店からお店の売り上げが一日四〇〇万くらい落ちているので困っているんだという苦情が学校に入って。でも、学校としてはロックダウンをしているし、生徒も出しておりませんと。ただデマだけが広がって、人々の心を支配して、そして、問題が拡大していく。

学校にある地域に行かない、松江に行かない、島根に行っちゃいけない。松江に帰ってくるな、どんどんエスカレートして、松江市内で行事が中止になる、理容ができない、病院に見舞いに行けない、墓参りに行けない、これは全て立正大淞南の責任だということを言われました。

理不尽とわかっていても、経験した人は深い心の傷を負うことになります。行き場のない怒りは、原因を作った本校に向けられたのだと私は感じました。

そして、偏見のエスカレートについてご報告します。濃厚接触者でもない職員の家族が、勤め先で他の人に「あの人が来るかもしれないので二週間休みます」と。でも、その家族は何でもないんです。濃厚接触者でもないただ立正大淞南でクラスターが起きた。あそこの人、立正大淞南に勤めている人の家族だ、あの人が職場に来るんだったら自分は行かない。これはもう大変な偏見だなと思います。

その次は、寮を、人数が多かったですから、寮を自宅療養とみなして、そこを療養施設にしていました。病院の先生からは換気が大事だから、窓を開けなさいと言われます。そうすると、学校に苦情が来ます。窓が開いている、うつるから窓を閉めろ。そうすると、うちの生徒はどうなってもいいんですか。自分たちがうつらなかったら、その中はどうなってもいいんだという、そういう論法に僕には聞こえます。

そして、感染した子もあれば、濃厚接触もあれば、感染していない子もいます。でも、寮からは一歩も出るなと。そうすると、外出を禁止していた陰性の生徒、陰性ですから、何も問題ないし、もう出てもいいです。その生徒がずっと一週間も寮に閉じ込もっているわけですから、可哀想そうだということで、一週間後くらいに、ちょっと敷地内に出て、体操しなさいと言ったんです。運動させようと敷地内に出たら、すぐに学校に電話です。「何を考えているんだ」「外に出るな」「ずっと見張っているからな」と。もう、これは異常です。

私は、この下の五つのことを感じました。疑心暗鬼になって、もう歯止めが効かなくなっちゃう。偏見はどんどんエスカレートしてしまう。日本から出て行けだとか、お前たちは殺人者だということ自体も、異常な思考状態だと私は思いました。

そして、二番目は自分が周りから責められたくない。この防御姿勢からの過剰な反応。そして、先ほど言いました「罹患者は社会から抹殺される」というデマのまん延、これは、信じ込んで、なかなか払拭できません。

人の感情が引き起こす風評はひじょうに深刻でございます。それは、科学的根拠とは全く無関係。そして、犯人や悪者を作り出して攻撃する。コロナは見えません。でも、立正大淞南は見えました。ですから、攻撃を加える。ある種、攻撃を加えてもいいんだという雰囲気まで出てきてしまう。これは、不確実性の回避から来る心情、そういったものを感じました。

しかし、元サッカー日本代表の本田圭佑さんという方が、淞南のサッカー部は悪くないぞというツイッターを一本出してくれたんです。それは地球の裏側から、ツイートしてくれました。それが報道に乗ってから、ただ病気になっただけなのに、「謝れ」、そして、「お前たちが出て行け」という、それは、おかしいだろうと思ってくださる人が全国にいました。

その人たちが、保護者、卒業生を中心に全国から励ましをしてくれるように、振り子が振れるように、今度は、本校の支援が始まりました。ここの写真に見えている真ん中の段ボールは、全国から届いた支援物資です。

はっきり言って、状況としては、災害避難所のように、私も学校に住んでいましたから、校長室に住んで。シャワー施設がありますので、健康が回復した子は学校に戻ってきて、学校に段ボールベッドを入れて、そこで生活をしていましたので、支援物資がどんどん届きました。

そして、いろいろ、のぼりとか旗とかも、匿名の方のお手紙だとか、支援してくれる人が多いんだなということを感じて、ひじょうにありがたく思いました。

当時、マスクは売れてどこにも無かったんです。あんまりマスクを買えなかった時でどこにいっても売れて無い。その時期で、本校には三万枚のマスクが集まってきました。これは人々の好意、可哀相だと。だから、みんな思ってたんです。なんか変だ。これで、校長が謝罪して、日本から出て行ってと言われるのは、これは、おかしいんじゃないかと思っている人は全国にたくさんいたということです。

そして、集めることができませんので、オンラインを使って、ケアを始めました。スクールメールを出しました。私は何をしたかというと、さっきの支援物資の写真をみんなに送りました、生徒に。今みんなが応援してくれてるよと、手紙をＰＤＦにして、みんなに送りました。応援してくれる人がたくさんいるよと。

偏見差別、誹謗中傷、人権侵害の対極にある支援、励まし、応援は強く心に響きます。ですから、暗くなってそこを考えるより、支援してくれてる人が多いんだ、いるんだということを生徒の心に強く訴えようと思いました。その中で私は次のような言葉を、全校生徒にメッセージを発信しました。

「世の中には、誰かを攻撃する人がいて、今度はその攻撃していた人を攻撃する人が出てくる。心無い言動は本当に悲しいことだと思います。本校の生徒のみなさんは、誰かを責め批判するよりも、支えてくれる家族や支援してくれる心ある人に感謝を深める人になってもらいたい。大切な日常を取り戻したら、これからどのように恩返しの人生を送れるか、みんなと考えていきたい。」

「〝困っている人は助け、病を患っている人はいたわり、快復を祈る〟という人として当たり前のことをできる人になってもらいたいと思います。多くの支援をしてくださった人に感謝をして、しっかり休養し再開に備えてください。」

子どもたちの心の中に、偏見差別、そういったものに怒りを持って攻撃的になるというよりも、支えてくれる人がいるんだよ、そこに感謝して、恩返しをしよう、こういうことを発信しました。

大体一カ月、ロックダウン、自粛生活をしましたが、九月一日に再開し、野球部は秋の大会で優勝しました。サッカー部は選手権大会で準優勝しました。マーチングバンド部は全国大会に出ました。これは、大きなことです。やはり、人として当たり前のこと、そういったものを、伝えていかないといけない、このように感じた次第です。

最後に、地方では、自分がこの小さな町で感染者になりたくない。万が一になってしまったら、村八分になるという恐怖心。この長期間に刷り込まれた意識はなかなか取り払うことはできません。この意識を取り除かない限り、偏見差別、誹謗中傷、人権侵害はなくならない、このように感じています。

家庭、学校、職場、地域、県、国レベルでの啓発と支援、励ましの意識を広げる必要性、これが人権侵害の抑止力になると私は感じました。また、プライバシーの保護と報道の自由の検証、報道による影響の評価の正確な分析、こういったものが人権侵害の配慮に繋がる、このようにも感じました。

最後に、日本最大のメガクラスターを体験した学校として、立正大学淞南高等学校はできる限りの感染予防対策を講じながら、研鑽を積み、寮生活、学校生活に取り組んでいきたいと思います。

目標に向かって、明るく前進する姿を見せていくことが、偏見差別、誹謗中傷、人権侵害に、勇気を持って立ち向かう術であり、教職員、全校生と共に、できる限りの努力をしていきます。

今回の体験を通して得た知見を、多くの人に情報を提供していき、偏見差別、誹謗中傷、人権侵害をなくしていきたい。このような思いで、今、生徒と共に努力を積んでいるところであります。

私は本当に、この体験を通して、不安になると人は、誹謗中傷をして偏見を持ってしまう、それは、絶対にしてはいけないことだということを、今回の件を通して、子どもたちに引き続き、伝えていきたいと思っております。

以上で、簡単ではございますが、報告を終了させていただきます。誠にありがとうございました。

徳田　北村さん、ありがとうございました。コロナウイルス感染拡大の中で起こった誹謗中傷の凄まじさをご理解いただけたのではないかと思います。二〇〇三年黒川温泉宿泊拒否事件が起こった直後の菊池恵楓園を襲った誹謗中傷を本当に思い出す、そういうご報告をいただきました。

これからのパネリストの方々に、それぞれのお立場で冒頭発言をしていただきます。みなさま、お手元に資料集というのがございまして、これから発言していただく要旨については、それぞれのパネリストの方がレジュメを用意してくださっていますので、それを見ていただきながら、お耳を貸していただければと思います。

まず、鈴木さんのほうから、エイズ問題に関する差別の概要等、お話をしていただきたいと思います。では、鈴木さんよろしくお願いします。

鈴木利廣　はい。資料集の一ページ二ページをご覧になりながら、聞いていただきたいと思います。

私は東京ＨＩＶ訴訟弁護団、薬害エイズ東京訴訟の弁護団の事務局長を一九八八年以来、続けています。今日は、その経験から、「エイズ予防法」制定のプロセス、そして、薬害事件が解決した後の「感染症法」の制定のプロセス、これについて、エイズ差別の点から、みなさんにお伝えしておこうと思います。

先ほど司会者の方から、今日は差別の事実、それに基づいて、なぜ差別が起きているのか、そして、どうすれば、その差別をなくせるのか、こういうプロセスでディスカッションしたいということなので、まずは、エイズ差別がどのようなプロセスで起きたのかを、簡単にご説明させていただきたいと思います。

レジュメに沿ってお話をしたいと思いますが、実は日本でエイズが問題になったのは一九八〇年代、一九八三年辺りからであります。ここは、実は、外国の血液を、売血を輸入して作った血液製剤から、ＨＩＶ、エイズに感染するということが起きたことがスタートになります。

そして、エイズの実態把握に関する研究班というのができたんですが、この一九八四年の三月に一応の締めくくりをして、一九八五年になって、日本人として初めてのエイズ感染者がマスメディアに報道されることになりました。一九八五年、アメリカから一時帰国した日本人男性で、男性同性愛者だったとも言われていますが、この人が、エイズに感染したと。

つまり、その当時、血友病患者の血液製剤でエイズに感染した、ＨＩＶに感染した人たちは、一〇〇〇人を超えている。五〇〇〇人の血友病患者のうち約四〇パーセントくらい、最大二〇〇〇人くらいは感染しているのではないかと言われていたのですが、このエイズの実態把握に関する研究班は、むしろ、この薬害エイズをひた隠しにしながら、外国から帰ってきた日本人を、日本のエイズ第一号患者というふうに発表するわけであります。

その後、翌年、一九八六年に松本事件、長野県の松本で、フィリピンから日本に来た女性の方が、エイズに感染しているということが報道されることになります。そして、翌年、一九八七年の一月には、神戸で日本人女性がエイズに感染しているという、この方に関しては、水商売の女性で売春もしていたのではないかというようなことも憶測されながら報道され、後に、ご遺族の方が、民事訴訟を起こして、この報道機関に対して損害賠償を求めて、勝訴するということにもなりましたけれども、そういう差別が起きました。

そして、翌年二月には、高知で妊婦さんがＨＩＶに感染しているということが報道されます。なぜ妊婦さんがＨＩＶに感染したのかというと、結婚する前、妊娠する前に血友病患者と付き合っていて、そこからの性感染であるということがわかって、その感染源になった血友病患者のところにマスメディアがカメラ等を持ち込んで報道するというようなことにもなりました。この方は血友病患者で、亡くなりましたけれども、ご遺族の方が東京ＨＩＶ訴訟の原告に加わるということになりました。

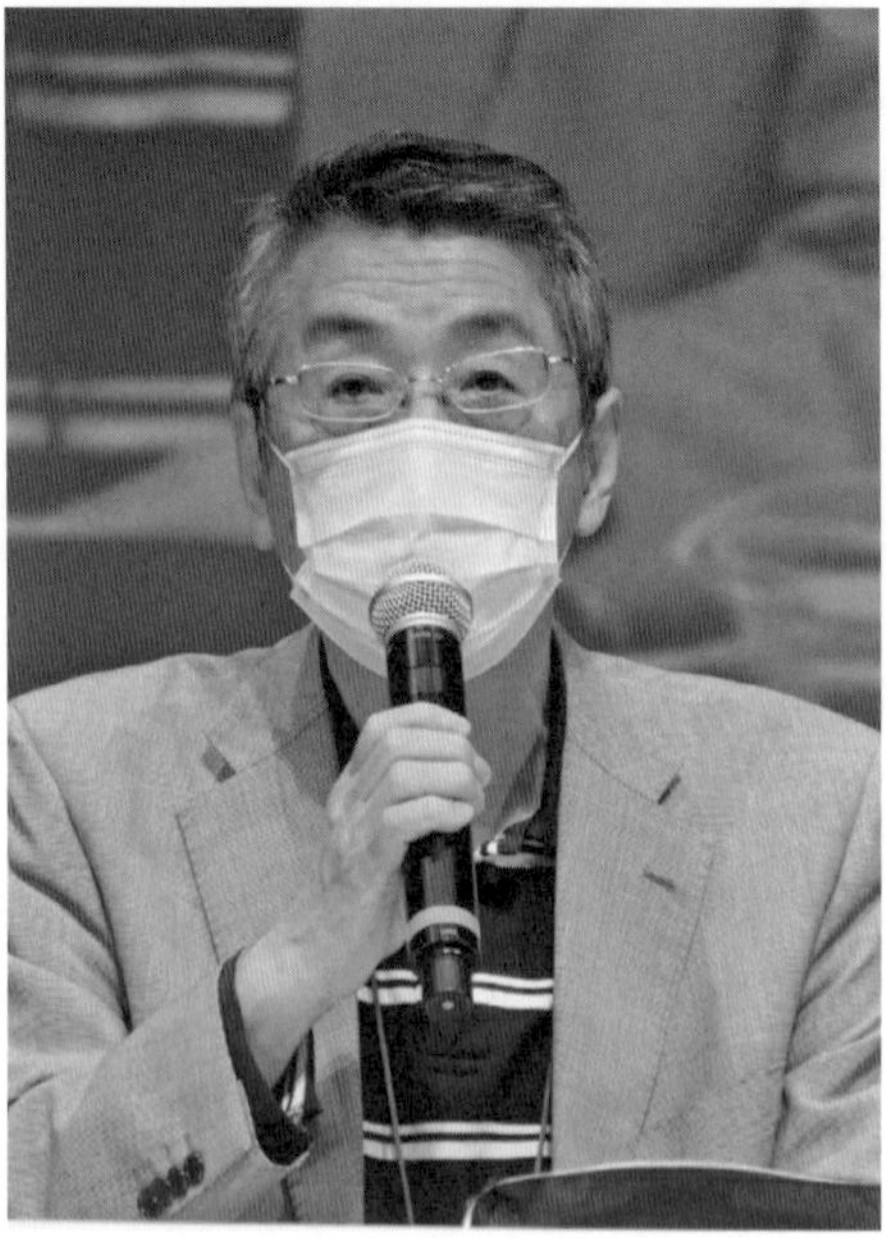

そして、その一カ月後、翌月の三月に「エイズ予防法案」が閣議決定されて、国会に上程されるということになったわけであります。つまり、血友病による薬害エイズというのをひた隠しにしながら、いろいろなところでもって、患者が危ないというような情報を発信しながら、メディアがそれを報じて、患者に対する、エイズ感染者に対する差別がどんどんと広がっていき、その延長線上でエイズ患者を管理する「エイズ予防法案」が閣議決定されるということになりました。

しかし、この「エイズ予防法」案に関しては、批判も多く、血友病患者だけではなく、さまざまな批判も出ましたが、翌年五月に大阪事件、これは、ソープランドに通っている男性が感染して、あちらこちらに感染を巻き起こしているんだというようなトーンでもって、大阪事件が報道され、その年の一二月に「エイズ予防法」が制定されるとなったわけであります。

この「エイズ予防法」というのは、人権への配慮ということが記載されていますけれども、人権への配慮というのは、何をどうすればいいのかってことは、全く「エイズ予防法」には書いていないのです。むしろ患者を、医療機関を通して、行政が管理するというようなことになりました。

この「エイズ予防法」案は、審議の中では、参考人として、ここに書いてありますように、衆議院で血友病患者から七人、参議院で、血友病患者から三人、そして、弁護団、これは私ですけれども、そして、日弁連から、反対意見が噴き出るということですけれども、最終的には血友病患者を「予防法」の管理外にする。つまり、血友病患者はもう既に、先天性の血友病患者として、医療的には管理されているわけですから、この「エイズ予防法」をもって管理をする必要はないということでもって、「エイズ予防法」五条の但し書きで、血友病患者を排除するという形でもって、なんとか納めて、「エイズ予防法」ができるということになりました。

その後、薬害訴訟が東京・大阪で起こされるわけですけれども、大阪訴訟は一九八九年の五月、東京は一〇月に提訴しますけれども、大阪訴訟が提訴する前に、私たちは東京弁護士会というところで、ＨＩＶ感染を巡る差別人権侵害事例中間報告というのを出しました。小さな小冊子ですけれども、血友病患者たちが、さまざまな人権侵害を受けているという報告書を出して、そして、その年の一〇月に提訴をして、一九九六年の三月に和解が成立し、確認書でもって、国の責務が多く書かれるということになったわけであります。

その延長線上で、「エイズ予防法」というのが差別を助長したわけですから、この「エイズ予防法」による差別を解消するということも含めて、「エイズ予防法」を廃止し、「感染症法」を成立させるということになっていくわけであります。

一九九六年に薬害エイズが解決され、二年後の、一九九八年に、「感染症法」が制定されますけれども、実は、一九九八年三月一一日に、内閣から一四二通常国会に上程され、参議院でもって審議が行われますが、この中でハンセン病の全療協の会長とか、薬害エイズの原告団、そして、弁護団、これは私が参考人として、反対意見を述べることになりました。

この反対意見の中で、私は、感染症政策にとって、差別防止の実効的施策が必要であると。法案には差別防止解消政策の位置付けがないと。血友病患者に対する規制が除外された「エイズ予防法」に比べても、法案が薬害エイズに対する規制をより強くしていると。日本の医療政策の中で、患者の権利という視点がないという主旨のことを、参考人として発言しています。

結局、参議院ではありましたけれど、参議院では一部、ほんの少しの修正がされて、衆議院に行きましたけど、衆議院でも日弁連や薬害エイズ原告団の反対意見が出て、そして、六月一九日に国会が通常国会は閉会となって、この「感染症法」案については継続審議ということになり、そして、秋の臨時国会で、衆議院がまた審議を続けるということになりました。実は、その時に、私たち弁護団は、この「感染症法」案を、感染者の人権をきちんと保障するような「感染症法」案に変えるべきだということを議論して、国会議員に呼びかけをすることになりました。

先日亡くなりましたけど、江田五月さんという、もともと裁判官から国会議員になった、お父さんが国会議員でしたから、お父さんが亡くなって国会議員になった方が、岡山知事選で落選をして、また、参議院選に当選して復活するということで、この江田先生がいろいろ配慮してくださいました。一四三国会・臨時国会の衆議院で、前文を追加することになりました。

「感染症法」は前文があって、その前文が、患者の権利にかなり配慮しているということによって評価されていることもあるんですけれども、結局、本文はあまり直さず、感染症の患者さんの人権に配慮するという言葉を、尊重するという言葉に統一するという形になりました。私は、配慮とか尊重とかという言葉ではなく、社会的制度として保障するというふうに、「感染症法」案を変えなければいけないと思っていたわけです。

そこで、その前文を入れる形で、妥協的な立法として、「感染症法」案は、衆議院・参議院を通過して、結局、前文の入った、そして、若干、条文も手直しをした法律として、一九九八年九月二五日に成立するということになったわけであります。

ここでは、前文のポイントだけ書いておきましたけど、①感染症による人類への脅威、それから、②過去の偏見差別の教訓、偏見差別は過去のものではなくて、現在進行形のものであるにもかかわらず、偏見差別は過去のものだと。これからはもう違うんだというような観点で、「感染症法」はでき上がっています。③患者の人権尊重、④良質かつ適切な医療の提供、政策の抜本的見直しによる総合的施策の推進、というような綺麗事が書かれていますけれども、具体的施策は全くされない。つまり、人権を制限しながら、まん延防止を圧していくというような方向になったのではないかと思います。

その後、二〇〇九年に「肝炎対策基本法」とか、二〇一二年に「新型インフルエンザ等特措法」ができましたけれども、結局、現在進行形で感染者に対する差別解消、あるいは医療の保障、こういうものが極めて不十分な法制度になっているということになります。

5のところも、（2）実際の運用、つまり、現在の「感染症法」や「新型インフルエンザ等特措法」などがどのように運用されているのかということについて、私の問題意識を書いています。

感染症対策は、「感染症法」前文を踏まえ、まずもって人権保障、治療体制作りと偏見差別対策が重要と考えますけれども、「感染症法」等の運用では、過去の偏見差別を前提に、人権尊重を明示するも、まん延防止を優先しているのではないか。

つまり、人権配慮とか人権尊重というのは、個々人の人間の心理的な責務として規定されているだけで、それがきちんと根付いているわけではないと。そういう制度に対する政策の決定がされていないのではないか。

特に、医療体制に関しては、新型インフルエンザ対策で二〇一〇年の検討会報告とか、二〇一二年の「特措法」附帯決議などで、発生前の段階、平時からの体制強化が強調されていますけれども、新型コロナウイルスが出る前に、こういう感染症対策にどのような医療体制を作っていくのかということは、ほとんど議論されないままに棚上げされて、コロナが生じて、差別が出てくるというようなことにもなりました。

こういうことで、私の最後のまとめのところですけれども、日本の感染症対策というのは、一八九七年の「伝染病予防法」から始まって、今日まで、ずっと続いているわけでありますけれども、第一期、「感染症法」ができるまで、「伝染病予防法」から「感染症法」ができて、あらゆる個別法が廃止されるというところまでは、患者等を人権制限によって管理することこそが、まん延防止というのを考えた時代ではないだろうかと思います。

ところが、「感染症法」ができてからは、患者等の人権の配慮とか尊重、そういうことをしつつ、まん延防止を考えるということですけれども、結局のところ、配慮とか尊重というのが何を意味するのかがはっきりしていないままに、社会的制度として、偏見差別にはきちんと対応されていない、ということが現在までのところ。ここが、第一期、第二期が、過去、現在だろうと思います。

これからは、患者等の人権保障をきちんとした社会制度として、医療保障とか偏見差別防止などがあって、そのことが、実はまん延防止になっているのだと、こういうふうな時代が来なければいけないと思います。

今はコロナでもって、感染症、ウイルスや細菌と、人類との共存ということが言われていると思います。病気が終焉しなくても、人間社会の中できちんと人権が保障されるような社会を作らなければいけない、というようなことが言われています。

つまり、先ほど、お聞きした報告で、今日でもクラスターが生じて、あんなにひどい人権侵害が起きているということは、既に三五年前のエイズでも同じようなことが起きていたし、それよりも、さらに三〇数年前の「らい予防法」の法律強化の時代にも起きてきた。

繰り返し繰り返し、新しい感染症が出ると、過去のことを忘れて、差別は過去のことだと言って、曖昧なままに進んでいくのではないだろうかと思います。

一応、エイズを起点にしながら、エイズに対して、この国がどのような対応をしてきたのかということをお話ししました。特に、差別の拡大になっているのは、医療者が情報をメディアに漏らしていくと。そして、国や地方公共団体がきちんとした政策を行わないと。そして、差別を煽るような報道をすることによって、どんどん差別が拡大されていくのではないかということが、先ほどの例でもそうでしたし、三五年前のエイズでもそうだったと思います。以上、私からの報告を終えたいと思います。

徳田　どうもありがとうございました。本当はもう少し時間を差し上げたかったんですけど、全体のバランスが、本当に短い時間の中にエイズの問題、それから、今後における感染症対策の非常に貴重な問題提起をいただきました。また、その点について、後で少し議論させていただこうと思います。

では、続きまして、奥田さんから、非常に貴重な実態調査に基づいて、問題提起をしていただきます。よろしくお願いします。

奥田均　私から、大阪市社会福祉協議会が二〇一〇年から二〇一一年にかけて行いました「ハンセン病問題並びにHIV問題に関する市民意識調査」の結果について報告したいと思います。

調査には、関西大学の高鳥毛敏雄先生、そして、回復者支援センターの加藤めぐみさん、いずれも肩書は当時でありますが、このメンバーと、さらに、今日、隣にお座りの、ハンセン病関西退所者原告団いちょうの会の宮良さんはじめ、メンバーの方やHIV当事者団体の関係者の方にご協力いただきながら実施しました。

大阪市民、三五〇〇人を対象にした調査でございました。この調査に踏み切りましたのは、三つの問題意識がありました。

一つは、ご承知のとおり、ハンセン病問題というのは、権力犯罪でありますけれども、「無らい県運動」をはじめ、生活現場での実際の患者のあぶり出しや社会的排除の第一線を担ってしまったのは、ごく普通の市民でありました。

家族訴訟で語られた過酷な現実に、直接、手を下してきたのも、私たち市民であったわけであります。なぜ、ごく普通の市民が、加害者の役割を担うことになってしまったのか、その解明の手がかりを、ごく普通の市民である大阪市民を対象に調査をする、第一の問題意識であります。

第二の問題意識は、加害者としてのこうした誤りというのは、放置がされておきますと、ハンセン病問題だけではなく、他の感染症においても、同様の誤りを繰り返すに違いない。

そこで、ＨＩＶ問題を同時に取り上げて、両者に関連性があるのかないのかということを検証しつつ、あぶり出しと社会的排除が、今後、再来することのないような手立てを考えていこうということであります。

そして、最後、三つ目の問題意識は、ハンセン病問題やＨＩＶ問題に対する現在の差別偏見の実態を明らかにすることであります。ハンセン病問題は過去の問題だ、もう裁判で決着がついたじゃないか、いまだに、一部の偏見に凝り固まっている人たちだけの問題だ、という現実認識がございます。これは、単に、誤りというだけではなくて、取り組みの妨害物として、立ちはだかってくるわけであります。

そういう意味で、当事者にとっては、辛い結果が示されるかもしれませんが、市民の現実を直視しようということで、この調査に踏み切った次第であります。

本日は、時間の関係がありますので、この三つ目の問題意識、現在の差別偏見の実態に関わる調査結果をみなさんに報告させていただきたいと思っております。

図１の円グラフのところから、順次、グラフを見ていただきながら、お聞きいただければありがたいです。

まずは、ハンセン病問題であります。「ハンセン病は恐ろしい病気であると理解していますか」。これ、現代のことですよ。いまだに、ハンセン病は恐ろしい病気だと理解していますかということに対して、円グラフのほうでは、「そう思う」という人が三四パーセント、「そうではないと思う」という人が三一・七パーセント、三人に一人以上が、こんにちなお、ハンセン病は恐ろしい病気であるというふうに理解し続けている現実があります。

表１は、それを、年齢階層別と職業別にクロス集計したものであります。「恐ろしい病気である」の「そう思う」というところを縦に見ていただきたいんですが、予想外だったのは、二〇代や三〇代の現代の若い世代でも、四割以上の人が、ハンセン病は恐ろしい病気であると、今なお、受け止めているということであります。古い時代の、高齢の方々が持っている、

図1・表1　「ハンセン病恐ろしい病気である」と理解している割合

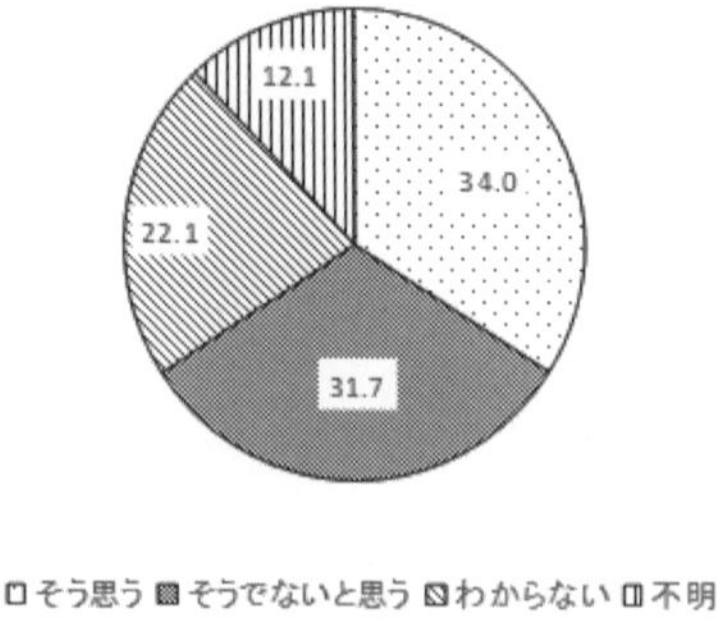

		該当数	そう思う	そうではないと思う	わからない・不明
全体		949	34.0%	31.7%	34.2%
年齢階層別	20歳代	59	42.4%	18.6%	39.0%
	30歳代	130	43.1%	22.3%	34.6%
	40歳代	151	33.1%	35.8%	31.1%
	50歳代	145	40.0%	35.2%	24.8%
	60歳代	223	30.0%	38.1%	31.8%
	70歳代	235	28.5%	29.4%	42.1%
職業別	教育関係	26	34.6%	50.0%	15.3%
	福祉関係	36	27.8%	47.2%	25.0%
	医療関係	50	24.0%	60.0%	16.0%

そんな認識だということではなく、生き続けているということであります。

さらに、ショックであったのは、職業別に「そう思う」というのを見てもらいますと、教育関係者三四パーセント、福祉関係者、そして、医療関係者でも、ハンセン病は恐ろしい病気だと。

先頭に立って、この問題の正しい理解を広めていただきたい立場にいる人たちでさえ、このような状況があったということ

図2　ハンセン病回復者への抵抗感

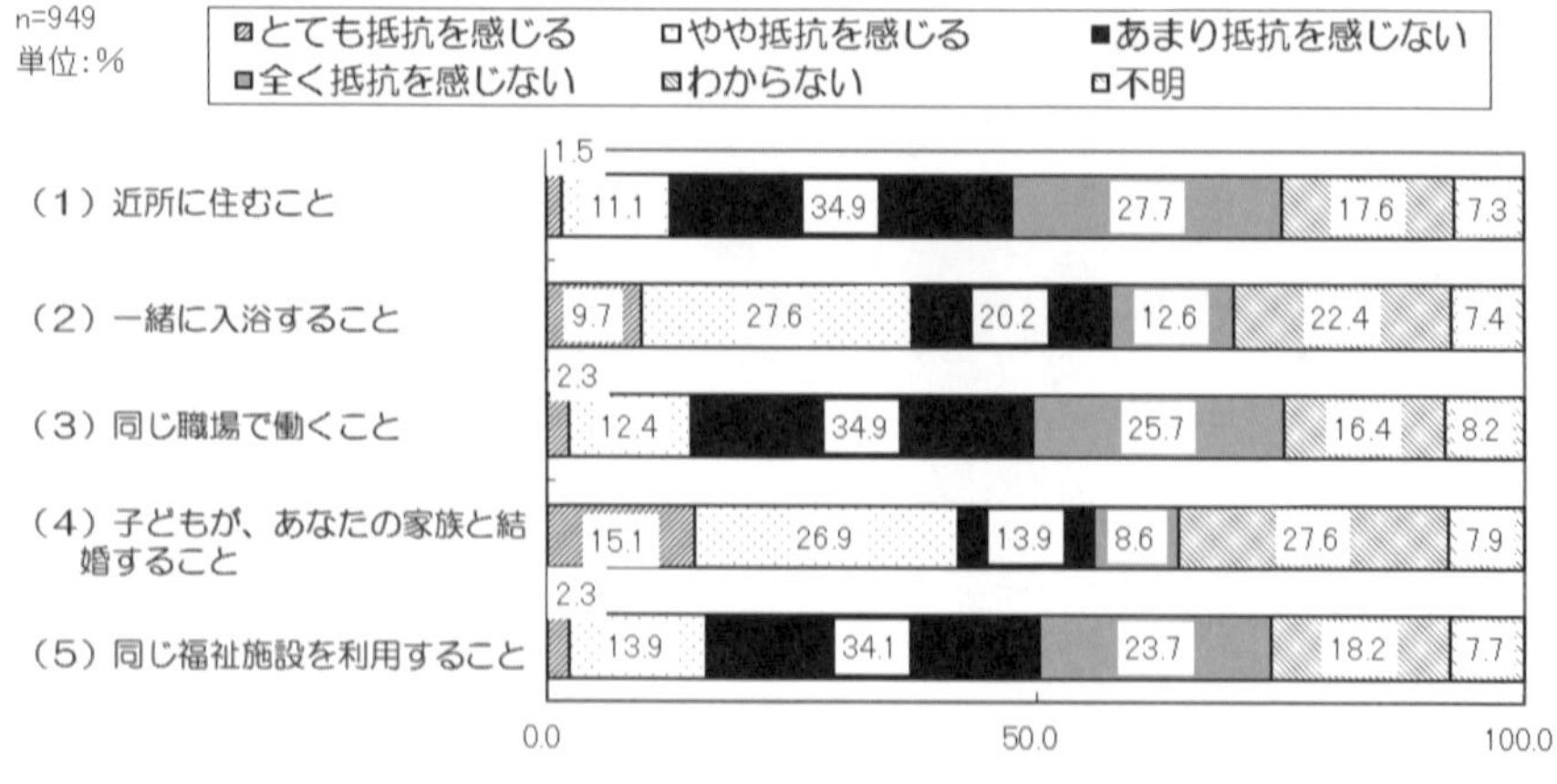

であります。恐ろしい病気というイメージは、今なお、世の中に広く漂っているということが見えてまいります。

図2でありますが、「ハンセン病回復者への抵抗感」です。「近所に住むこと」「一緒に入浴すること」、「同じ職場で働くこと」

「子どもが、あなたの家族と結婚すること」「同じ福祉施設を利用すること」という五項目について、ハンセン病回復者へどの程度の抵抗感を感じるか。「とても抵抗を感じる」「やや抵抗を感じる」「あまり抵抗を感じない」「全く抵抗を感じない」というふうに問いました。

例えば、「近所に住むこと」でありますと、ハンセン病回復者が近所に住むことに「とても抵抗を感じる」が一・五パーセント。「やや抵抗を感じる」が一一・一パーセント、これを合わせますと一二・六パーセントと、八人に一人くらいが近所に住むことにすら、こんにちなお抵抗を感じるとしているわけであります。

「一緒に入浴すること」という項目に移りますと、ぐんと上がりまして、「抵抗を感じる」の合計は、合わせて三七・三パーセントの人が入浴に対する抵抗を感じるということであります。後で報告します、黒川温泉事件に対する、いわば、伏線となっている市民の実態と言えるかもしれません。

「同じ職場で働くこと」に対しては、一四・七パーセント、最も高かったのは（4）「ハンセン病回復者の子どもがあなたの家族と結婚すること」それに対する、抵抗を感じる人の合計は、こんにち、なお、四二パーセントに上っています。「同じ福祉施設を利用すること」にも、合計一六・二パーセントの人が抵抗を感じています。

図３　聞いたことのある噂

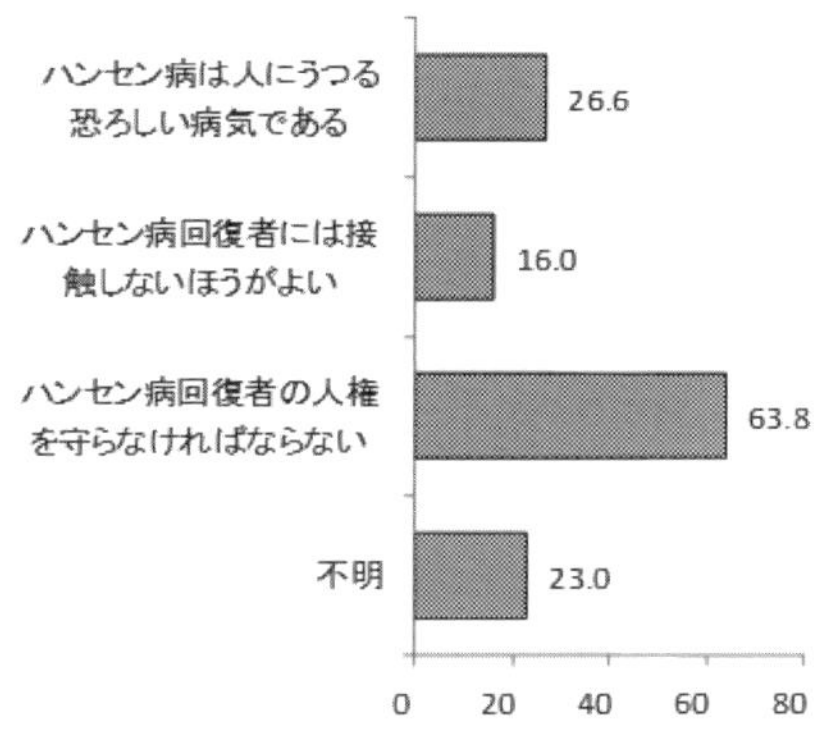

図３は、ハンセン病問題について「聞いたことのある噂」であります。上から三つ目、「ハンセン病回復者の人権を守らなければならない」が、六三・八パーセントと大変高いです。取り組みの成果でありますが、その反面、「恐ろしい病気である」あるいは「ハンセン病回復者には接しない方がいい」という、このような噂が、なお、一定割合、流布されていることが明らかになりました。

図４は、黒川温泉事件を紹介して、これに対してホテル側の取った対応に対して、あなたはどう思うのかということに対してですが、「ホテル側の対応は差別であり許されない」と回答した人が三七・一パーセントありましたが、「（ホテル側の拒否の）理由は一理あ

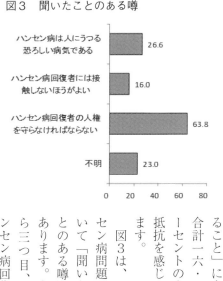

図4　黒川温泉事件に対する意見

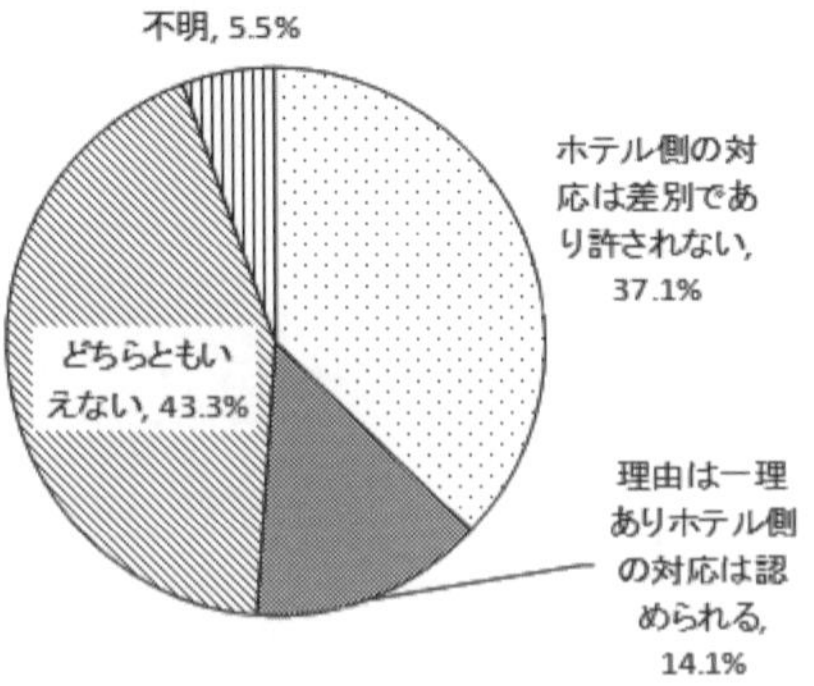

り、ホテル側の対応は認められる」という人が一四・一パーセント、七人に一人。「どちらとも言えない」という人が四三パーセント。ホテル側の対応は認められるという、積極的な肯定や、どちらとも言えないという、いわば、これを、差別だと否定しない人の合計は、六割近いわけであります。あの明らかな差別が、わずか三七パーセントにしか、正しく、現代でも見抜けていないということが見えてまいりました。

　図5は、「ハンセン病患者に対する差別やこれまでの隔離政策に対する考え方」を尋ねました。（1）「ハンセン病患者を療養所に強制的に隔離してきたことはやむを得ない措置であった」。「そう思う」が一一・六パーセント、「どちらかといえばそう思う」が二六・一パーセント、合計三七・七パーセントであります。

図5　ハンセン病患者に対する差別・隔離に関する考え

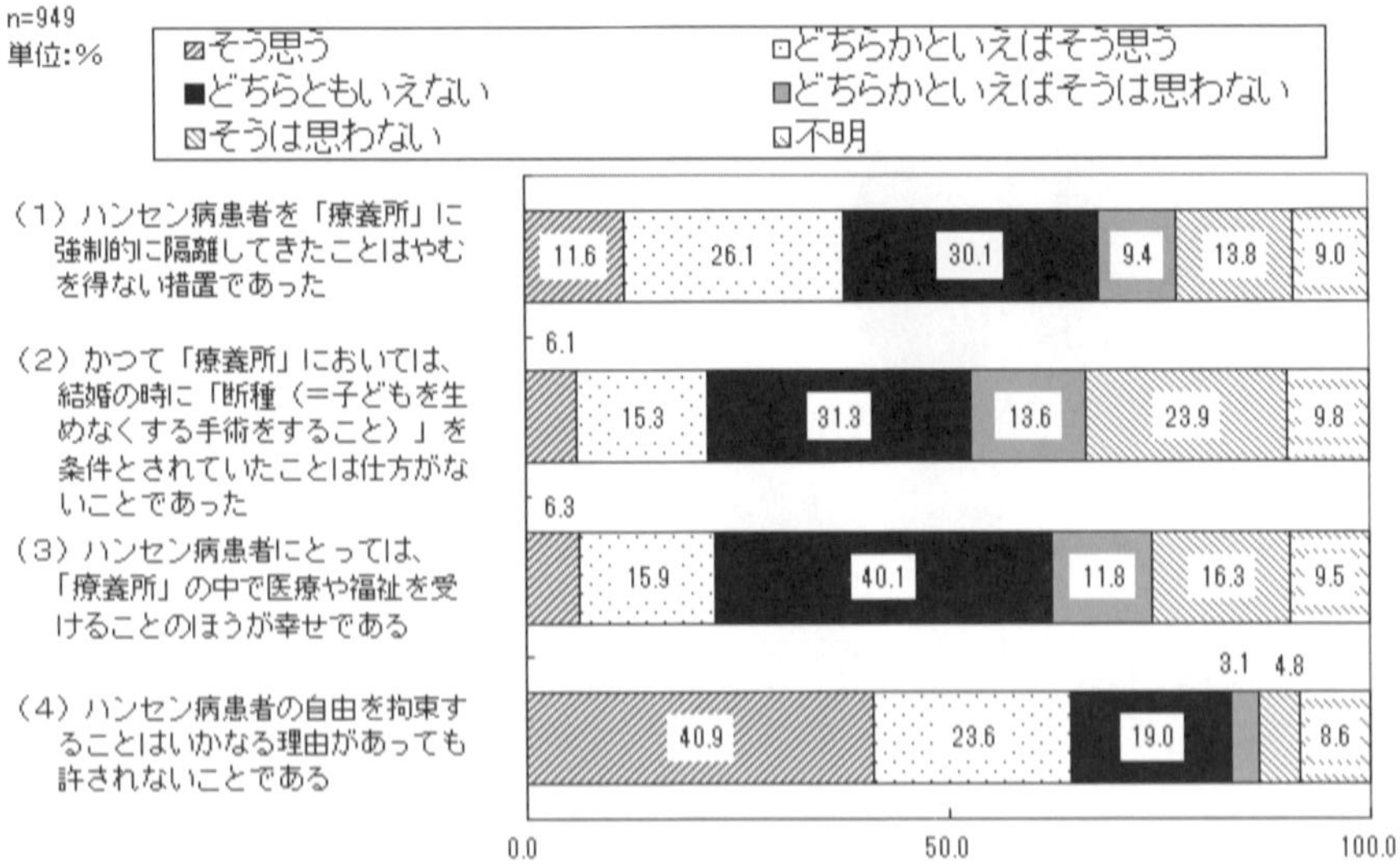

右から三つ目九・四パーセント「どちらかといえばそう思わない」、あるいは、一三・八パーセント「そう思わない」、「療養所養への強制隔離は間違っていた」という認識は二三・二パーセントと、肯定割合よりも低い実態になりました。

（２）「かつて療養所においては、結婚の時に断種（子どもを産めなくする手術をすること）を条件とされていたことは仕方がないことであった」という、この意見に対して、「そう思う」「どちらかといえばそう思う」の合計は五人に一人、二一・四パーセント。「ハンセン病患者にとっては、療養所の中で医療や福祉を受けることの方が幸せである」と、かつての政策を肯定する割合が、合計二二・二パーセントになっています。

（４）は「ハンセン病患者の自由を拘束することはいかなる理由があっても許されない」と、こう正しく受け止めている市民は「そう思う」「どちらかといえばそう思う」を合わせますと、六四・五パーセント。図３とほぼ合致する割合であります。取り組みの成果が見えますが、しかし、なお、二割から三割は、これまでの隔離政策を、こんにちなお、肯定的に受け止めているという様子が浮かび上がってまいります。

では、ＨＩＶ問題においても同じようなことが現れているのではないかということで尋ねました。

図６　HIVとエイズは同じことを意味している

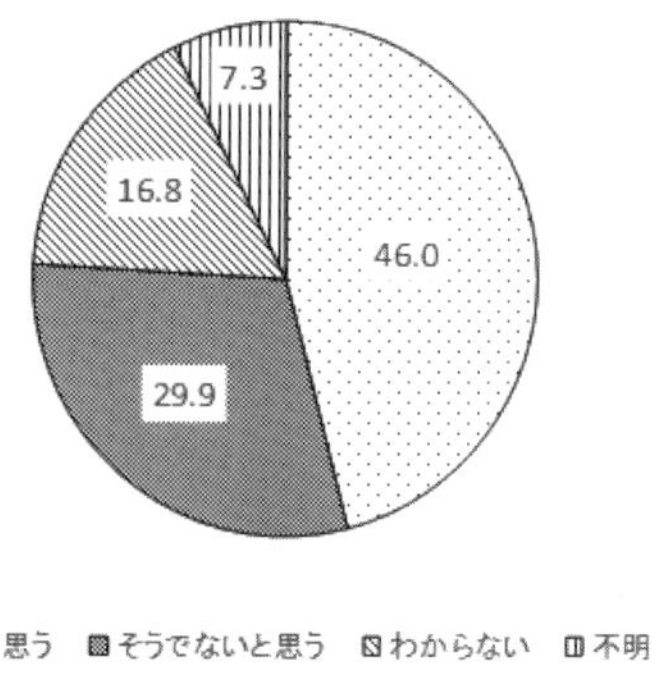

図７　HIVに感染すると死んでしまう

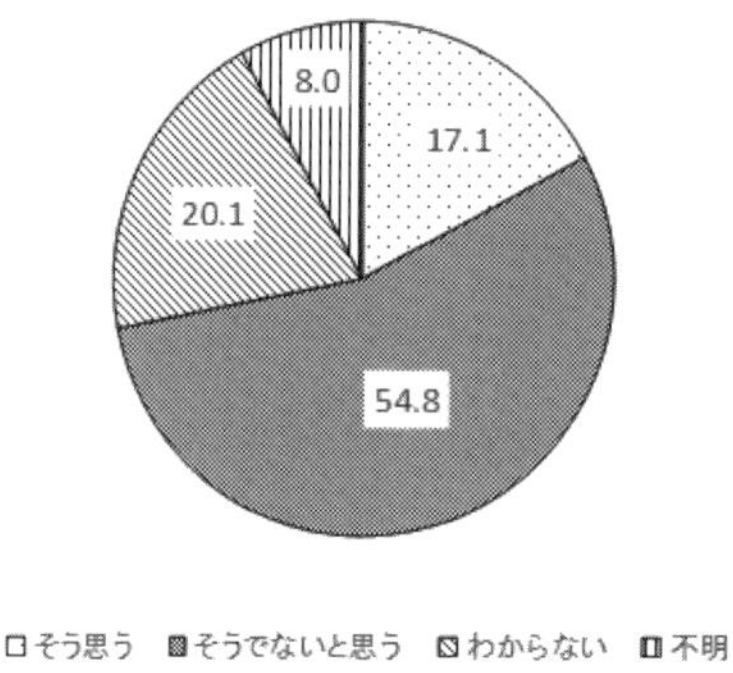

図６「ＨＩＶとエイズは同じことを意味している」。ＨＩＶの感染が発症するとエイズという病気になりますが、同じことを意味しているわけではありません。「そうではない」「同じことを意味している」「そう思う」が四六パーセントにも上っています。図７です。「ＨＩＶに感染すると死んでしまう」こんにちなお、「そう思う」という人が一七・

一パーセント、「分からない」も二〇・一パーセントパーセント、ありました。ＨＩＶに関する理解がまだまだであるという様子が伺えます。

図8です。ＨＩＶ陽性者に対する抵抗感を、先ほどのハンセン病回復者と同じように尋ねました。「近所に住むこと」一七・四パーセント、入浴することに至っては「抵抗を感じる」の合計は五割近い、四七・三パーセントになっています。「同じ職場で働くこと」に対しても三・八パーセントと一七・八パーセント、二一・六パーセントの人は、抵抗を感じると答えました。さらに、「あなたの家族と結婚することについて、

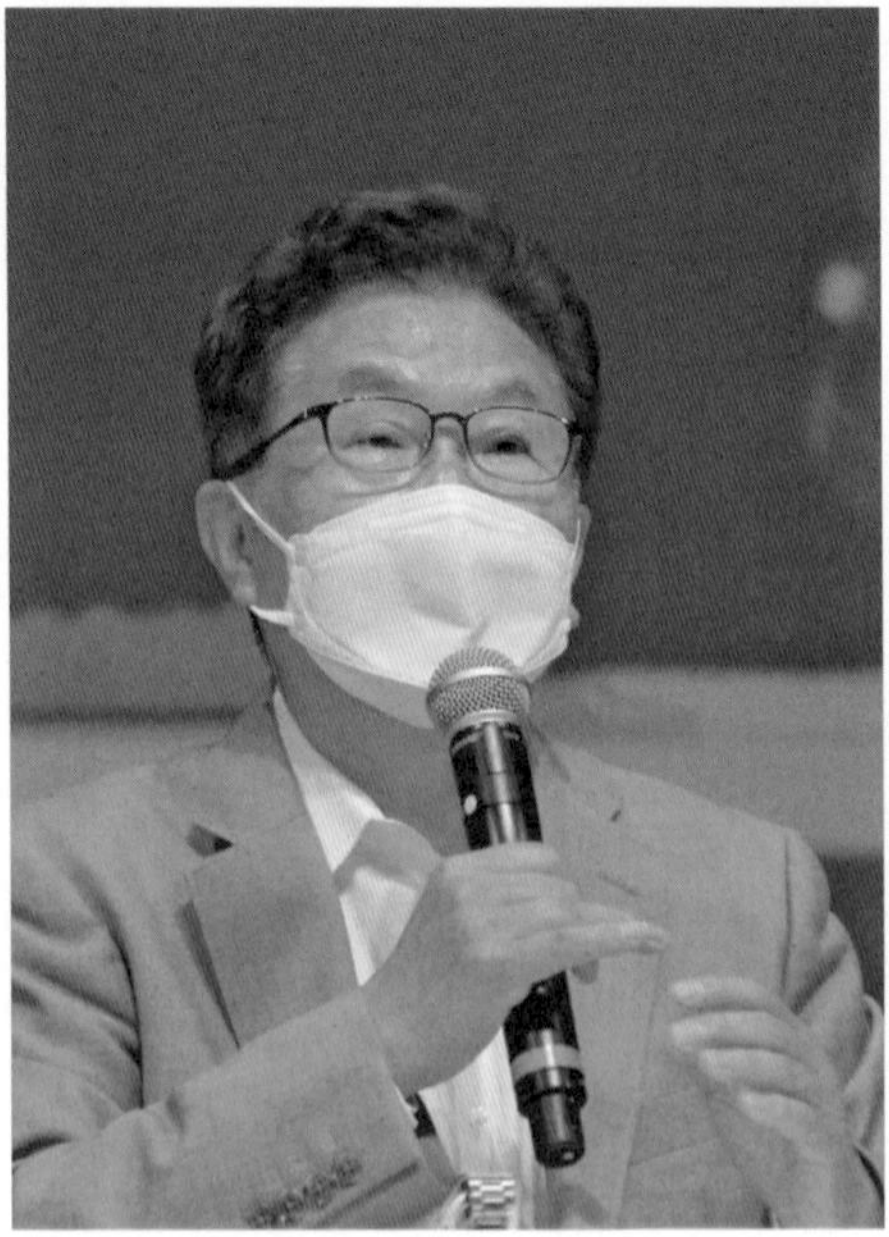

図８　HIV陽性者に対する抵抗感

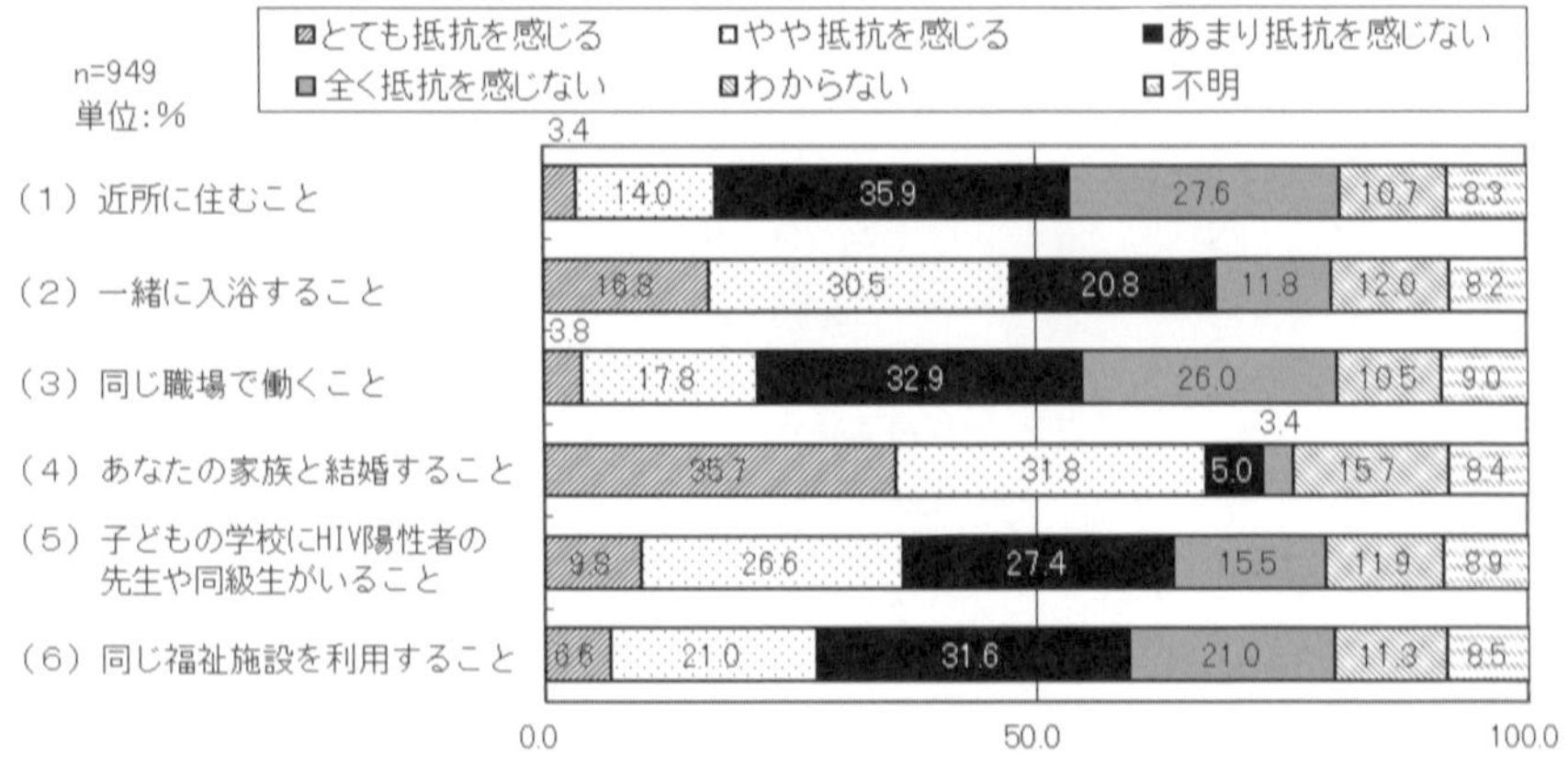

抵抗を感じる人」の合計はなんと六七・五パーセントにまで高まっていました。

「子どもの学校にＨＩＶ陽性者の先生や同級生がいるということに抵抗を感じる人」の合計は三六・四パーセントであります。ハンセン病問題のかつての龍田寮事件を想起さ

図10　高齢者施設へのHIV陽性者の入所拒否

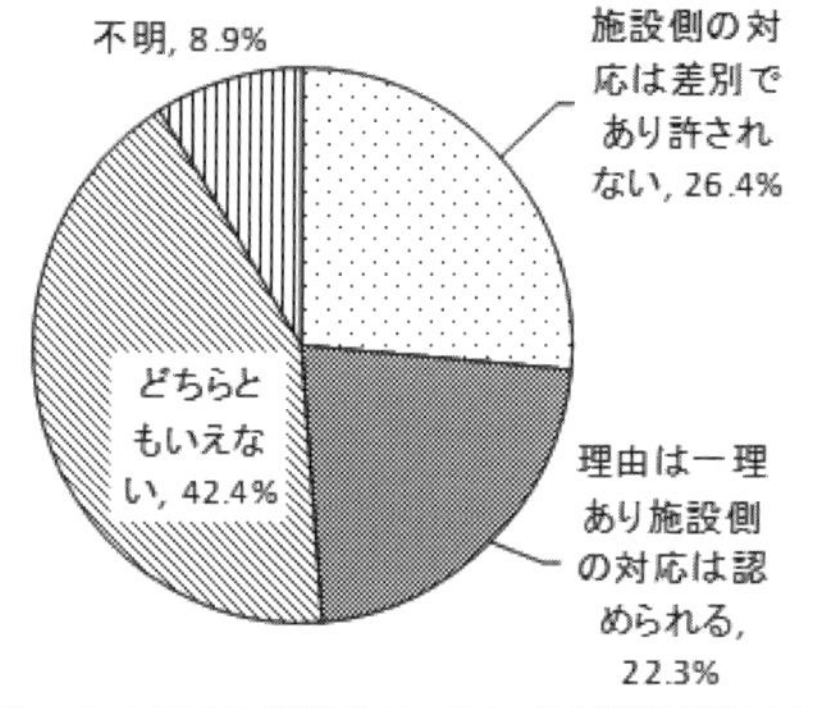

図９　聞いたことのある噂

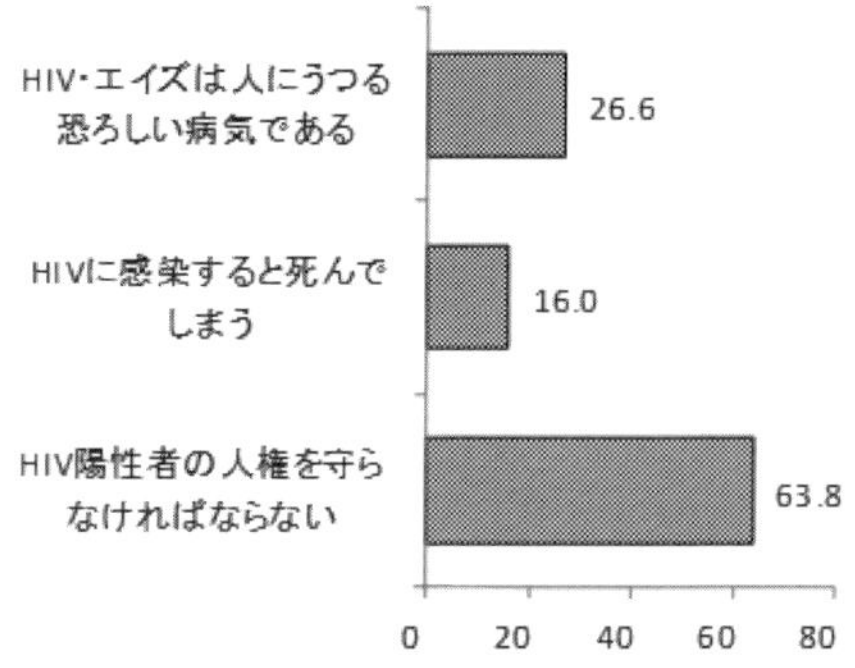

せるような、そのような実態がＨＩＶ問題の市民の意識に、なお、このような形で現れていると思います。

　同じ福祉施設を利用することに対しても、二七・六%が抵抗を感じるとしています。

「恐ろしい病気である」「感染すると死んでしまう」という、図9でありますが、このような噂が流れています。

　ＨＩＶ陽性者の人権を守らなければいけないという、六割以上の人の取り組みの成果がある一方、まだ、こうした噂が流れている様子が伺えます。

　そして、図10であります。「高齢者施設へＨＩＶ陽性者が入所してくる」ということに対して、これは、ハンセン病問題での黒川温泉事件を想起して、設定した質問でありますが。そのＨＩＶ入所者に対して、施設の側が入所拒否をしたとしたら、あなたは施設の対応をどう思いますかという質問に対して、「施設の対応は差別であり許されない」は、四分の一、二六・四パーセントに留まり、「理由は一理あり、施設側の対応は認められる」が二二・三パーセント、「どちらとも言えない」が四二・四パーセントと、ハンセン病問題での、黒川温泉問題と、酷似した結果になったわけであります。

　最後、図11と表2です。「ＨＩＶ感染の拡大を防ぐために、行政はＨＩＶ陽性者を把握して管理すべきである」という、こういう考え方、一時、法制化も検討されかかった、ひどいこの考え方に対して、「そう思う」「どちらかといえばそう思う」「誰がＨＩＶ陽性者か行政管理すべきだ」という、こうした考え方の肯定派が四五・九パーセントもおり、さらに、愕然としたのは、右が職業分野別でみますと、教育関係者の五割、

図11・表２　「HIV感染の拡大を防ぐために、行政はHIV陽性者を把握して管理すべきである」という考え方について

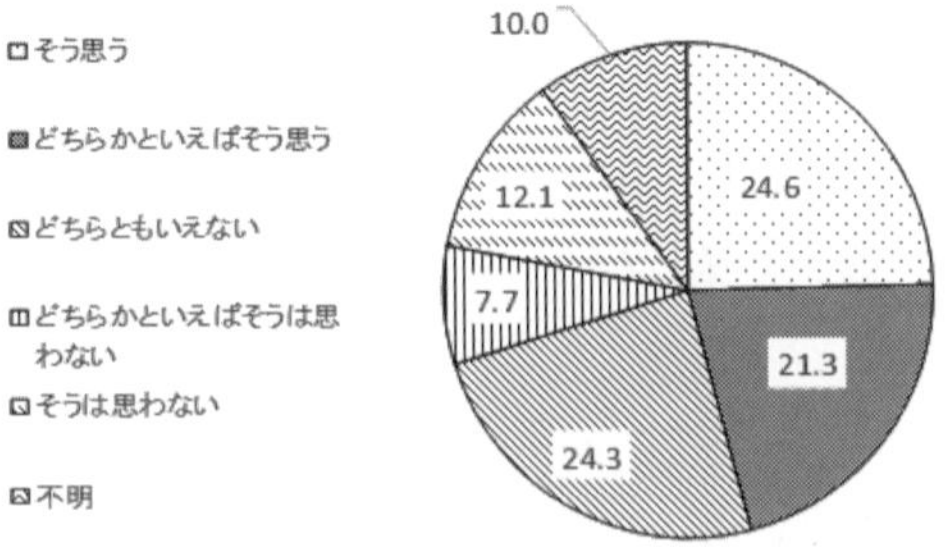

		該当数	「そう思う」「どちらかといえばそう思う」の合計
全体		949	45.9%
職業分野	教育関係	26	50.0%
	福祉関係	36	16.7%
	医療関係	50	54.0%
	その他	401	45.4%

医療関係者の五四パーセントが「管理すべきである」「行政管理すべき、行政の管理の下に置くべきである」という、このような自由の拘束を、公然と理解している状況が見えてまいりました。

表３は、「ハンセン病回復者及びＨＩＶ陽性者に対する抵抗感」、それぞれ抵抗のある人。例えば、問15（２）で「一緒に入浴すること」にハンセン病回復者と抵抗を感じる人は、ＨＩＶ陽性者と一緒に入浴することにも抵抗を感じるというのが、七七・

表３　ハンセン病回復者及びHIV陽性者に対する抵抗感

			該当数	HIV陽性者に対する抵抗感					
				問28（2）一緒に入浴すること		問28（4）あなたの家族と結婚すること		問28（6）同じ福祉施設の利用すること	
				「抵抗を感じる」グループ	「抵抗を感じない」グループ	「抵抗を感じる」グループ	「抵抗を感じない」グループ	「抵抗を感じる」グループ	「抵抗を感じない」グループ
ハンセン病回復者に対する抵抗感	問15（2）一緒に入浴すること	「抵抗を感じる」グループ	354	77.1%	16.9%	88.1%	2.0%	49.2%	41.2%
		「抵抗を感じない」グループ	312	27.9%	62.5%	63.5%	11.9%	14.4%	80.4%
	問15（4）子どもがあなたの家族と結婚すること	「抵抗を感じる」グループ	398	71.1%	22.6%	93.5%	1.5%	48.2%	44.7%
		「抵抗を感じない」グループ	214	25.7%	63.1%	57.0%	28.0%	11.2%	82.7%
	問15（5）同じ福祉施設の利用	「抵抗を感じる」グループ	154	83.4%	11.0%	96.1%	1.9%	76.6%	16.9%
		「抵抗を感じない」グループ	549	41.9%	45.4%	69.6%	12.0%	18.6%	73.8%

一パーセントと大変高い。他の項目も、色で塗ったところが、そうでありました。

感染症というものに対する抵抗というのが、個別ハンセン病問題だけではなくて、ＨＩＶ問題等にも共通しているということが伺えるわけであります。

調査の結果からは、ハンセン病問題、ＨＩＶ問題、まだまだ、偏見差別が、残念ながら、根強く残っているということ、そして、それを放置すれば、新たな感染症に対しても、差別というのが繰り返されていく、そのような市民の意識構造が根強く残っているということが見えてきたわけであります。

裁判では、被差別の実態が明らかにされていきましたが、今回の調査では、それを許してきた市民の側の加差別の実態が浮き彫りになっていたわけでありまして、今日のＨＩＶ問題、ハンセン病問題の実態の一端として、これを起点に、私たちは今後の取り組みを、検討を深めていく必要があるのではないかということがわかった調査であります。以上で、一旦、報告を終えたいと思います。

徳田　奥田さん、どうもありがとうございました。この調査結果をみなさんはどういうふうに受け止められたでしょうか。正直、本当に深刻な状況であるということが、形になって、明らかになったかなという感じがしますよね。

こうした調査に、ご自身も参加をされました、当事者として、こうした偏見差別の現状等を、ご自身の経験の中でどう受け止めたか、宮良さん、お願いします。

宮良正吉　はい、宮良です。私は、回復者として、これまで受けてきた差別について、一つは、退所後の自分自身の人生を通して差別されてきたということが一つと、それから、もう一つは、いちょうの会で、二〇〇一年以降、勝訴した裁判以降、退所者同士が集まって活動してきたことなどを中心に話してみたいと思います。

私自身は、一九六五年三月に、岡山県の長島愛生園にあった邑久高等学校新良田教室を卒業しました。その時、知人の紹介で、大阪市の印刷会社に就職することができました。

沖縄愛楽園で四年、菊池恵楓園で一年、長島愛生園で四年、計九年間の隔離収容生活そのものは、一般社会と断絶された日々でした。私が社会復帰する時に一番心配したのは、一人でやっていけるのかどうか、社会に出たら、不安だらけで、自信がありませんでした。そういう中でも、やっぱり病気が治ったことは嬉しい。社会復帰するということは、「社会人として普通に生活することができる」・・・自由の喜びを感じました。

私は、ハンセン病の後遺症も比較的、軽かったこともあって、病歴を隠して生きるというふうに決意しました。というのは、沖縄の親戚、親兄弟に、影響が及ぶということがあってはいかんと思いまして、それを恐れて、そういうふうに生きていこうと決断したわけであります。

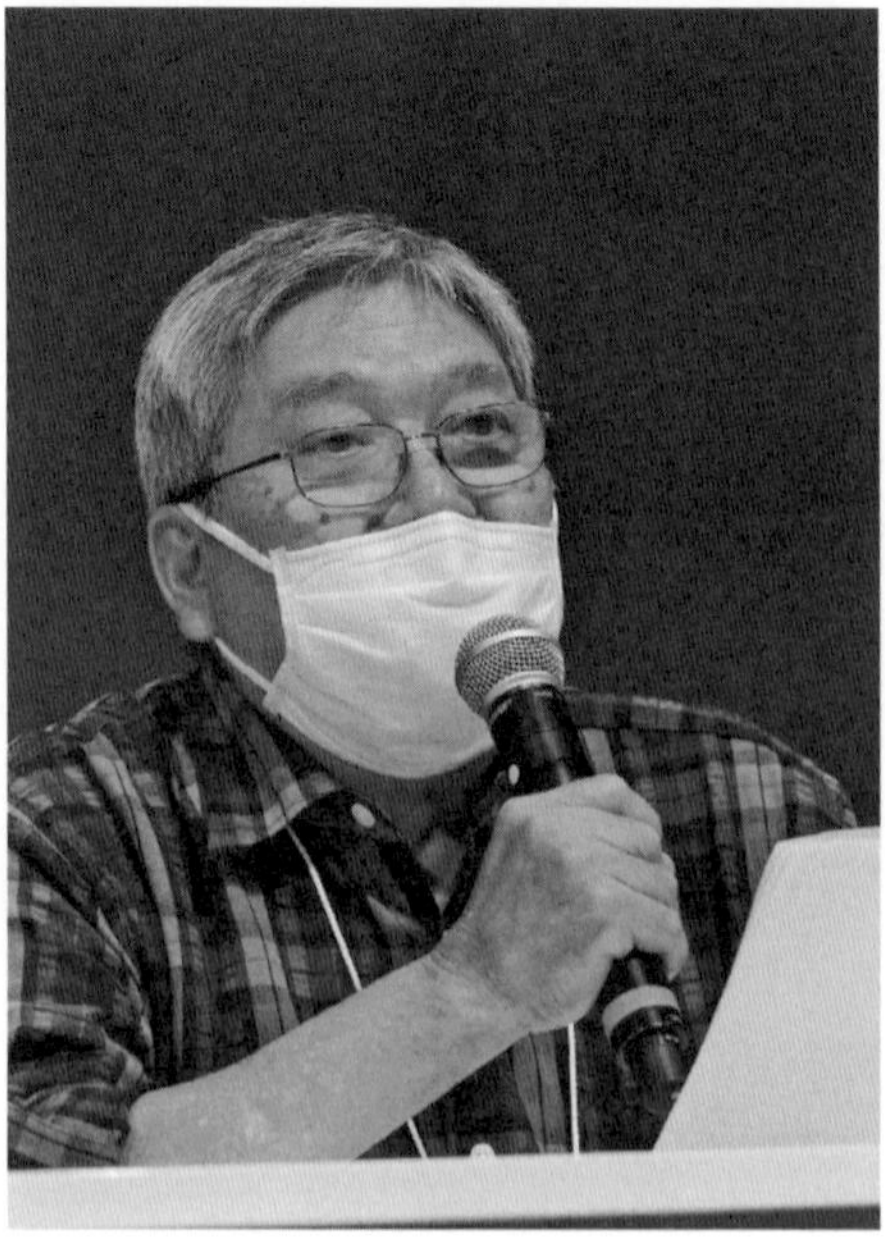

そして、社会人となった当初は、自分の思いどおりに行動できるわけですから、どこへでも行けるわけです。ひじょうに嬉しいし感動しましたね。自由ってこういうことなのかと感動しましたが、しかし、時間が経つと共に、どんどん寂しくなって、孤独に襲われるというんですか、そういうこともしばしばありました。

私には、親戚が、沖縄にいるわけですから、大阪には相談できる人がおりません。自分としては、もう過去を忘れるしかないということで、忘れるように努力してきたのです。

仕事がとてもきつくて、残業なんかして、へこたれそうになるんです、しんどいから。そうすると、その時は、紹介してくれた人の顔を思い浮かべながら、頑張るというふうにして、三年で辞めるつもりが、とうとう三七年間、その会社で勤めたということになりました。自分としては、よくやったというふうに思っております。

辛いことがいっぱいありましたが、一九六五年に入社して二年目ごろ、仕事をどんどん覚えてきて、班長に推薦されたんです。班長会議が終わった後、懇親を深めるということで、お酒も飲みながら、話題をつくって、親睦するということがありましたが、私は話題に入れませんでした。

つまり、過去の話をするということができないんです。高校時代の話、子どもの時代の話ができなかったんです。入れない。入らんかった。バレるの怖いから。結局、変人だと思ったのでしょう、ボロクソに言われて、それも河内弁やから、だいたい大阪の人ならわかりますわ。平気で、通常の会話で、「いね（帰れ）」とか「死ね」とか言うからね。

その時は、ひじょうにショックでした。いまでは、河内の人は好きですよ、もうフランクに話せるから。大阪に居住して間もない頃は、関西弁が怖くてね。そんなんで、大きなダメージを受けたことがあります。そのことから、嘘は上手に言わないかんということで、上手に、嘘を言うことを覚えました。

そして、一九七〇年、私は、沖縄愛楽園の時から静脈注射でプロミンでの治療をして、早く治ったほうだと思いますが、一番心配なのは、プロミン治療で治癒しても、無理をすれば再発するということがあるということでした。

だから、そのことを心配して、結婚する前に、結婚して子どもができても、もし再発したら、再入所せないかんというふうになっては、結婚する相手に申し訳ないということで、京都大学医学部附属病院に皮膚科特研がありますので、そこを訪ねて、今日も来られてると思うんですが、和泉眞藏先生に診てもらって、大丈夫だというふうに太鼓判を押してもらって、安心して結婚したんです。

そして、六年後に子どもが生まれて六年後に、今度は、子どもの湿疹が出てきたもんやから、これはひょっとしたら病気じゃないかと思って、心配して連れていって診てもらったということがあります。

そういうことで、苦労すれば、重労働すればするほど、再発しやすいということがありました。私と一緒に出てきた友人二人も再発して、京都大学医学部附属病院にお世話になっております。

それから、もう一人は、病気の再発がひどかったと思うんですが、大阪大学医学部附属病院で、入所した方がいいということで再入所して、彼の落胆は、相当なものがありました。

これは一九六五年から一九七七年ごろの話ですから、当時はそういう状況だったという話です。いわゆる、「らい予防法」が健在ですから、再発したら、再入所せざるを得なかったのです。

二〇〇一年、勝訴した年に、関西在住の原告が集まりました。弁護士の方とも出会いました。その時に、退所者の会というのを設立しまして、僕も参加させていただきました。

五〇年ぶりに、社会復帰した方々と会うことができたんですが、仕事は、新聞配達を三〇年間しているとか、パチンコ屋で三〇年間、勤めたとか、長距離トラックに乗っているとか、タクシーの運転手とか。そんなことを仕事にしてる方々が多かった。

退所者の方々の体験については、大阪府発行の『いのちの輝き』という本がありますので、参考にしていただけたらいいかなと思います。

今は、大阪のハンセン病回復者支援センターにお世話になっています。例えば、最近はほとんどの方が高齢になってきまして、病院にかかることが多くなりました。病院への同行支援をしていただいたり、高齢者の施設へ繋いでいただいたりということを、現在、やっていただいております。

最後に、この前、一昨年ですが、八〇歳の退所者の方が亡くなりました。この人が連れ合いに告白したのが、三、四年前です。本人が「よう言わんから、宮良、説明してくれへんか」と言われて、奥さんに話したということがありました。その方はもう亡くなったんですが、子どもには「絶対に言うたらあかん」と。奥さんにもそう口止めして亡くなりました。奥さんから聞いたら、「言うてない」と。

つまり、退所者の置かれた立場というのが、今も、そんなに変わってない、ということがあります。

そういう意味では、早急に、偏見差別の解消のための取り組みを強めていくことが求められていると思います。

最近では、全国的に相談支援の内容が変わってきておりまして、医療・介護に加えて、退所者給与金の受給のための年一回の現況届の提出の代行をして欲しいとか、あるいは、退所者給与金の請求ハガキを二カ月に一回提出しなければならないのですが、書くことが不自由になったとか、物忘れが多くなり忘れてしまうということがあるようです。

二〇二二年四月一日現在のデータ、退所者給与金九〇六人・非入所者給与金七六人・特定配偶者等支援金一一三人と受給者数を書いてあります。参考にしていただけたらというふうに思います。時間がきましたので、これで終わりたいと思います。どうもありがとうございました。

徳田　宮良さん、ありがとうございました。ご本人は、淡々と語っておられましたけど、秘密を抱えながら生きていくという人生がどんなものであるのか、ぜひ、ご想像いただきたいと思います。

さらっとご友人のことをお話になりましたけれど、八〇歳で亡くなった方が、亡くなる数年前にお連れ合いに初めて打ち明けた。その上で、子どもには絶対伝えるなと、どんな気持ちで、そういう言葉を残して去っていかれたのか。

社会の中で暮らしておられる方々が、どれほどの偏見差別というものを認識しながら、日々暮らしておられるのかということが、宮良さんのご報告でわかっていただけたのかなという気がします。

さて、それでは、ここから少し、パネリストの方々と、意見交換という形で進めさせていただこうかと思います。

最初に、感染症を、今日はテーマとしてハンセン病とエイズとコロナという問題があがっているわけですけれども、感染者に対する差別というのは、どうしてこういうふうに繰り返されていくのかということについて、少しみなさんの意見をお伺いしたいと思います。

まず、先ほど、貴重な調査の報告をしていただきました、奥田さんから、ご意見をお願いできますでしょうか。

奥田　はい。私が、調査の中でも特に注目したのは、入浴や結婚での抵抗感がまだまだ強いという、この調査のデータでありました。人権というのは、お互いが豊かに繋がっていく、交わっていくということだとすると、差別というのは、関係を断ち切る。もっと能動的になりますと、排除する。消極的になりますと、忌避する、避けるという、そういうあらわれ方で出るとすれば、入浴や結婚での抵抗感という問題が、なぜ起こってくるのかということに、強く関心を持ったわけであります。

入浴というのは、身体的な距離感の問題であります。一つの湯に浸かるということであり、その抵抗感の背景には、まだまだハンセン病問題に対する、病気に対する偏見、正しい理解がなされていないということがあるのではないかと思っています。

ハンセン病は怖い病気であるというのと、一緒に入浴するぐらいで安易にうつるという、感染力に対する誤解が、このような抵抗感を支えているのではないか。これが、龍田寮事件とか黒川温泉事件の背景にもあったと思うわけでありますが、それが、こんにちもなお、生き続けている、正しい病気に対する理解や認識の問題というのが、一つあると思います。

これに対して、結婚というのは、身体的な距離ではなくて、社会的な距離なんです。社会的な、近くの距離を取るということに対する抵抗感ということであります。もっと言うと、結婚をする、同じ家族になる。さらに、もう少し広げますと、同じ身内になってくるということによって、自分たちも社会から差別を受ける。それを避けるために、ハンセン病回復者の家族自身が、家族の中のハンセン病回復者に対する差別をせざるを得ないような立場に追い込まれてくる。療養所で亡くなっても、骨になっても、故郷に帰れない。そのような現実が、未だにあるということは、こうした差別の意識構造が、なお、生き続けているのではないかというふうに思ったわけであります。

もちろん、その背景には、権力によるハンセン病患者に対する弾圧や排除があったわけでありますが、権力が悪いというだけではなく、権力の意図と言いますか、権力の考え方や発想が知らない間に、私たち市民の考え方、自己防衛という形をとって、入り込んでいるのではないかという、市民自身の自己点検の必要性もあると思います。

見なされたら大変だというのは、差別という問題には、結構、共有する問題で、例えば、部落差別の問題でも、同和地区に家を買って住んだら、部落出身者と世間から見なされたら大変だということで、家を買う時に、同和地区を避けようという、土地差別の問題や、あるいは、広島県民というと被曝した人ではないかと思われたら大変だとか、水俣市民だというと、水俣病患者の関係者ではないかと見なされるとか、そんなふうにして。

あるいは、先ほどから出ていますコロナで言いますと、病院関係者である、エッセンシャルワーカーであるというと、コロナに感染している関係者かもしれないと、十把一絡げに、いわば、社会的に差別の対象、標的にされてしまうという、関連差別といわれる、そういった差別のからくりがハンセン病問題にも色濃く現れている。それが、結婚での抵抗感ということの数字が極めて高かったことの背景に存在をしているのではないかというふうに感じた次第であります。以上です。

徳田　ありがとうございます。今の奥田さんの話は、先ほどの北村さんの報告と、非常に共通してるなと感じながら、拝聴しました。今のご意見を受けて、鈴木さんのご意見があればお願いします。

鈴木　今のご意見を受けてと言われると、なかなかお答えしにくいんですが、先ほどエイズ差別が、かなりひどい状況で行われてきたということをお話しましたが、それでは、その背景にどんなことがあるのかということについて、コメントさせていただきたいと思います。

一つは、今、奥田先生も強調した、誤った情報、医学的情報が人々の心に偏見を植え付けるということもあると思います。

これは、最近、認知バイアスといって、情報を自分の中に入れている時に、そこに、バイアスがかかっているということがよく強調されていますが、私は経験したエイズ差別の中では、誤った知識だけで偏見差別が起きているわけではありませんでした。

なぜならば、当時、最も正しいＨＩＶの知識を持っている医療者たちが、感染した血友病患者の差別をしてきたということであります。したがって、知識だけではないのだというふうに思います。

そして、二つ目には、自分への感染の恐れとか不安とか、こういうものがそれぞれの中に根付いてしまうというようなことが、言えるのではないだろうかと。

日本赤十字社は、二年ほど前に、感染症の三つの顔というのを提言しています。一つ目は、文字どおり、病気としての感染症の顔です。二つ目は、その感染症が、不安や感染への恐れ、そういうものを煽っているという、そういう病なんだということが二つ目です。そして、三つ目は、そのことが、他人に対して、感染者に対して、嫌悪を、偏見差別を助長しているのではないかというふうに言っています。

こういう、人々の心の中に潜在的な差別意識があって、それを何らかの形で顕在化されてしまうということが、二つ目にあるのではないだろうか。

それから、もう一つは、感染を受けた人、感染者というのは、そもそも自業自得なのではないかと、行いが悪いから感染したのではないかと、これは、最近、公正世界仮説というようなことが言われています。

つまり、きちんとした行いをすれば変な結果が来ないし、行いが良ければ良い結果しか戻ってこないんだと。こういう意識がどこかに潜在的にあるのではないか。しかも、そのことについて、さらに、他人からの同調圧力などあって、偏見差別が拡大していくのではないだろうかと思います。

つまり、人々には、そういう潜在的な、社会心理的なこともありますし、情報にも左右されている。いろいろなことがあるわけですけれども、それは、平時からの感染症に対する対策以外にも、個々人の中でいえば、人間対人間がどう対応すべきなのかということにも関連しているのではないだろうか。先ほど、北村先生がおっしゃった、何かがあると攻撃をする人、そして、その攻撃をする人をさらに攻撃をする人。こういう人たちが出てくることによって、人間関係がどんどん悪循環になっていくというようなことをご指摘いただきましたが、これは法哲学の分野で言うと、一五年ぐらい前から、その応報的正義を超えた、修復的正義ということが言われています。

つまり、応報的正義というのは、何か被害を受けた時に仇討ちをするという考え方であります。これでは、正義を実現する、平和的な共存社会を実現できないんだということから、修復的正義、被害者の気持ちを理解しながら、加害者と関係者、周辺にいる人たちが、みんなが対話をすることによって、そういう人権侵害をいかにすれば防げるのかというようなことを話し合っていくというのが修復的正義論といって、この一五年ぐらい、言われていることであります。

こういう、何かが起きた時に対立的関係ではなく、人権侵害が起きないためには、どういう人間関係を作っていくのかということを、日頃から考えていくということが大事だと思います。

以上をまとめますと、つまり、正しい知識にプラスして、人権教育、人間関係がどうあるべきなのか、相手に対して、どういう感覚を持つべきなのか、そういうことを、人権教育として根付かせていくということが大事なのではないだろうかと思います。以上です。

徳田　はい。ありがとうございました。時間がおしてはいるんですけど、ここで多分、宮良さんが一言、発言したいんじゃないかと思うので、お願いします。

宮良　はい。どうしても発言したかったです。それは、僕自身が、勉強不足もあるんでしょうが、聞きたいというふうに思っていて、それを、ちょっと言います。

疑問と意見が一つ、あります。私の勉強不足から来る疑問かもしれませんが、「感染症法」の前文に、「感染症を根絶」「人類の悲願」という文章があります。世界の感染症の歴史を語ったところだとは理解しますけれども、「感染症を根絶」という表現を見ると、私はどうしても、我が国が、かつて、ハンセン病の根絶を計画してきた歴史を想起してしまうということです。

ちょっと説明しますと、一九三〇年、内務省衛生局は、「らい」の根絶策として三つの案を発表しました。そして、一九三六（昭和一一）年に、第一案の二〇年根絶計画を推進します。それは、二〇年後には、全患者の隔離を達成して、隔離終了後、患者は一〇年で死亡するという前提で事を進めたということです。

ですから、この「人類の悲願」は、「感染症の根絶」を肯定していると僕は思いますが、これ前文ですから、考え方を述べていますので、ここから誤解が生じて、新しい差別が生まれないかということを、単純に、私は考えております。この文面も、そういう、ハンセン病の問題を教訓化した表現にすべきだというふうに私は思います。

感染症、感染者の病原体であるウイルスや細菌を、地球上から根絶するということは、僕は不可能だというふうに思っているんですが、これは、共生の関係にあるというふうに僕は思います。

そういうことで、先ほど、結論を言いましたように、この表現をこのハンセン病問題を生かした表現にして欲しいと、教訓化した表現にして欲しいというのが、僕の疑問と意見です。

徳田　宮良さんが、本当に、熱を込めておっしゃっていたのは、感染症を根絶するというのは、感染者を根絶するという政策に直結するのではないかという問題提起ですよね。

いろんなパネリストの方の発言をいただいたんですけど、アドバイザーとして内田さん、この段階で、ご発言をお願いしてもいいですか。

内田博文　ハンセン病に係る差別が、やはり、今もひどい状況にある、深刻な状況にあるということについては、奥田報告、宮良報告で、詳しく触れられたのではないかと思います。他方、鈴木報告の中では、ハンセン病問題を教訓にして、ステップが一つ上がって、患者の人権を尊重、配慮という時代に入ったが、まだ、保障という時代に入っていない、こういうご報告がございました。

この配慮の時代の下で、どういうことが起こっているかについては、基調報告で北村さんのほうから、非常に詳しい実態報告がありました。鈴木さんの中で、自己責任というようなことが強調されたのではないかというご指摘があったのですが、大学等の調査によりますと、感染は自己責任だというのが日本は圧倒的に高い。ヨーロッパとかアメリカでは、数パーセントにしか過ぎないが、日本は何十パーセントという数字であって、それが、差別に結びついている。こういう報告があるわけです。きちんとした教育がなされていないということだろうと思います。

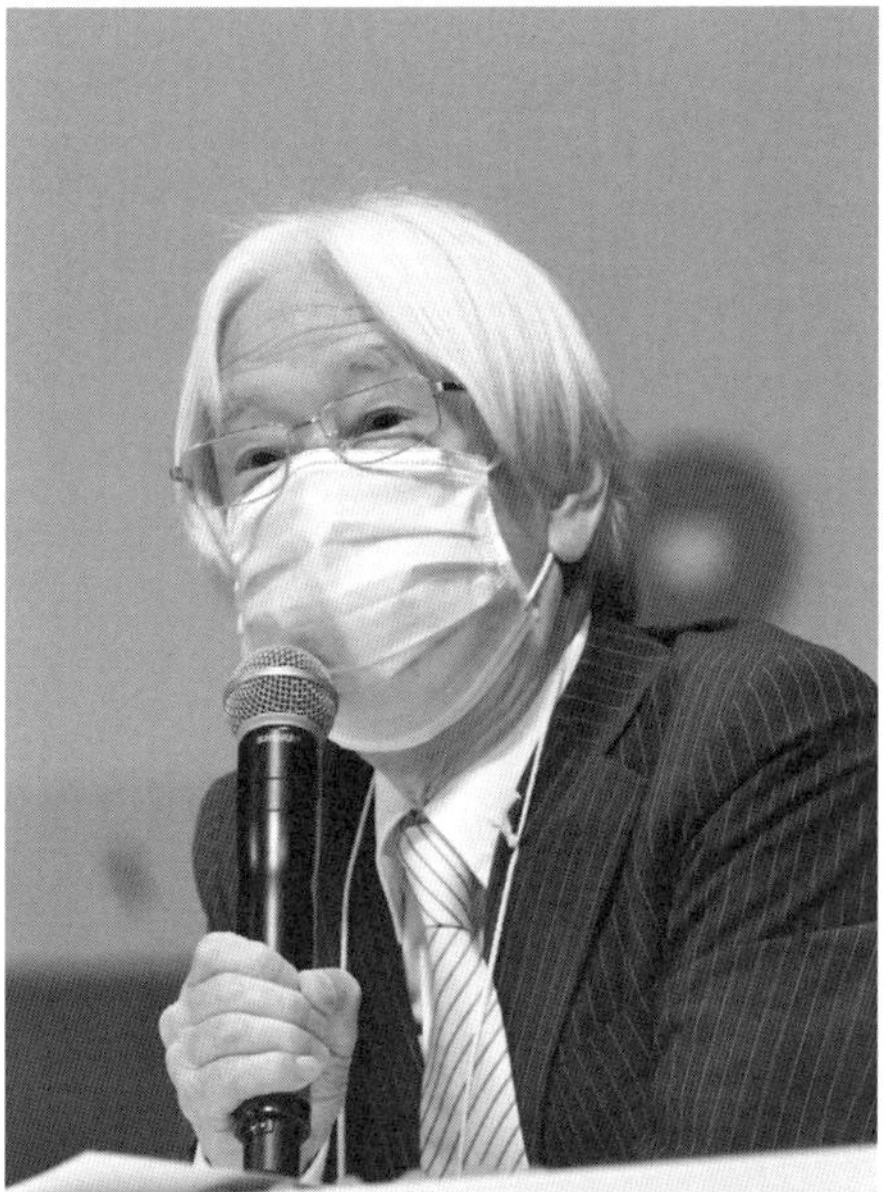

この差別が、いまもひどいという状況の奥に、一つは、やはり国の政策が十分でないということがあるのではないかと思います。先ほど、基調報告の中で触れていただいたのですが、さすがに、偏見差別がひどいということで、政府の分科会の中に、偏見差別とプライバシーに関するワーキンググループというのができまして、中間まとめという形で提言をしているわけで

す。

柱は五つあって、一つ目は、正しい知識の普及をしましょう。二つ目は、差別は良くないことだというふうに教育啓発、周知しましょう。三つ目は、相談窓口をもっと強化しましょう。四つ目は、ひどい誹謗中傷というのは民事刑事の法的責任が追求されるということを周知徹底しましょう。こういうふうに四つ、並んでいるわけです。

最後の一つは、注目される点ですが、この四つの施策を、「感染症法」に基づく施策だというように、法的に位置づけてください。こういうふうに提言しているわけです。

これは、裏返して言えば、鈴木さんが報告していただいた配慮というのは、法的な施策とは位置づけられてこなかったということを意味するのではないかと思います。

法的な施策とはされなかったこともあって、正しい知識の普及ということが十分できていない。差別をしないということについての普及周知もできていない。相談窓口も機能していない。法的な責任についても十分に教育啓発できていない。だから、「感染症法」は見直さなきゃいけない。こういうふうに、政府のワーキンググループが提言しているわけです。

しかし、その提言がなされてから一年以上経っていますが、政府によって採用されているかというと、されていない。こういう状態です。そこにやはり、現在の問題があるのではないかなと思います。

三人の方から、ご報告いただいたような状況にどうしてなっているかというと、これまで、国は必要な施策を行ってこなかった。ワーキンググループから、ようやく、必要な施策をしましょうというふうに提言された。しかし、その提言も放置されたまま。こういう現状があるのではないかと思います。とりあえず、以上です。

徳田　ありがとうございました。今までの議論を踏まえて、これから、じゃあ、そういう偏見差別を本当に解消していくために、何が必要とされるのかということを、また、パネリストの方々にお話していただきたいんですが、ちょっと時間がおしておりまして、なんとか、四時一〇分ぐらいまでに終わりたいものですから、これからご発言いただくときには、そこを意識して、できるだけ簡潔にお願いしたいと思います。

先ほど、鈴木さんの冒頭発言の中で、この感染症について、とらえ方の段階が変わってきて、今後、どうあるべきかということを話してくださったんですけど、そこを踏まえて、鈴木さんは、こうした偏見差別を克服する上で、何が必要とされるのかという点について、どのようにお考えでしょうか。

鈴木　一つは、やはり医療制度。感染症患者に対する人権保障で最も重要なのがやはり、医療を提供するという仕組みをきちんと作るということと偏見差別を解消していく、この二つだと思います。

その意味で、医療制度そのものを見直していく。この一〇年ぐらい、私たちは、「医療基本法制定運動」というのをやっています。

これが、なんと、コロナでもって、議員連盟が中断してるという。コロナだからこそ、重要視しなければいけないのに、議論が止まってしまっているということになっています。

こういう医療制度の見直しと医療基本法の制定、その中で「感染症法」を、新たに、きちんとした医療制度を保障する、偏見をなくしていく、具体的な策として、制度化していくというのが、大事なのではないだろうかと思います。

そして、日常的に、市民社会の中では、行政の指導もありながら、人権教育をきちんと行っていくということが、大事なのではないか。偏見差別とか人権侵害というのは、感染症患者だけではないわけですし、精神疾患の人たち、さまざまな人たち、社会的な弱者に対する偏見差別が助長されているわけなので、日本社会全体を、そういう形で変えていくということが重要なのではないかと思います。

レジュメにも書きましたけど、二〇一一年に国連が「ビジネスと人権に関する指導原則」というのを作っています。これは、その後、外務省とか日本弁護士連合会等がいろいろ検討して、いろんな報告を出していますけれども、一言で言うと、社会的存在としての企業、これは、医療機関にも当てはまると思いますが、人権を尊重しなければいけないと。そして、国はきちんとした人権保障をしていかなければいけないと。そういうことに対して、具体的な施策をつくって、人権侵害があった時には、救済制度にアクセスできることを保障していかなければいけないというようなことを、ビジネスと人権の分野で、言われてるわけです。

こういう世界的な流れも踏まえながら、きちんとした医療制度や偏見差別解消策などを政策化していくということが大事なのではないだろうかと思います。

徳田　先ほどのレジュメの最後のところに、鈴木さんが患者等人権保障こそが、あるべきまん延防止策という言葉を記しておられる。ここを少し、ご説明いただけますか。

鈴木　要するに、感染症まん延を防止するというのは、先ほど、宮良さんもおっしゃっていましたけど、「感染症法」の中に、「感染症を根絶する」ということが、「人類の悲願」だということが書かれているわけです。それが、結局、感染症患者を撲滅していくということに繋がりかねない言い方なわけですので、やっぱり、まん延防止というのは、ある意味では、感染症の原因である細菌だとかウイルスと人類がどのように共存していくかと。もともと細菌やウイルスそのものは環境破壊の中で出てきたという面も、すごくあるわけで、人類の、人間社会のあり方そのものが、問われているわけです。

そういう中で、まん延防止するということに、狭い範囲で政策を作っていくのではなく、人間関係がどうあるべきなのかということ、そして、社会的弱者たる感染者に医療制度をきちんと保障して、偏見差別のない社会を作るようなことをしていくことが、結果的にまん延防止に繋がっていくということになるのではないかと思っています。

ハンセン病でも、結局、隔離を進めてきて、「無らい県運動」なんかをやることによって療養所に入れられるのが嫌で、山の中に逃げたとか、そういう人たちが、いっぱいいるわけです。しかも、声も出せなかった家族たちも、いっぱい人権侵害を受けているという。つまり、病気そのものをターゲットにするのではなく、人間社会のあり方論そのものをターゲットにしていくということが大事なのではないかという主旨です。

徳田　ありがとうございました。それで、北村さん、すみません。先ほど、貴重なご報告をいただいたのですが、ひじょうな偏見差別を受けた中で子どもたちを守り、いろんな問題を解決していったお立場から、偏見差別を克服する上で、何が必要とされるのか、ご意見があれば、ぜひお願いします。

北村　はい。私は、渦中の時に、県の方や市の方に、今までやってきた人権教育とはなんだったんですかと聞きました。「ずっと毎年、やってきている人権教育って、一体何だったんですか、これは」と。そして、「最初から、わかってましたよね。私が記者会見したり、報道が出た時に偏見差別が起きると」、私でもわかっていたわけですから、「予想していましたよね。それに対してどう対応すればよかったんでしょうか」と聞いても、答えられない。大人が答えられないのに、子どもに人権教育をしてわかるわけがない。私は、すごく、それを強く感じました。

今、コロナは癒えても、心の傷はなかなか癒えません。こういう、誰もがいつ自分が感染するかもしれない。そうすると、人に迷惑かけるかもしれない、不安だ。これは、全国民が、今、偏見差別を受ける対象でもあって、全国民が人の心を傷つける対象でもある。

こういう時代だからこそ、もう一度、抜本的に、人権教育というのは何かというのは、学校だけではなくて、家庭でも、先ほどもちょっと触れましたけども、職場でも地域でも、県、国、あらゆるレベルで、しっかりと、今はやはり、コロナのこの時代に見直すべきではないか、みんなで考えるべきではないか、このように、私は思います、以上です。

徳田　ありがとうございます。お待たせしました。奥田さん。レジュメの中で、感染症に対する偏見差別を克服するための大原則等、触れておられますので、奥田さんのご意見をお願いしたいと思います。

奥田　はい。七ページに、大きく三点にわたって問題提起をさせていただきました。時間の関係で、割愛しながら、報告したいと思います。

一つは、やはり、教育啓発活動を推進していくということであります。図12にありますとおり、社会福祉協議会の調査でも、学校でハンセン病の学習経験というのは、この程度であります。全国的にまだまだ、ハンセン病問題の学習の広がりを欠いている。同時に偏在している。よくやっているところはよくやっているけれども、やってないところは全然やっていない。

図12　ハンセン病問題の学習経験

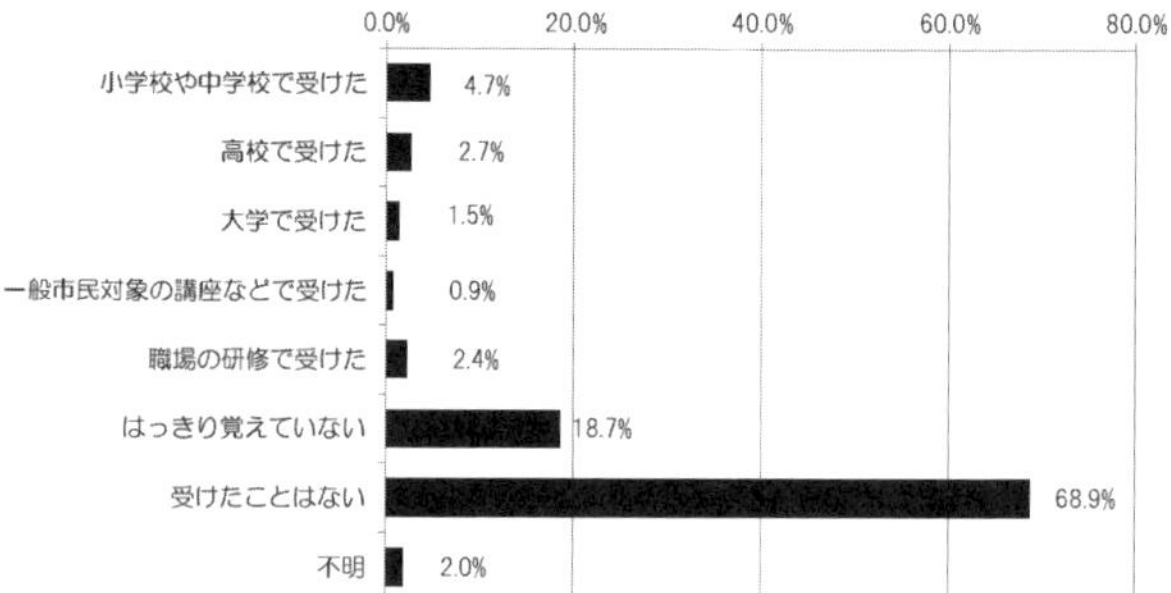

そういう状況を、どう広げていくのかという時に、個々の学校の先生や学校の責任だけにするのは、やはり、無理があるのではないかと思います。どの時間に教えるのか、時間割表を見たら、ハンセン病問題や人権問題の学習が入り込む隙間が、全然ないわけであります。

そういう意味では、ここにも書きましたが、ハンセン病問題を含む人権教育というのを、一つの教科にできないのかというぐらいの、抜本的に、学校が取り組まなければならないような、教育行政の仕組みを作るということが、大事ではないかと思っています。

二つ目は、感染症に対する偏見差別を許さない社会環境の整備ということであります。一番目には、法的整備と書きました。「らい予防法」という法律によって、公然と差別を広めてきたわけでありますから、私は、差別をなくすにも、法律という形できっちりと、これに対処していかなければいけないと思います。

その一つが、先ほど言われました、患者の権利法を中心とする、医療基本法の制定。これは、ハンセン病に関する検証会議の提言に基づく、ロードマップ委員会の提言の具体化ということでもあります。

そして、もう一つは、差別は法的に許されないという、社会規範の確立としての差別禁止法の制定という問題だと思います。パリ原則に基づく、人権機関の設置や相談窓口等、さまざまな社会の環境として、差別を封じ込めていくような仕組みを整備していくということが、二つ目の大きな課題だと思います

そして、最後、三つ目は実態把握であります。当事者に対する、あるいは、家族に対する被害の実態把握、さらに市民意識調査なんかで浮かび上がってくる加害の実態。

私は、これに加えて、三つ目の実態調査がいると思います。それが取り組みの状況を把握する調査であります。学校でちゃんと教えてるんだろうか。市民啓発にちゃんとハンセン病問題が位置付いているんだろうか。医療関係者や、あるいは、教職員や公務員に対するハンセン病問題の理解徹底はなされているんだろうか。実態の被害、加害の調査だけではなくて、取り組み状況を把握する。そういう調査があって、始めて、これからの取り組みの進め方に対する一定の方針というのが確立されてくるのではないかと思います。

以上、三つの大きな柱で、今後の差別偏見克服への課題ということを考えてみました。以上です。

徳田 ありがとうございます。もう少し時間があれば、詳しくお話もいただけたのかと思いますけど、今の奥田さんのご発言は、まさに、明日の第一分科会のテーマにも繋がることではないかと思います。

それでは、内田さんに、この偏見差別を克服する上で、何が必要とされるのかということについてのご見解等を、まとめとして、ご発言いただければと思います。

内田 パネリストの方から、偏見差別を克服するためには、こういうことが課題ですというようなことが、かなり具体的な形で示されたのではないかなと思います。

一つ、補足をさせていただきたいのは、先ほどもご紹介させていただいたワーキンググループが言っている相談の強化というところです。実際に、差別を、被害を受けられた方々が相談して、権利回復とか名誉回復

できる、そういうチャンネルを、現状では不十分なので、きちんと整備しなくてはいけない。こういう提言を、もっと具体化していくことが重要ではないかなと思います。

コロナ禍の下での差別について、相談窓口としては、例えば、日本弁護士連合会が、特設相談窓口というのを設置されて、熱心に、相談に取り組まれたわけです。ただ、残念ながら。数件しか、差別については、数件しかアクセスがなかったという報告がされているわけです。それは、他の差別問題についても同じではないかと思うんです。なかなか十分に機能できていない現状があるのではないかと。それは、相談窓口のほうだけに責任があるというわけではなくて、相談窓口が機能するためのさまざまな手当が十分になされていないからです。この手当の一環として、国の相談機関、自治体の相談機関、民間の相談機関が、それぞれ連携しながら、協力して、実効性のあるようなものにしていくというようなことも、必要ではないのかなと思います。

例えば、ハンセン病に係る差別について言いますと、今、わりと相談窓口として機能しているのは、大阪府とか熊本県とか、ふれあい福祉協会とか、そういうものに限られています。相談窓口はいろいろ、あるのですが、なかなか機能していない。

そういったものを連携させながら、全国各地、どこに住んでいたとしても相談できる、必要な名誉回復とか権利回復が図れる、そういうものにしていく必要があるんだろう。感染症についても整備していく。こういうことが大きな課題になっているのではないかと思います。

そのためには、やはり、法的な裏付けが必要です。しかし、現在のところ、相談窓口については、法的な裏付けはほとんどない。そういう状態で、それぞれのところが、それぞれの行政判断、行政裁量といいましょうか、そういう形でやっている。

そういったことも、やはり、考え直していく必要があるのではないか。こういうふうに考えているところです、以上です。

徳田　ありがとうございました。いよいよ、この第一部、残された時間がもうなくなってしまいました、今日ご登壇いただいた四人の方々には最後、まとめてといいますか、すみません。お一人一分ぐらいでお願いをして、最後に、宮良さんに締めていただきたいと思いますので。では、北村さんから、お願いしていいですか。

北村　はい。今回の基調報告という機会をいただきまして、本当に、ありがとうございました。まだまだ、この実態が知られていない状態でありましたので、今日、みなさんに知っていただいて、また、まだコロナが続いておりますので、本当に、偏見差別がなくなっていくように、また、そういうことで苦しむ子どもたちがいないようにということを祈りながら、精進していきたいと思います。

徳田　ありがとうございました。では、鈴木さん、お願いします。

鈴木　早口で、言いたいことは、かなり言っちゃったかと思うんですが、ちょっとだけ追加しておきますと、私は弁護士として、薬害エイズ裁判、ハンセン病裁判、そして、薬害肝炎裁判も、やってきています。

実は、あまり知られていないのですが、肝炎患者も、現在進行形で、差別をされています。例えば、歯医者に行った時に、肝炎であることがわかると、改めて来てくださいとか、うちは見ることができませんとか言って、医療者そのもの、つまり、肝炎に関する知識を正確に持っている歯科医自体が、差別をしているというような実態も明らかになってきています。

ですから、コロナだけではなくて、現在進行形で、さまざまな感染症、そして、精神疾患。そういう患者たちが、差別を受けているということを考えて、この問題を矮小化しないで、日本の、人間社会のあり方、地球の、人間社会のあり方そのものを考えていくべきだろうと思います。

私は、正義と人権というのは、どのような関係にあるのか。これは、正義を具体的に明らかにしたのが基本的人権でありますし、この正義というのは、何を目指しているのか、平和的共存社会を目指しているのではないか。だから、さっき言ったような応報的正義は正義の奪い合いになってしまうと、仕返しをすること、復讐をすることで、正義を回復するという江戸時代の考え方は、今でも、まだまだ、根付いているのではないだろうか。こういう人間社会のあり方を問うていくというのが、大事なのではないだろうかと思っています。

今は、スポーツ界でも、監督やコーチが選手に対して、人権侵害をしたり、差別をしたりすることが、日常的に、あちらこちらに広がっています。スポーツマンシップとは何か。競争相手、競争社会における、お互いを尊重し合うというのが、スポーツマンシップの原点であります。こういうスポーツマンシップの考え方が、古く古代オリンピックからありながら、人間社会の中には、偏見差別や人権侵害が、まだまだ、あちらこちらに隠れているということを考えながら、ハンセン病をきっかけにしながら、差別のない社会を作っていくということについて、みなさんと一緒に努力をしていきたいと思います。以上です。

徳田　ありがとうございます。では、奥田さんお願いします。

奥田　はい、差別の問題に取り組む時に、私は三つの原則と言いますか、必ず、押さえなければいけない点があると思っています。一つは、差別の現実が存在する、このことが第一であります。二つ目は、差別はいかなる理由があっても一切許されない、これが第二の原則であります。そして、三つ目は、差別は社会問題であるということです。

「らい菌」がハンセン病差別を作ったのではありません。「らい菌」はハンセン病を起こしますけれども、ハンセン病差別を作り出すような病原性はないわけでありまして、ハンセン病差別を作ったのは、ひとえに、私たち人間であるということです。私たち人間が作った差別でありますから、これは、必ず、私たち人間の取り組みによって、解決できるということでもあります。

差別の存在は許されないということ。そして、差別は必ず解決できるということ。この点を踏まえ、今後の取り組みに邁進してまいりたいと思います。本日はどうもありがとうございました。

徳田　では、最後に、宮良さん、お願いします。

宮良　プレッシャーをものすごく受けております。私たちハンセン病病歴者と家族は、「らい予防法」という、国の誤った隔離政策によって作り出され、増幅されてきた偏見差別に、ハンセン病患者と刻印されたその日からこんにちまで、社会から差別される地位に置かれてきました。

二〇〇一年の熊本地裁判決では、「らい予防法」が憲法違反という形で断罪されました。それから、二〇一九年の六月の家族訴訟では、三省が、ハンセン病の差別と偏見を取り除く義務を怠ったということの責任が問われて、国はその責任を認めたということがあります。

ですから、先ほども言われてきましたように、効果的な人権教育と啓発が今後の課題というふうになっておりますが、国、つまり、厚生労働省、法務省、文部科学省と地方公共団体が取り組みを格段に強めて、それを強めることはもちろんですが、「無らい県運動」で、患者隔離に協力してきた市民の方々の加害責任を、自ら真摯に、反省も促したいということ。

その上で、ハンセン病問題解決のために強固な決意で、国、地方自治体、市民の方々、一つになって、一

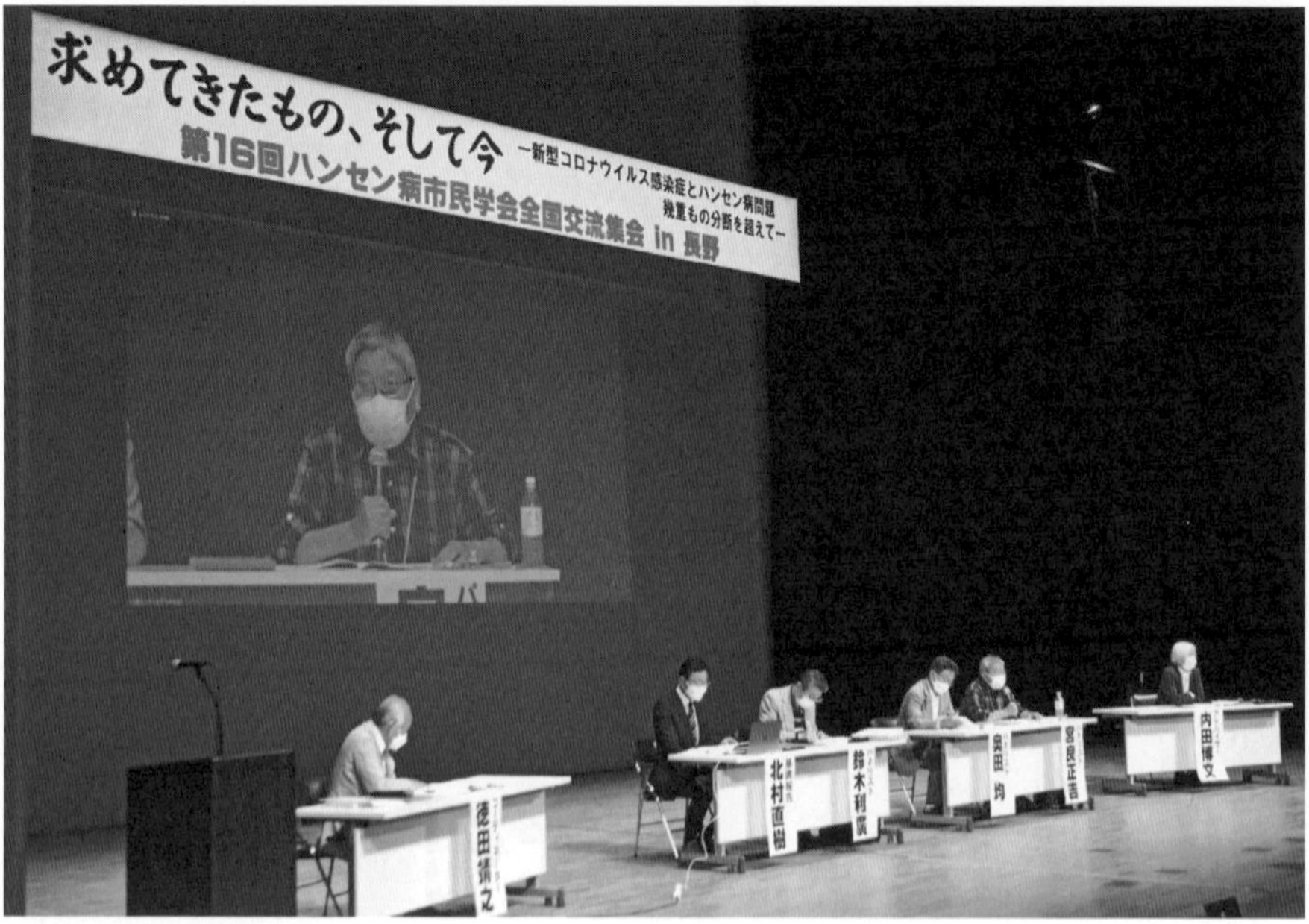

体となって、取り組むことがひじょうに大切ではないかというふうに考えます。

そういう意味で、ぜひ、みなさんと一緒に、差別や偏見のない、顔も名前も出して堂々と生きていける社会、人権が大切にされる社会、明るい社会を、ぜひ、みなさんと一緒に実現していきたいというふうに思っていますので、よろしくお願いいたします。

徳田　ありがとうございました。以上で、全体会の第一部を終わりにしたいと思います。今日、極めて長時間でありました。まずい司会で、議論すべき点が落ちているところも、そこかしこにあるかと思いますけれど、今日のこの第一部のパネルディスカッションで、ハンセン病問題の教訓が、どこかに忘れさられた、ハンセン病問題で起こったことが、このコロナ社会で繰り返されてきている。そして、ハンセン病についても、そして、エイズに関しても、肝炎に関しても、感染症についての偏見差別が、今、私たちの社会に根強く残っているという事実が明らかになりました。

これを克服していくのは、ハンセン病市民学会に集まっている私たち一人ひとりの責務であるということを、改めて確認させていただいて、第一部を閉じたいと思います。ありがとうございました。

全体会　第二部

対談

伊波敏男（ハンセン病回復者／作家）

徳田靖之（ハンセン病市民学会共同代表／ハンセン病国賠訴訟弁護団代表）

徳田靖之　それでは、第二部に入りたいと思いますが、最初に、お断りをします。引き続き、私がここに出ていますので、あいつはよっぽど出たがりだなと誤解されるかもしれませんが、伊波さんと私の対談というのが先に決まっていたんです。その後で、第一部の構想が固まって、誰も引き受けてくれなくて、私が司会を務めたという関係で、決して出たがり屋で、私が出続けているわけではありませんのでご了解ください。

この伊波さんとの対談というのは、私にとっては、本当に、一年越しというか、今日は、そういう思いを込めて、対談ではなく、私が伊波さんにインタビューするという形で、伊波さんの八〇年近い、それこそ人間の尊厳をかけた闘いの人生を、今日、みなさんとともに学ぶという、そういう機会にさせていただきたいと思いますので、よろしくお願いします。

それと、伊波さんがマスクがあると話しにくいというお話もありましたので、ちょっと距離がありますので、お許しいただいて、これからは、伊波さんも私も

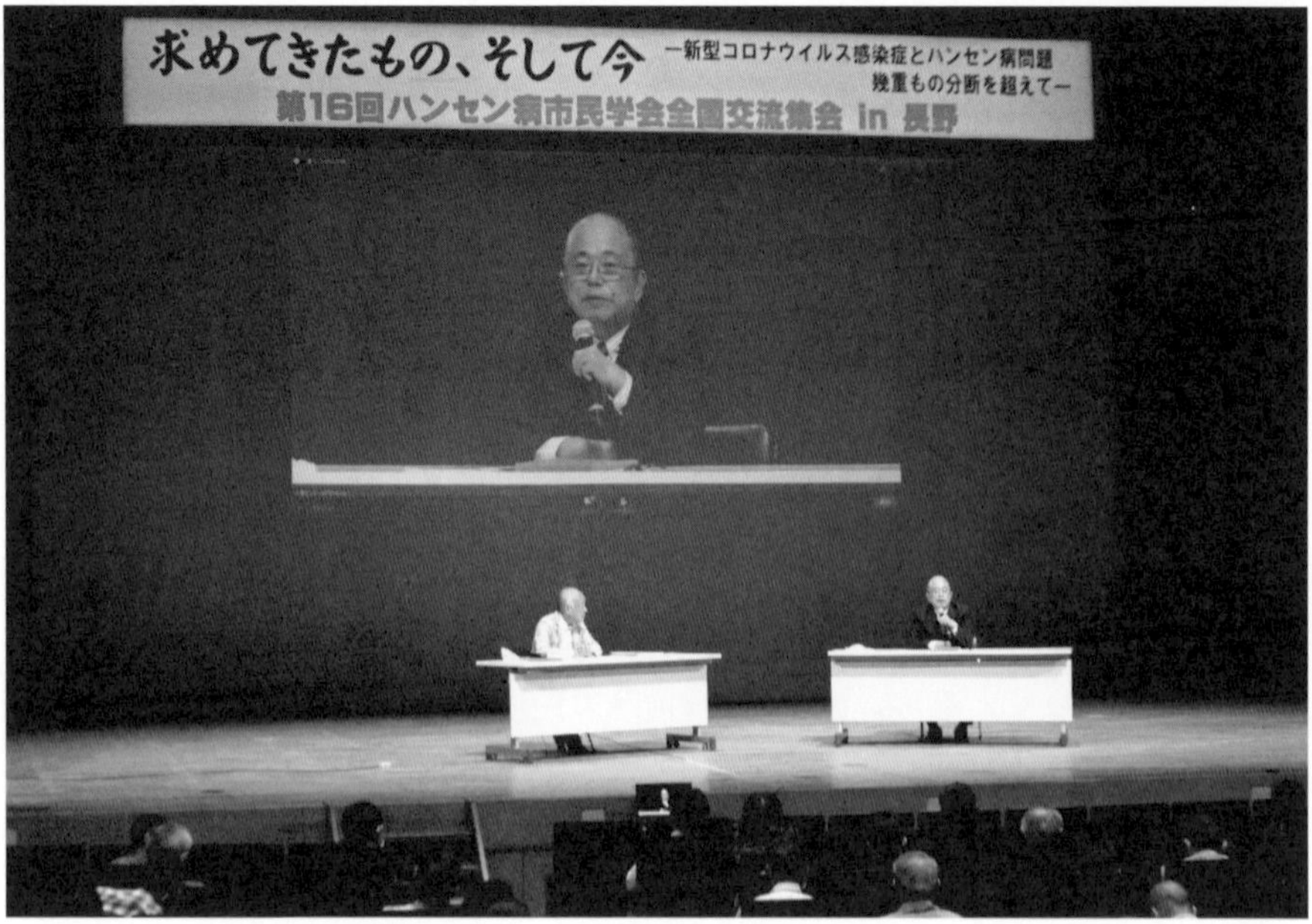
求めてきたもの、そして今
―新型コロナウイルス感染症とハンセン病問題
幾重もの分断を超えて―
第16回ハンセン病市民学会全国交流集会 in 長野

マスクなしでお話しさせていただくことをご了解いただきたいと思います。

それでは、伊波さん、よろしくお願いします。実は、伊波さんは、私より一つ年上の兄貴なんです。一九四三年、南大東島の生まれですよね。じつは、私は伊波さんと、今から何年前だろう、二四年前ですか。星塚敬愛園でお会いしているんです。

その時に、原告団の中心であった竪山さんと私が、星塚敬愛園を訪問している伊波さんに、この人こそ、裁判の中心になって欲しいと思って、二人がかりで口説いたんです。それが、最初の出会いです。覚えておられますか。

その時に、伊波さんは、原告になろうということを受けてくださらなかったんです。その辺の思いから、少し、お話しいただいていいですか。

伊波敏男　そうですね。徳田弁護士とは、一九九八年、鹿児島の星塚敬愛園でお会いしました。その時に説得を受けました。あなたこそ、原告団に加わって、裁判をしようじゃないかというお話がありました。私はそのことを、関東の原告団の事務局長をなさった森元美代治さんから、多磨全生園で東京弁護士会の説明会があるからというお誘いを受けて、多磨全生園に出向きました。

入園者はそんなにたくさん集まっていなかったですね。東京弁護士会の方がひじょうに熱弁をふるって、みなさんにお話をしていました。そんな中で、一つだけ違和感を感じたのは、このハンセン病問題の裁判というのは、朝日訴訟に匹敵する人権訴訟になると、その時に、若い弁護士さんたちは、しきりに、一億円の賠償訴訟だということを強調されました。

私は、残念ながら、貧しいこの国では、あまり金額が先に出ると、国民全体の問題にはなりにくいんじゃないかという思いがあって、それが、第一の、私なりの違和感でした。

もう一つは、もうすでに、私は三七年前にカミングウトをして、社会で国のハンセン病隔離政策の間違いを、ワイドショーや写真展、雑誌等で発表していましたので、自分なりに、三七年前に判決を出していたので、改めて、お国に、司法の判決を求めるのは、自分が今まで闘ってきた生き方を自己否定するんじゃないかという思いで、残念ながら、私は原告には加わりませんでした。しかし、私ができることを精一杯しようという思いが、ますます強くなりました。

徳田先生などが、一生懸命、頑張っておられた、二〇〇〇年の三月三日です。熊本地裁で、沖縄県の医療活動に携わっていたことがある犀川一夫医師の国からの反対尋問があり、沖縄のテレビ局の琉球放送が、どうしても犀川さんに対する国からの反対尋問を、沖縄県民に伝えたいということで、ぜひ熊本地裁の中に入って、その模様を聞いて、テレビで六時半からのニュース番組で放映したいから、熊本地裁前から語ってほしいという依頼がありました。私はその時、東京におりましたのでお受けしました。じつは私、そのことを忘れていましたら、今回、市民学会で長野に行くよと言ったら、当時、その番組を担当した報道部が、その時の私の証言を、放送局の資料室で調べたら、こんなことを発言してたと、言ってました。

「いわゆる、国家政策がこのレベルの認識で執行され、私たちの人生が奪われたことを知り、怒りを覚える」というのを、地裁前から、沖縄の県民に、テレビニュースで伝えていたという話がありました。

もう一つは、原告には加わらなくても、自分の責務として、やるべきことがたくさんあるという覚悟を、その時に、併せて、持ちました。

徳田　あの時のことを思い出しますと、竪山さんも私も、本当に、残念で仕方がなかったんですけれども、私どもは、伊波さんが、私たちの裁判を、全面的に支持しておられるということは信じておりました。

それで、今日、私は、伊波さんの人生を振り返ると

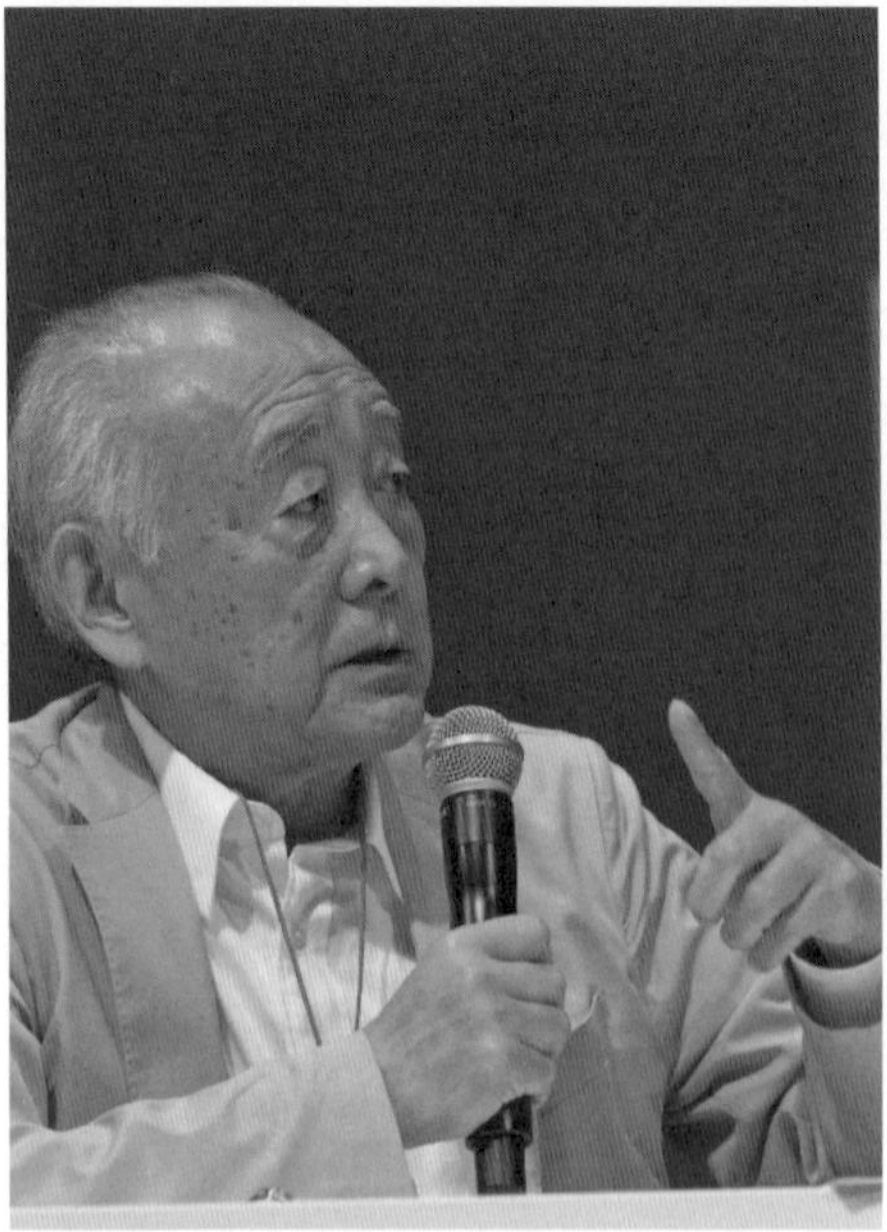

いうか、この『花に逢はん』という本を持ってきたんですけど、これをお読みになっていない方がいらしましたら、是非、お勧めします。

これを読んで、私は本当に衝撃を受けました。まず、最初に読んで、衝撃を受けたのは、米軍施政権下の沖縄で、伊波さんは、沖縄愛楽園を偽ってというか、一時外出のような形を装って、抜け出して、苦労してパスポートを取って、そして、確か、星塚敬愛園に転園という形なんですよね。でも、あの時に、船の中で万一、ハンセン病の患者だと見つかったら、どういう目に遭うかわからない。だから、お父さんはあなたの手を離さずに、その時は一緒に海に飛び込むという、そういう覚悟だったというふうに書いてあるんですけれども。

そういう、命を懸けてでも、岡山にあった新良田教室に行きたいと願った少年、伊波敏男の思いとは、どういう思いだったんでしょうか。

伊波　私は、やっぱり、家族に恵まれたということもあって、当時、沖縄愛楽園では、私はまだ療養中でした。当時、アメリカ軍施政権下ですから、まだ日本に復帰してない頃ですから、パスポートがいります。

だから、まず、学びたいという意思が、第一にあって。沖縄のハンセン病療養所って、中学校で終わりなんです。そういうこともあって、なんとしても学びたいという意思があって、家族を説得して、当時、今で言う、沖縄で琉球海軍というのがありますけど、琉球海軍の係長が、私の義理の兄の説得に応じて、首を覚悟で、父親と私の乗船切符を二枚、用意してくれたのです。

もう一つは、ハンセン病療養所から、実は、私は逃走してるんです。逃げているんです。正門から出ていないんです。夜陰にまぎれて、父親がチャーターした小さな漁船に乗って、療養所から逃走をして、それで、船に乗って、鹿児島に辿り着いたんです。

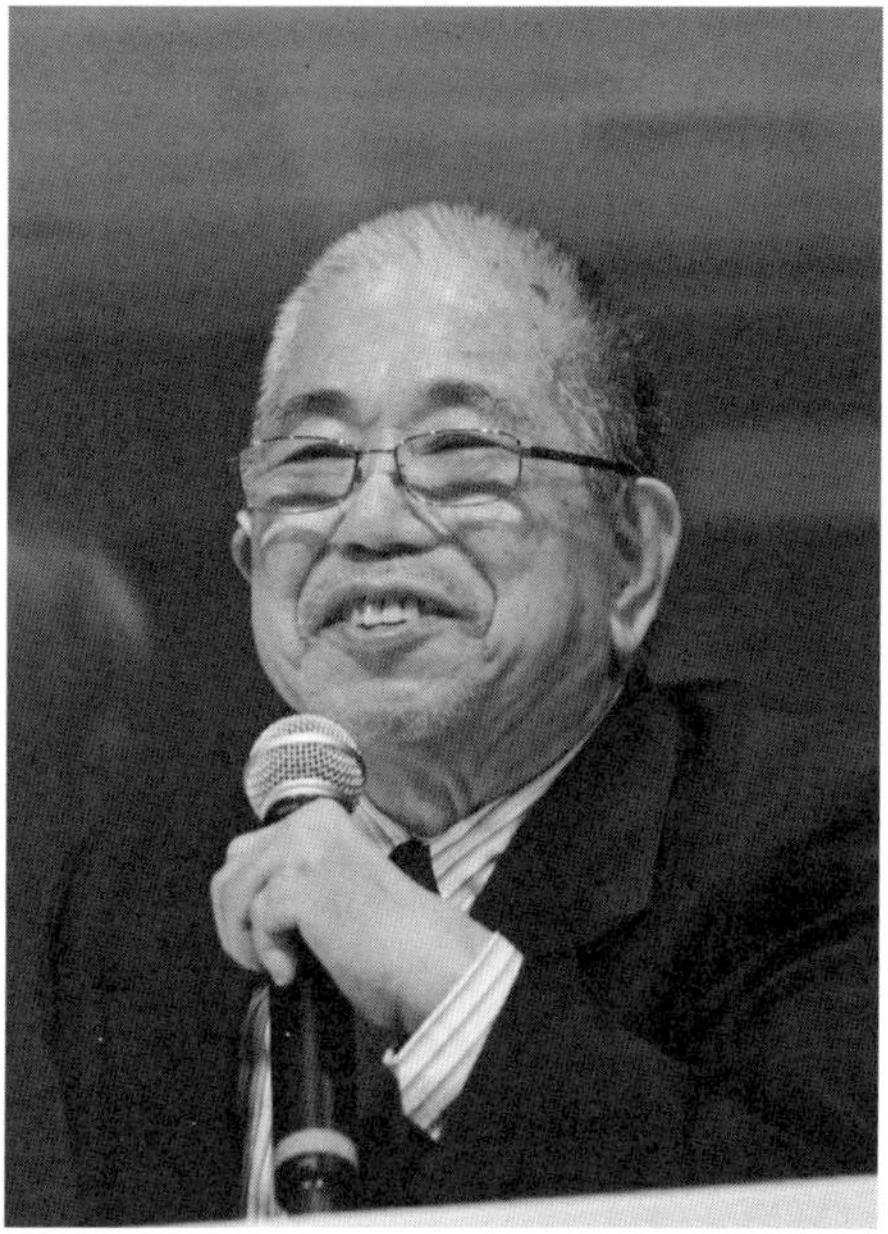

二〇〇一年の五月一一日に熊本地裁の判決がありましたけど、この時に、毎日新聞社から私にある依頼がありました。判決の要旨をファックスでどんどん送るから、その夜の七時に締め切りで、翌日の全国紙の朝刊に、寄稿文を書いてほしいという要請がありました。判決文の要旨が、どんどんファックスで切れ目なしに送られてくるんです。それを読みながら、文字数も限られて、毎日新聞の翌日の、一二日の朝刊の第一面に寄稿文を載せるということで、これを一生懸命書きました。

その中の要旨で、訴えたことをご紹介させていただくと、国家賠償請求訴訟でハンセン病隔離政策の歴史が、やっと人権の尺度で問われた。だが、奪われた名誉や人権の重さに比べ、賠償によって救済できるものは極めて限られたものである。忌まわしい病者の烙印を押された人たちやその家族が失った尊厳や歳月は修復が不可能だからである。実は、今回の判決が救済したのは、法治国家、民主国家であるはずの日本だったのかもしれない。人間としての尊厳が打ちくだかれ、この病気を負った不運を、嘆き続けた人たちよ、家族よ、日本国民の民として生きることが、今日から始まる。さあ、視線を落とさずに胸を張ろう、という内容が毎日新聞に載った。判決の翌日の話です。以上を紹介させていただきます。

徳田　私は、話を伊波さんの人生に戻そうとしてるんですけど、伊波さんとしては、やはり、国賠訴訟の判決、原告に入らなかった思いというのは、ずっと、やはり、引きずっておられて、判決が勝訴したということで、こういう思いを、明らかにせざるを得なかったということなんですね。

伊波　はい、そうですね。そういう意味で、いわゆる、国賠訴訟の原告には加わらなかったという意味では、私の生き方からいくと、多くの私の関係者は、どうしてだろうという疑問を持たれたと思いますが、今日、そういう問いかけに対して、私も、生き方の選択の一つとして、そういう道を選んだということでした。

徳田 それでは、伊波さんの人生に、話を戻してもいいですか。

伊波 はい。

徳田 それでは、決死の思いで沖縄愛楽園を抜け出して、そして、星塚敬愛園に行き、そこから、今度、新良田教室に合格したということで、いわゆる、お召し列車に乗せられて、岡山に行くわけですよね。

この本の中にも、伝染病患者輸送中という札をかけられた貨物列車で、熊本まで行ったという話が出てきますけれども、そういう、伝染病患者輸送中というふうな形で、送られていく自分というのに、いわば、気づかされた時に、どんな思いを抱きましたか。

伊波 そうですね。私たちは、その列車を、今で言うと、昔、赤い郵便貨車というのがありましたでしょう。鉄格子がついて、それで、中に棚があるんです。郵便物とか現金も輸送したり、それと、トイレも中に付いてる、その中にゴザを敷いて、鹿児島から岡山に向かいました。それを、私たちは、お召し列車と呼んで、皮肉って呼んでいました。

その時に、鹿屋駅、今は廃線になりましたけど、鹿屋という、今の星塚敬愛園のある鹿屋から志布志まで、昔は鉄道が走っていたんです。鹿児島で合格した子どもたちを、鹿屋駅で、特別に貨車が止まって、その赤い郵便貨車に乗せられたんですけど。

その時に、私に、国際文書を二通、手渡した人がいるんです。その後の、国立ハンセン病資料館の成田稔館長が「伊波君、お前な、俺たちより先に、国際文書を目にしている」と。国際文書というのは、労働会議の国際文書ともう一通は、ハンセン病に関する国際会議の、民間のレベル、NGOの会議の国際文書でした。「これを一生懸命、私たちが翻訳した」と。そういえば、字体が全部、何ページかでみんな字体が違うくらい、一生懸命に翻訳して、「これは、とても大切な国際文書だから、長い岡山までの道中で、これを読みなさい」と。

これを読んで、びっくりしました。なんなんだと。国際的にはもう、解放政策が始まっている。隔離は間違いだと言っている。一般の公衆衛生の問題として対応すべきだと書かれている。僕たちは、特別な貨車に積み込まれて、運ばれている。ですから、私のハンセン病に対する、国家の過ちとか、生き方の座標軸は、この郵便貨車の中で、岡山に向かう時に、自分の中で、座標軸が決まりました。

ですから、学校の先生たちも、やっぱり手こずっていましたね。私の主張が、その時から、まるっきり、ハンセン病問題は国の過ちと言わない時から、私は、国は間違えてると、確信を持って発言していましたので、そういう面では、扱いにくい高校生だったと思います。

徳田　その時に、星塚敬愛園から岡山の新良田教室に行った、お召し列車に一緒に乗っていたのが、先ほど登壇しておられた宮良さんですよね。宮良さんとは、新良田教室の同期生。

私ね、新良田教室に在学中の伊波さんのお話の中で、五年間に一二回手術を受けたと、ご自身のことを改造人間って書いておられるんですけど、これは、どんな思いで受けられたんですか。

伊波　私は、今、手を見たみなさんは、ご存じだと思うんですが、ひじょうに、後遺症が重かったです。それで、実は、新良田教室は四年間の昼間定時制高校ですけど、私は整形手術のために、入院、加療時間が長いものですから、留年せざるを得ない、単位が足りないということで、五年間かかって、卒業したわけです。その間、一回の整形手術で、五時間から六時間かかる整形手術を一二回、受けました。

実は、私の執刀をした医師は、小布施の新生病院、その前は、長野県のリハビリセンターの院長をなさった橋爪長三というお医者さんですけど、彼は、その後、私のことを「伊波君は僕の改造人間だ」と。足から腱を抜いたりして、五、六時間かかる整形手術を一二回受けました。

今、こうやって、掴んだり、手が動いたりしますけど、その前は、ほとんどだらんと力が入らなかった。それは、足の腱を抜いて、手首に移植しただけではダメなんです。脳の命令系統を変えないと、リハビリによって。だから、そういう訓練を受けながら、やっと、普通の社会生活ができるようになったということです。

徳田　この新良田教室にいた頃の話として、いよいよ東京に行きたいと。伊波さんという人は、学ぶんだ、社会に出たいという思いが、本当に強かったんだと思うんですけれど。東京に行こうと、東京の中央労働学院に合格をした時に、外出して、駅からバスに乗った経験があって、いよいよ終点で、乗客が伊波さん一人になって、切符を渡そうとしたら、落ちたというか。それで、自分が悪かったと思って、車掌に渡したら、車掌がそれを受け取らずに、下に落ちた切符を、海の中に捨てたというエピソードが出てくるんです。これは、どんな感じで、受け止めましたか。

伊波　そうですね。今、考えるだけでも身震いがしますね。というのは、もう胸を膨らまして、新幹線に乗って、東京に学びに行こうということで、決意して、じつは、岡山駅に東京行きの切符を買いに行きました。

それで、岡山から長島愛生園の対岸に、今は橋がかかっていますが、当時は、専用船がありました。いわゆる、長島愛生園の専用船が、前半分は職員用、仕切りがされて、後ろは患者用ということで、その専用船が、虫明というところから岡山駅まで、両備バスという、いわゆる、地方路線バスが走っていました。

そうすると、みんな、田舎のバスは顔見知りですから、車掌も乗っていましたけど、運転手も車掌も乗客も、挨拶しながら乗ったり降りたりする。最後の二駅ぐらいで、一生懸命、二人で後ろを振り返るんです。後ろに、私が一人乗っているわけです。やっと、私の正体がわかるんです。いわゆる、ハンセン病の、長島愛生園に行く患者だとわかるんです。

それで、当時、私は岡山のバスターミナルで切符を先に買った、硬券、硬い券を、だから、普通は、当時、車掌が切符を切って渡していましたけど、硬券を持っていました。それで、虫明のバス停で降りて、切符を渡したんです。

そうすると、この切符が、車掌は、最初は、手を出したんですけど、ハラハラと落ちちゃったんです。それで、私は自分が渡し方がまずいと思って、ごめんなさいと言って、もう一回、拾い直して、車掌に渡したんです。そしたら、また落ちました。

今でも思い出しますね。茶色の革靴でしたけど、この革靴で、私の切符を海に蹴り落とされた。参ったなと思ったんです。これから、僕は社会に出て、頑張ろうと思った社会は、毎日、こういう連続の日々が来るということを思いました。

徳田　そんな経験をして、東京に行き、多磨全生園に転園した上で、東京中央労働学院、ここに入る。だけど、そういう経験があったから、伊波さんは、やはり自分の病気のことに関しては、できるだけ、みんなには話さないでおこうと、そういうふうに思っていた。そんな伊波さんを、変えた人がいましたよね。

この本の中に、山口さんという友人の名前が出てくるんですけど、その時の話も、少し聞かせてもらっていいですか

伊波　中央労働学院の学長宛てに、私は長島愛生園から手紙を送りました。「私はハンセン病回復者ですけど、あなたの学院で、私が入学を希望したら、受け入れてくれますか」と書いたら、学長名で返信が来ました。「あなたこそ、我が学院で学ぶべき学生です。私たちは教員一同、心待ちにして、待っています」ということで、受け入れてくれました。

今は、武蔵野学院という学院になっていますけど、当時は港区にありました。港区に行くには、多磨全生園からバスに乗って、西武鉄道で池袋に行って、山手線に乗り換えて、渋谷で都電に乗り換えて山王というところまで乗っていって、そこに、中央労働学院があって、私は二年間、夜六時から九時まで、その学院で、哲学と経済学を学びました。

と申しますのは、先ほど、私が、切符を蹴り落とされたり、ローマ会議の国際文書を読んでみて、法律を変えないことには、私たちのハンセン病問題というのは解決しないんだという確信がありましたから、どうしても、疾病、いわゆる病気と社会、法律という問題を、ちゃんと学び直したいという思いがあって、中央労働学院で、それを学んでいました。

しかし、当時の私は、手術を受けた両手を、ポケットから出すことはありませんでした。常に、両手はポケットの中にしまわれていて、授業で講義を受ける時だけ、もう渋々、手を出してノートを取る。だから、私の定席は、一番前の席、真ん前の二人だけの席でした。

これは、その後、私の担当の教授が、先ほど、徳田先生からご紹介いただいた、NHKから出された『花に遭はん』の出版記念パーティーで、挨拶に来られた。その時に、まあ大体、そういう時には褒め言葉をたくさん羅列するんですけど、「私の教えた学生で、伊波ほど真面目な学生はいなかった」と。「彼はいつも真ん前の席を占めて、私の講義を聴き取っていた」と。実は、熱心な学生で、座ったんじゃないんです。この格好の悪い手を、ノートを取る時に出さざるを得ないから、それを見られるのは、向かい合っている教授しかいないということで、真ん前に座っただけです。

だから、学生との交流が、ほとんどない。当時は、休み時間になると、学生闘争の真っ只中ですから、もう、いろんな誘いがあるんです。「この集会、来ないか」と言われても、一切、参加できませんでした。会話が成り立たない、伊波君というのは、会話が成り立たない学生だと、学生間では有名だったんです。

ある時、一人の学生が、そんな僕の横に座るんです。彼が、「おい、今日は俺と付き合えよ」ということで、ある食堂に連れ込まれるんです。彼は実は、少年院上がりの学生でした。その彼が、菊池恵楓園の近くの菊池市の出身で、なんか、やっぱり、とても好印象を見て感じたんでしょうね。

それで、私に、自分のことをよく、「僕も友だちがいないんだから、僕の話を聞いてくれよ」と言って、一生懸命、話してくれて。汗だくになって、話す。そうすると、私、こんなに自分のことを話してくれる、ということがあって、つい、嫌な表現をしたんです。向かい合った座卓の椅子の、彼の顔にくっつけるようにして、「僕は一二回も整形手術を受けても、こんな程度の手にしかならなかった」と言ったら、彼は今までも、ちらっとは見ていたと思いますが、横に座って真正面から、この後遺症のある手を、顔の前に突き出されたのは初めてで、最初、ぎょっとした顔で、見ていました。それで、「おい、どうした、この手」と。「実は病気をした」と。「何の病気だ」と。当時は、もう「ハンセン氏病」という表現になってました。「ハンセン氏病って、なんだ、そんな洒落たカタカナの病気、俺、知らねえ」「そうか、君、らい病って知っているか」。「あ、おい、菊池市に病院があるか」と。「ある」。「そういえば、うちの親父とかおふくろが言っていた人たちと、お前は同じ病気をしたのか」と言うので。「うん」と。そしたら、いきなり、おしぼりを私にバッと投げつけた。

「それは、病気だろう」「病気とお前の人間性と何の関係があるんだ。俺はガキだったけど、俺がやったのは、まさに、俺の人間性の過ちだ」と。「お前の手の後遺症というのは、お前の人間性と関係ないじゃないか」。この一言で、私の両手はポケットから出ました。

徳田　その伊波さんが、結局、中央労働学院を出て、一九六九年ですよね。東京コロニーというところに就職する。就職するまでにもいろいろ職場とかで、いろいろな問題があったんですけど、みなさんが討議した上で、伊波さんを受け入れるようになった。それで、寮に入った。自分が受け入れられていたと思っていたんだけれども、実は、その寮では、伊波さんの食器だけが別にされて、消毒されていて。なおかつ、あなたが入って以来、寮の風呂に誰も入らなくなって、みんな、外の風呂に行くようになったというようなことがありましたよね。

そして、あなたと東京コロニーに一緒に入った同期生二人が、その事実を、あなたに告げた上で、「お前は卑怯だ」と。「そういう差別を受けていることを、見て見ぬふりをしていて、お前はハンセン病のことを隠さずに生きると言ってたのに、見て見ぬふりをしているような、お前は卑怯だ」というふうに、あなたに言ったということがありましたよね。

伊波　はい。そうですね。当時、東京コロニーというのは、私が、常務理事をやる頃には八二〇人の、東京で一番大きな社会福祉施設でしたけど、当時は、まだ一つの小さな組織で、八〇人ぐらい入っている組織でした。その中で、いわゆる、私を受け入れるに当たって、半年ぐらいかかっているんです。

というのは、多磨全生園のお医者さんとか、医師が行って、職場説明会で、ハンセン病というのは、こういう病気だと、怖がることはないということで、三回ほど出かけていって。

最初の従業員の反応は、ほとんど、最初の説明を聞いた時は、反対。二回目の説明を、みんなが聞いた時には、半分ぐらいの人が受け入れてもいいいんじゃないの、医者があんなに治ったというんだからと。最後の時に、三回目の時に、脳性麻痺の障害者が、こういう発言をしたんです。「私はハンセン病のことは、ほとんど、今まで聞いたことはありません」「やっと、説明を聞いて分かった。私は医学と科学を信じます」と。「だから、伊波君をもし、寮に入れるなら、私と同室にしてください」と言ってくれた。それで、私がやっと、東京コロニーに入所することができたんです。

しかし、辞めた人たちもいました。その時に、新卒で福祉系の大学を出たのが二人いましてね。残念ながら、食堂で、ある時に下膳をしたら、私の食器を取りそこなった賄いの、給食のおばさんがこぼしちゃったんです。そうすると、食器のポリエチレンの食器の後ろに高台ってありますでしょう。高台の後ろに、四つの食器の後ろに黒丸が付いているんですよ。あれと思ったんですけど、とりあえず拾い直して。翌日、また、脳性麻痺の僕の同室の人の食器を、下膳を手伝うふうにして、彼の食器を見たら、付いていないんです。僕のに付いている、黒丸が。

それと、当時、船舶振興会が補助金を出して、障害者施設の療養の人たちのためにと立派なお風呂が作られていたんです。せっかく立派なお風呂を船舶振興会の補助金で作ったのに、私と同室の脳性麻痺の彼の二人以外は使わないんです。みんな、近くの銭湯に出かけるんです。私を傷つけないようにと思って、一生懸命言うんですよ。私に聞こえるように、「一般の風呂は、広々としてるからなあ」なんて言いながら、誰も入らなくなった。そのようなことがあったから、福祉系の二人が「お前、卑怯だ」と。「お前、ここに入所する時にはカミングアウトするといって、ハンセン病回復者を名のって、入所したのになんだ」と。「入ってしまえば、お前の食器が分けられてる、お風呂も誰も入らなくなったのに、見て見ぬふりか」と。「これから、トップの常務理事に抗議に行こう」と。「ついてこいよ」と言って、彼らが一生懸命、そういう訴えをして抗議をしているんです、常務理事に。常務理事が私に「伊波君、それは事実か」と言うんで「はい」と言ったら、「分かった」「総務課長、ちょっと来い」と

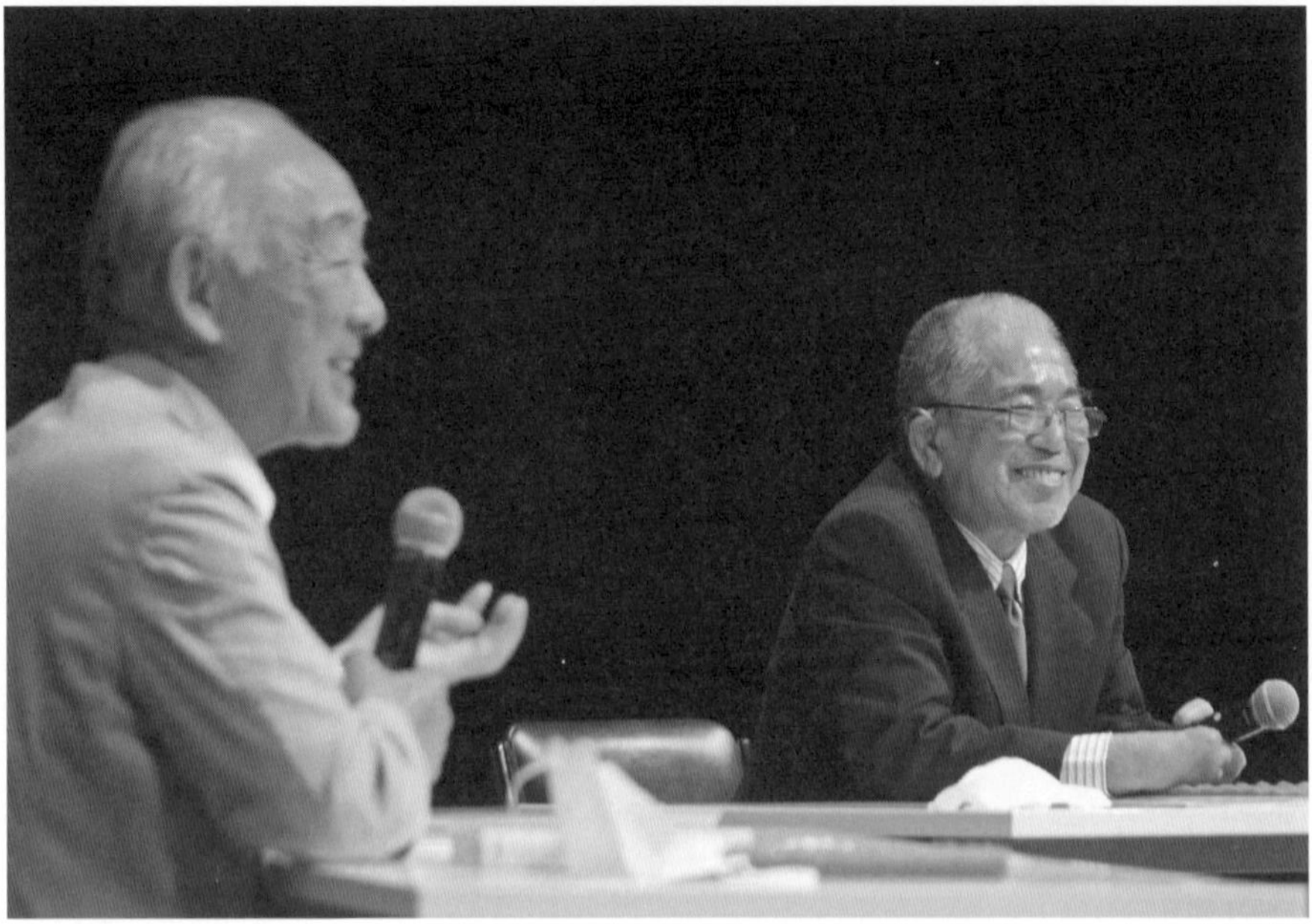

言って、呼んで、「これから、緊急の職務会議をやる、みんな、集めろ」というんです。

いや、ちょっと違うなと思ったんです。「ちょっと待ってください。あなたは組織のトップです、権力者です」と。「権力を持っている人が道理を説いてしまうと、みんな誰も反論できない」と。だから、「心の底から私を受け入れるには、時間をください」と。「今、一枚一枚、みんな古い衣を脱いでるんです。それを権力者が〝何しているんだ、お前ら、間違えているじゃないか〟などと言ったら、認識をする前に物事が変わってしまう」と。だから、「みんなを信じますから、時間をください」と言ったら、見事に変わりました。それから、ハンセン病回復者が、私の後に七人、入社しました。

徳田　うん、いい話ですね。そして、一九七一年に、長島愛生園にいた時の看護師さん、その時には、多磨全生園に移っておられたんですけれど、『花に逢はん』この本の中で、明子さんと結婚されましたね。幸せ絶頂、ただし、明子さんの親父さんからは、「二人で野垂れ死にしても知らんぞ」というふうに言われた。でも、結婚式には出てくれた。

そうやって結婚するという状況を、ＮＨＫが「人間列島」で、「ある結婚」という番組で、放映しようとした。その放映が中止されましたよね。その中止された理由は、どういうところであったかをお話いただけますか。

伊波　私は一九七一年に、多磨全生園にいる看護師の彼女と、最初の結婚をしました。子どもも二人できましたけど、その時に、その結婚が珍しいということもあって、NHKが初めて、ドキュメント番組で「ある結婚」という、撮影が始まったんです。

みなさん、NHKでは話題番組というのは、事前に予告を打つでしょう。当時は、NHKがハンセン病回復者が初めて映像で証言をするということで、一週間ぐらい、がんがんテロップを流しちゃった。それで、飛び上がったのは、社会復帰をしたハンセン病回復者の人たちです。

NHKに抗議が殺到するんです。「この番組が放送されると、私たちは、社会で生きていけない」と。「私たちを殺すのか」という抗議が殺到して、放映当日、放映番組が中止になりました。

それは、「ある結婚」というのは、私も妻と二人で、テレビの画面を見ていました、タイトルバックが流れて、「人間列島」と言って、音楽が流れて、ああ、始まるなと思ったら、パッと画面が変わっちゃった。「今日、放映予定の「ある結婚」は、都合により放映を中止します」と。代わりにいつか放映した番組の放送が始まったんです。すぐに、ディレクターから電話がかかってきた。もう泣きながら、「力及ばずでごめん」ということで、この番組が、放映中止になりました。

じつは、後日談ですけど、この放送中止の運動の中心になったのは、一九五三年の「らい予防法」闘争の、いわゆる、中心メンバーの一人なんです。やっぱり、立場が変わって、住む世界が違うとこんなにも違うんだなということで、後日談となります。

私は、実は、その番組の放送の時に、彼女は産休に入っておりました。当時、ハンセン病療養所、多磨全生園には、職員のための組合立の保育園がありましたが、彼女が産休に入った時から、子どもが生まれる前なのに盛んに私の留守を狙って来る人たちがいました。それは、「保育園を利用しないでくれ」と。「あなたたちの子どもが保育園を利用すると、経営が成り立たなくなる」ということで、「組合が一人分の保育費を用意するから、個人で探して、ここの保育園を利用しないでくれ」ということを、言ってこられました。

それと同時に、職員の福利厚生のためにということで、自治会の所有地の中に柊荘という、民間が建てる六所帯用のアパートが作られました。二DKのアパートです。これが、多磨全生園の中で公示されたんです。

いわゆる、当時の民間アパートの二割ぐらい安い料金で、二DKの風呂付きのアパートを職員専用ということで公募したら、昼間に当選者が発表された。私の元妻の名前もありました。その昼間のうちに、掲示板に名前が張り出された五所帯からキャンセルがかかりました。それで、慌てて、要は、いわゆる、二次開示を夕方にしたんです。後の五所帯を追加して入れたら、その日のうちに、また、みんな、辞退したのです。

だから、私たち一家族だけ、ハンセン病療養所の職員用に作ったアパートに、半年間一家族だけで住んでいました。それで、あまりにも、五部屋が空いたままですから、それで、民間の不動産屋に渡して、それで、やっと埋まりました。そういうことがありました。

徳田 その話というのは、伊波さんのお連れ合いの、多磨全生園の職場の同僚たちですよね。そういう人たちが、あなたたちのエゴで、自分たちがやっている保育所が潰れるといったり、職員住宅には誰も入らないという仕打ちに出る。それを伊波さんは、どう受け止めて、乗り越えたのですか。

伊波 そうですね。私が、最初の家族を失ったというのは、私は、言語が通用する社会福祉施設、東京コロニーの世界に生きているわけです。肩書も付いてくるから、私は発言することもできます。なんと、小川宏ショーにまで出ていたんですから、他のワイドショーとかにも出て、国の政策の間違いを、テレビで訴えていたんですから。私が外で発言すればするほど、訴えるほど、強く主張すればするほど、反撃が、彼女に来る、子どもたちに来る。それで、ある時妻から、「お父さん、もうしばらく、子どもが自分のことを理解するまで、手足の不自由なお父さんでだけでいて」と。「ハンセン病のことを口にしないで」と彼女が言ったんです。私はその時に「何を言っているのか」「俺と結婚した時、何と言ったか、一緒に闘おうと決意して結婚したじゃないか」と、彼女をなじることしかできませんでした。ある時、「お父さん、もう、誰も知らないところで新しい生活しよう」と。「その時は、もうハンセン病のことを口にしないで」と言われた。「子どもたちのために、そうしてちょうだい」と。それも、拒否しました。それで、離婚届を私に突き出されて、それで、私の最初の家族は崩壊しました。その時に、もう一枚の紙がついてました。「私たちの行く先を探さない」ということに署名しろというのがあって、それにもサインしました。そういうことで最初の家族は失いました。

社会との闘いの中で、社会の最小単位は家族なんです。だから、私は、まだ答えが、結論が出ていません。

いわゆる、最初の家族を守りきれなかった闘いというのは、果たして正当性があるのかどうかということで、僕は、今年で七九歳になりましたけど、まだ答えは見つかっていません。

徳田　そういう、本当に辛い思いを乗り越えて、その出来事があって以降、結局、伊波さんは、語り部として生きるという決意を新たにされて、ここ長野で、私が聞いている限りでは、三〇〇回を超えた、子どもたちへの講演、地域の人たちへの講演を続けてこられたと思うんです。その一部を、これからちょっと、紹介していただこうと思いますが、よろしいですか。

伊波　ちょっと時間が延びていますけど、これは大事なことだと思うので、長野で市民学会が開かれていることですので、そのことについて、触れたいと思います。

私が長野に移ってきたのは二〇〇〇年です。田中康夫という名物知事が生まれた時には、もう東京コロニーを退職して、ハンセン病問題をわかりやすく伝えたいということで、NHKから、あの『花に逢はん』というのを一九九七年、いわゆる、国賠訴訟が始まる前年に出版をしました。

そのこともあって、やっぱり国民にわかりやすいハンセン問題を伝えたいということが、東京から長野に出てきた理由でもあるんですけど。その中で、当時の、これから、いろいろ映しますので、新聞で報道されたりしたのを、みなさんにご紹介します。ちょっと、じゃあ、パワーポイントを映しますので見ていただきます。これ、実は、以前、二〇〇一年の八月、当時、田中知事が長野県民便りという、全世帯に発行したペーパーが、実は、これを最後に終わったんですよ。なぜかというと、ペーパーでの県民便りというのはもったいないということで、情報の発信の仕方が違うことで、この中で、二〇〇一年の八月に、初めて、ハンセン病が紹介されたんです。それを受けて、当時の教育長から呼び出しを受けた。その記事が出た後、長野県庁の職員用の講演会とか、長野市の講演会とか。決定的だったのは、私は、じつは、長野の講演会をずっと続けていくきっかけになるのが、二〇〇一年一〇月、須坂のメセナホールの講演会が終わって、帰ろうとしたら、ある方が私を訪ねてきたんです。「伊波先生、うちの学校に来て話してほしい」と言われました。それで、私は、「先生が教えている子どもたちは何年生ですか」と。小学校五年生だと聞いて、私はいかにも忙しいふりをして、手帳を見るふりをして。本当は頭の中では、いや、ハンセン病問題は、大人でも難しいのに、僕自身も、小学五年生に説明できないという思いがあって、「いや、先生、忙しくて予定が取れません」と言っていたんです。そしたら、この先生が、じつは、先ほどから、副実行委員長をなさっている清水稔さん、この近くの湯谷小学校の教師でしたけど、私の本『花に逢はん』を、子ども用にリライトして、「伊波敏男に学ぶ」という副読本を作って、一生懸命、学習しているんです。それで、一一月に、今度、学習の成果の発表会で保護者を呼んであるから来て欲しいというお電話を頂戴したんです。

私はその時、ショックを受けたんです。忙しいふりをして断ったのに、子どもたちと一緒になって、一生懸命、勉強をしていた、その発表会があると。それだけは、どうしても行きたいということで、顔を出しました。

それで、一つだけ約束してほしい。私は断った後ろめたさもあるから、私が授業参観に来ているということを、伏せて欲しいという約束で、出かけました。

当時、本当に、校長がびっくりするくらい、学習発表会の教室が満席になるぐらい、父兄たちがビデオを持ったりして、やって来ているんです。

その時、私がびっくりしたのは、子どもたちのグループごとの勉強の発表を聞いてると、まるで違う。いわゆる、大人が、ハンセン病を学んだ人たちの発表は、国の間違いがこうだとか、ハンセン病の特徴はこうだとかいう説明をします。子どもたちの勉強の成果の発表は、身近で起こっているいじめとかシカトの話から、始まったんです。「僕が誰々さんをシカトした」と。それが、どんどん川上に行く話になって、「これが大きくなったのは、ハンセン病問題だというのが分かりました」という。こういう学習方法があるのかと思って。

その時、私は、最後のグループの発表が終わったという合図を聞いたものですから、教室を出ようとしたら、清水先生が、私との約束を破りました。「伊波先生！　伊波先生！」と声をかける。子どもたちは「伊波敏男を学ぶ」で頭がこんなに膨らんでるもんだから、伊波と聞いたら、特別な名前だから、慌てて、くるくるして、廊下に飛び出してきたんです。そして、私の腕をつかまえて、子どもたちが、「どうして、帰るの、お話してちょうだい、お話をしてちょうだい」と言って、引っ張り込まれた。それで、話をした。それから、じつは、このクラスは持ち上がりで、教室で二年間、僕は四回ぐらい、この勉強会に呼んでもらっていると思うんです。映してもらえますか。これが、学習の報道を、信濃毎日新聞で報道して。

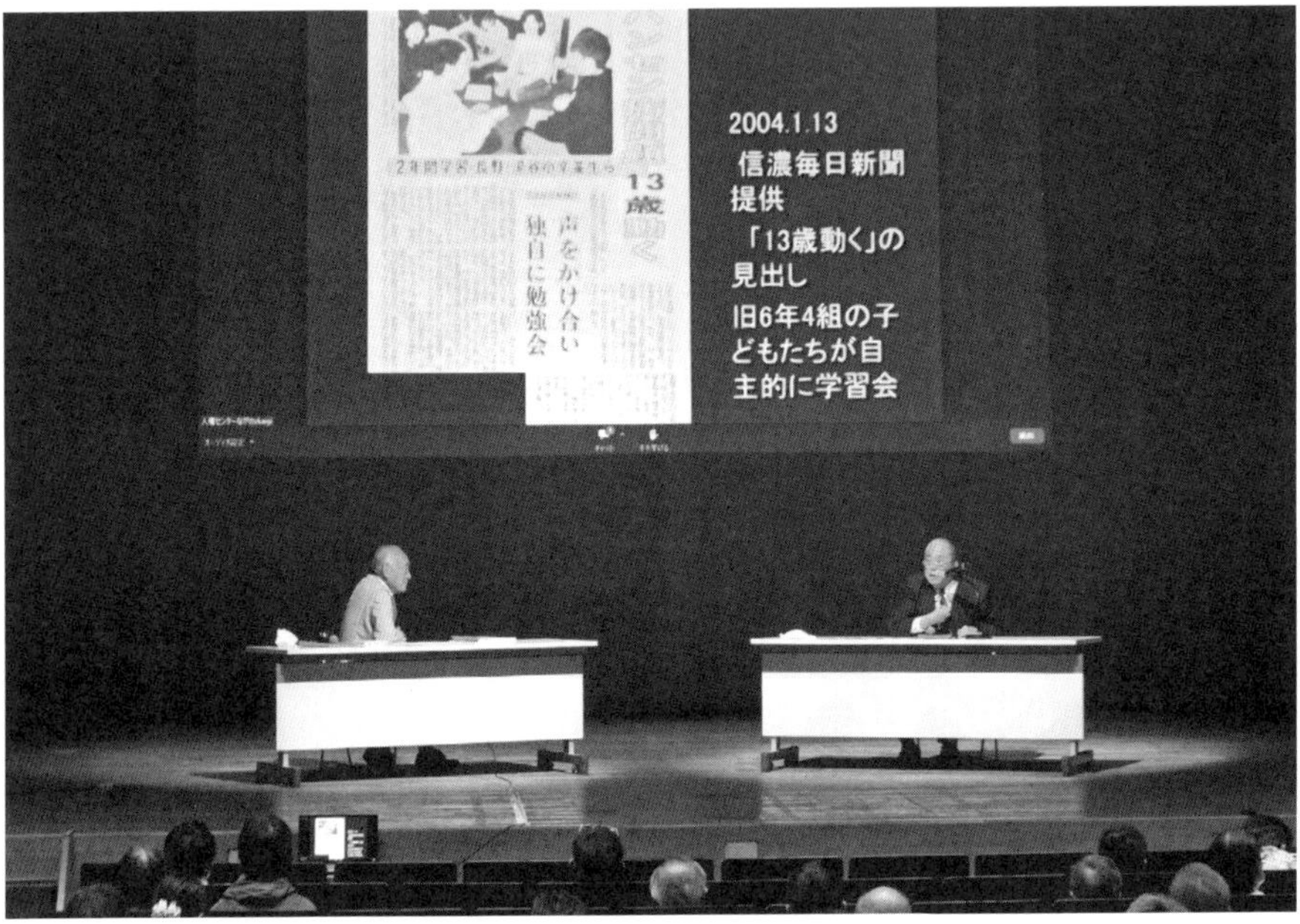
13歳
声をかけ合い
独自に勉強会
2004.1.13
信濃毎日新聞
提供
「13歳動く」の
見出し
旧6年4組の子
どもたちが自
主的に学習会

それで、子どもたちは、全国のハンセン病療養所に、長野県出身者がおられるということで、勉強の成果というか、お便りを出してるんです。また、返信が来ました。しかし、それで、重要なのは、見てください。差出人は「四五分ノ一」なんですよ。ということは、当時、長野県出身者が全国に四五人入所してたんです。そのうちの一人です。匿名の、いわゆる、子どもたちへのお礼の手紙です。やっと、自分の名前を明かした。自分の出身を明かした。だから、子どもたちが、この人の心の扉を開いた。こういうことがある。私には、宝物が三つあります。この湯谷小学校からもらった宝物は三つあります。学習の報告の冊子。実は、黒川温泉ホテル事件が起こりました。そうすると、この子どもたちは、卒業して中学にそれぞれ行くと、油谷小学校は、三つの学校区に分かれてるんです、同級生たちが。それで、この卒業生の一人が、父兄から、「あんたたち、今までハンセン病問題を勉強したのに、この黒川温泉ホテル事件が起こっても、みんな何も知らないよ」と言われたもんだから、慌てて、このリーダーは、みんなに連絡を取って。成人の日に、父兄と新聞社にも連絡して、公民館を借りて、この問題をグループ討議しているんですよ。これが、この信濃毎日新聞で、「ハンセン病問題、13歳動く」という報道がされている。実は、その新聞記事が、琉球大学の法学部の、いわゆる、テキストになっているんです。

子どもたちのメッセージで、最後のまとめは、こう言っているんです。どうして、大人は頭で考えて、心で考えないんだろう。こういうのが、この子どもたちの最後のまとめです。それで、実は、先ほどの田中知事から報告がありましたけど、非常に立派なパンフレットが、三つ折りのパンフレットを作ったんです。厚生労働省から見本が来て、予算もついてきたんです。各県で作りなさいということで。長野県も一生懸命それを作ったんです。そうすると、それについて、信濃毎日新聞が、「県の責任に言及せず」と。県の責任に一行も触れていないと叩いたんです。

それで、慌てて、田中知事が、長野県の独自の検証会議を開くということで、関西学院大学の野田正彰さんが座長で、今日もご参加されていますけど、長野弁護士会の推薦人の人権担当の横田雄一弁護士と私の三名で検証会議を開いて、答申をしたというのがあります。実は、これ、早いと思いますよ。出したのが、二〇〇六年の六月二一日、ハンセン病問題の検証会議報告書を提出しました。

長々と喋って、すみません、最後のまとめです。当事者とは誰かということを、みなさんに問いかけたい。先ほども、報告がありました。ハンセン病を発症して、ハンセン病療養所に入所している人たちの平均年齢が、もう八〇歳、ほとんど高齢になったと。家族も含めて、社会復帰した人も含めて、ほとんど高齢者になって、そうすると、ハンセン病を発症した当人、家族も含めての当事者というのは、もう、この国から消えるかもしれない。

しかし、今日、これだけたくさんの方が、市民学会に参加されている。まさに、みなさん方は、時代を背負う当事者です。語りかけて、継いで欲しいということをお願いして、私からの報告を終わります。

徳田　なんかこう、言葉が出ませんね。至福の時を過ごさせていただいたというか。みなさん、もっともっとお聞きしたいでしょう。ここにいる私が、そうなんですけど。先ほど、紙がもう回ってきていて、五時で終わる予定だったらしいんですけど、もう五時一五分になってしまいました。もう、残念で残念で、仕方がありませんけれど、今日、伊波さんから、こうした形で、いろんなことを学ばせていただきました。

これは、明日の分科会にも、まさに、直結することですし、今日の市民学会の交流会に参加したお一人おひとりが、今日から、ハンセン病問題を自分の課題として、どういうふうに取り組んでいくかということを考えていく上でも、大きな大きな導きを与えていただいたのではないかと思います。改めて、伊波さんの人生に、拍手をお送りいただきたいと思います。

ありがとうございました。では、これで、第二部を終わりにしたいと思います。ご協力ありがとうございました。

分科会

分科会第一

ハンセン病問題から学び、伝える
―学校におけるハンセン病家族の差別体験を受け止め、活かす―

●報告者
ハンセン病家族訴訟　原告番号一六九番
原告番号一八八番
原告番号二一一番

●パネリスト
島翔吾（家族訴訟弁護団）
江連恭弘（教育部会世話人）
辻央（沖縄愛楽園交流会館学芸員）

●コーディネーター
相川翼（教育部会事務局）

※原告番号一六九番さんは、二〇二三年一一月三日に逝去されました。一六九番さんのご貢献に深く感謝するとともに、ご冥福を心よりお祈りいたします。本稿については遺族の方々に確認していただき、掲載の許可をいただきました。（相川）

相川翼　分科会第一にお集まりいただき、ありがとうございます。コーディネーターを務めている相川翼と申します。東京の中学高校で社会科の教員を務めております。

開会に先立って、みなさまにお願いがございます。本分科会には、匿名の家族訴訟原告の方々が登壇されます。報道関係者の方々は市民学会から配付されている「交流集会取材に当たってのお願い」を遵守してください。写真撮影が必要な場合も、休憩の時間中にご相談ください。会場にいらっしゃる方々も写真や動画の撮影、録音などはご遠慮ください。オンライン参加者の方々も画面収録、スクリーンショット、録音などはご遠慮ください。ご登壇いただいている三人の方のお顔を映すことができないこともご了承ください。匿名の原告の方々のプライバシー保護のため、必ず守っていただきますようお願いいたします。

次に、本分科会の趣旨についてご説明します。

教育部会では、ハンセン病家族訴訟とコロナ禍を受けて、二〇二二年一月に『ハンセン病問題から学び、

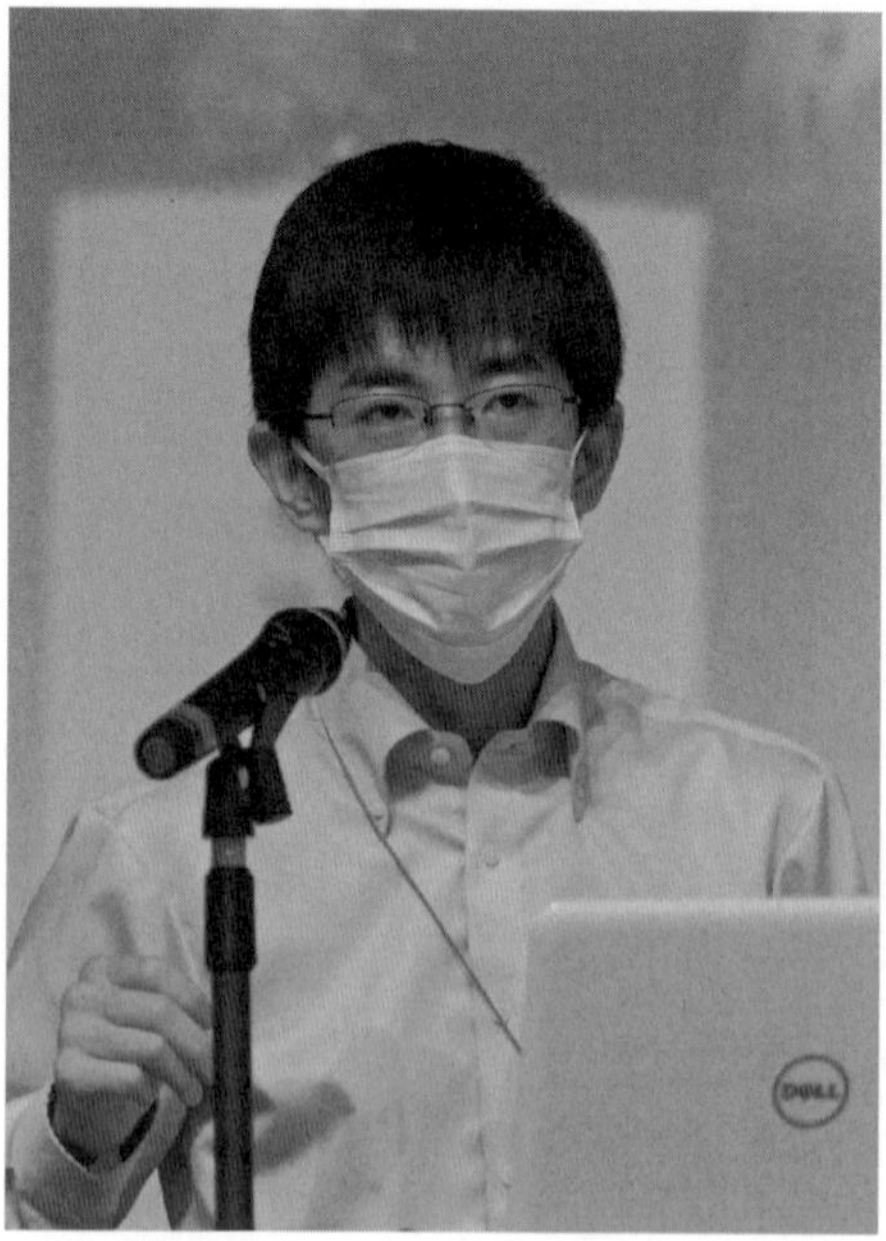

伝える――差別のない社会をつくる人権学習』を清水書院から出版しました。この本の中で、ハンセン病家族の方々の学校における差別体験に向き合うことの重要性の認識や実践が不十分だったのではないかという反省が出ています。

ハンセン病家族の方々は、病歴者と同じように学校で差別され、排除され、苛烈ないじめを受けてきました。学校の教員が直接の加害者となった事例も多数あります。家族訴訟原告として立ち上がった方々は、裁判を果敢にたたかい、勝訴を勝ち取ってもなお、ほとんどの方が実名や顔を明らかにして声を上げられません。それは、ハンセン病に係る偏見や差別が、私たちと私たちの社会に依然として存在しているからです。差別のない社会をつくる上で、学校教育や社会教育が担う役割は極めて大きいといえます。

それにもかかわらず、私たち教育界の人間は、ハンセン病家族の方々の抱える課題について、ほとんど何も取り組んできませんでした。家族の問題が、私たちが取り組まなければならない固有の課題であるという認識に至らなかったのです。こうした自己批判こそ、本分科会の実施にあたってまず何よりも求められているということを、最初に明言したいと思います。

そこで本分科会では、三名の匿名の家族訴訟原告の

方々からご自身の学校における差別体験をお話しいただき、ハンセン病家族の方々が学校で受けた被害と、厳しい差別を生き抜いてきた姿に学びます。続くパネルディスカッションでは、原告と共に裁判をたたかってきた家族訴訟弁護団の島翔吾さん、学校教育の担い手として教育部会世話人の江連恭弘さん、社会教育の担い手として沖縄愛楽園交流会館学芸員の辻央さんにもご登壇いただきます。そして、家族原告の方々の証言をどう受け止め、差別のない社会をつくるための実践にどう活かしていくかを討論します。

会場にいらっしゃる方々からの質問の時間も最後にとります。顔を出せない、名前も言えない家族原告の方々が、ご自身のつらい体験を公共の場で語ることを引き受けてくださいました。原告の方々が「メッセージがみなさんにちゃんと伝わった」「話してよかった」と思えるように、みんなでこの分科会を作っていきたいと思います。本日はどうぞよろしくお願いいたします。

最初は原告番号一六九番さんのご報告です。一六九番さん、よろしくお願いします。

原告番号一六九番　みなさま、おはようございます。

私は、原告番号一六九番と申します。父と兄がハンセン病病歴者で、現在、関東に住んでいます。

私は、家族原告として毎回、熊本の裁判所に通い、原告の訴えや尋問を聞きました。私と同じように学校でいじめを受けた、先生は見て見ぬふりをした、訴えても助けてくれなかったという原告の話をたくさん聞きました。私よりも若い人たちが、私よりもひどい目にあってきたことがとてもショックでした。

昨年から施策検討会の当事者市民部会の委員を、こちらにいる二一番さん、一八八番さんと一緒に務めております。その中で、ハンセン病家族のことをもっと多くの方に理解してほしいという気持ちが高まりました。今でもほとんどの家族が表に出れません。国の誤った政策によって私たち家族がこんな人生を送らされたことを多くの市民の方々が理解してくだされば、家族もハンセン病のことを日常会話で話せるようになると思います。

私は何のために原告になったんだろうと自問自答する中で、他の原告の方々のためにも自分たちが話さなければ、私たち家族のことを市民の方々に理解してもらえないのではないかと考えるようになりました。本日はよろしくお願いします。

私は、九州の地方都市で、両親と三歳上の兄、二歳下の妹と暮らしておりました。

父はハンセン病を発病し、仕事を続けることができなくなって、以後、父の実家のあった地方に戻り、隠れ住むようにして暮らしていました。けれど、一九五〇年（昭和二五年）、私が五歳のとき、ハンセン病療養所に強制収容されてしまいました。ちょうど日本全国で「無らい県運動」が強く進められていた時期と重なります。家も、家の周りも真っ白に消毒され、周囲の人たちは皆、父がハンセン病で収容されたことを知っていました。

その日は家には帰ってはいけないと祖父に言われ、しばらくは父方の祖父母の家で過ごしました。その後、隠れ住む家に戻り、農業の真似事でもして暮らしていたとは思いますが、私の記憶にはその光景は残っていません。

小学校二年生になってすぐ、今度は兄が突然いなくなりました。

兄がいなくなり、母はがっくり気を落としたのだと思います。

母は私に言いました。〇〇チャンも病気になってしまった。私はここで農業はできないし、あなたたちを学校に出してあげることもできない。だから私は専門学校に行って、あなたたちを育てるために勉強をしてくるから、おばあちゃんと暮らして待っていてほしい。絶対に迎えに来るから我慢してほしい、と。

母は故郷を離れ、私は、父の故郷で、母方の祖母に預けられました。妹は、兄がいなくなる前か時期ははっきりしませんが、母の妹の家に預けられていました。祖母との生活の中で、父や兄のことが話題になったことはありません。

兄が学校にいる間は学校でのいじめはなかったのですが、いなくなってからいじめが始まりました。

「おまえも『らい病』だろう。おまえもそこ（療養所）にいけ」

「よるな」「さわるな」「うつすな」

と言われ、いじめられました。私は気が強い方だったので、「よるな」と言われると寄っていくし、「さわるな」と言われると相手の手などを触ったりしていました。

しかし、父も母も兄も妹もいないのです。祖母には心配をかけたくなくて、相談なんてできませんでした。いじめに耐え切れなくなった私は、担任の先生に助けを求めました。先生は、その瞬間、下を見たまま、私と目を合わそうともせず、

「仕方がないでしょう。本当のことだから」

「それで、あなたはいつまでここ（学校）に来るの？」

と言ったのです。

一瞬、周りがシーンとなり、気まずい雰囲気が流れ

たことは覚えていますが、その後の当日のことはまったく覚えていません。

このことは祖母にも話しませんでしたし、母が戻り、一緒に生活するようになっても話しませんでした。母にようやく話せたのは高校三年ぐらいだったように思います。

そのとき以来、父のこと、ハンセン病のことは、決して人には話さない、話してはいけないと心に決めて、生きてきました。それからの私の人生で、困ったとき、悲しいときは、「仕方がないでしょう。本当のことだから」と自分に言い聞かせて生きてきました。

私の胸に生涯突き刺さったこの一言を小学二年生の担任の先生から言われたときを境にして、いじめはなくなりました。

それには、私の気の強い性格もあるのかもしれません。「おまえも『らい病』だろう」って言われても、「それがどうした」って言い返していましたし。でも、今から振り返ると、先生の「仕方がないでしょう。本当のことだから」という言葉から、「私の家族のことや病気のことに触れてはいけない」ということを、周りの子どもたちが学習したのではないかと思います。そして私自身は、先生の態度と言葉から、ハンセン病のことは隠して生きると決心しました。これは、ハンセン病の偏見や差別をなくす教育ではありません。

先生のこの言葉がなければ、私の人生は変わっていたかもしれないと思ったりもします。

当時、学校の先生は、「らい予防法」の存在や「無らい県運動」、国が主導する差別、人権侵害の渦に飲み込まれ、私のことも、いつ病気になるか分からない「未感染児童」であり、差別しても当然だと思い込まされていたのかもしれません。できることなら、あの先生にもう一度お会いして、どんなお気持ちだったのかをお聞きしてみたい。もし、先生も誤った考え方を信じ込まされていたのであれば、少しは救われるような気がします。

私がいじめを受ける前、祖父の家に行くと、父の弟である二人の私の叔父さんが話しているのを聞いていました。叔父さんは二人とも学校の先生で、自分が当直のときに寝た布団を外に投げられたとか、干している布団を指して「誰が寝た布団か」と嫌味を言われたとか、学校でいじめを受けていることを話していました。私は、どうしておとなの叔父さんたちがいじわるされるのかと、子どもながらに不思議に思っていました。叔父さんたちも、ハンセン病家族であるということで、よりによって学校の先生にいじめられたのです。できることなら、この学校の先生にも真意をお聞きしたいです。

小学三年生の夏休み、母が専門学校から帰ってきて、母と私と妹と三人で暮らすようになりました。父のいる療養所まで六・五キロ、何とか歩いて行ける距離でした。母の仕事の都合で小五の一学期に再び引っ越すまで、毎週のように母と妹と三人で、大好きな父に会いに療養所へ行きました。四年生になると、妹と二人で父に会いに行くことも多くなりました。

私たちのように小さな子どもは療養所にほとんどいなかったので、入所者の方々は私たちを大変かわいがってくれました。おやつもたくさんもらいました。まるで本当の子どものように付き合ってくれました。妹と二人で入所者の布団に潜り込む競争をしていましたし、寒い寒いと言う入所者の方の上に乗って布団がわりになって体を温めたこともあります。私たちと同じ立場の男の子もときどき来ていて、三人で一緒に遊ぶこともありました。若い入所者の方も遊び相手でした。入所者の方々と一緒に映画を観て楽しみましたし、療養所のお風呂にこっそり入ったこともあります。

でも、職員に見つかると部屋から連れ出され、患者地帯から無菌地帯の面会所に連れて行かれます。その道中でクレゾールの消毒液の中につけられ、さらに体に噴霧器で消毒液をかけられたので、体はびちょびちょでした。そのため見つからないよう逃げ隠れしました。当時、すぐ見つかってしまう父の部屋ではなく、他の入所者の部屋の押し入れに、私たちが隠れる場所が作ってありました。療養所の出入りも、正面玄関を使えないので、竹やぶが生い茂ったけもの道のような所を通っていました。

私は、療養所の入所者の方々と家族のように接していたため、ハンセン病病歴者のことを「怖い」と思ったことはありません。父と一緒にいられるなら病気になってもいいとさえ思っていました。病歴者の父と兄のことを、恥どころか、強く生きた人間として誇りに思っています。

最後に、学校教育や社会教育に期待することを二つお話しします。

一つ目ですが、学校の先生になる人たちは、大学でハンセン病問題をしっかり勉強してほしいと思います。学校の先生になる人たちに、ハンセン病問題を必ず学ぶようにする仕組みを作っていただくことを切に望んでいます。

なぜなら、ハンセン病問題は、学校の先生が子どもにどう接したらよいか、一番大切なところを教えてくれると思うからです。

偏見や差別によっていじめを受けたり、仲間に入れてもらえず、傷つく子どもがいるとき、何が正しいか、まずは先生方が知ってほしいと思います。そして、どうか、いじめを受けている子どもの気持ちを考え、理解してほしい。偏見や差別、いじめに苦しんでいる子どもが勇気を振り絞って訴えてきたら、その心を理解し、「話してよかった」と思えるようにしてほしい。こうした対応が、間違っていることは間違っていると言える子どもを育てることにつながると思います。

二つ目は、ハンセン病資料館や療養所の社会交流会館などで、私たちハンセン病家族のことを取り上げていただくことです。

展示だけではなく、家族を招いての講演会や、家族の意見を聞く機会などがあるといいと思います。大半の家族は、もう終わったことにしてほしい、蒸し返さないでほしいと考えています。でも、匿名の家族が表舞台に出るにあたって、プライバシーをきちんと保護していただけると安心できれば、一人、また一人と、体験や想いを語る家族も出てくるのではないかと思います。

学芸員の方々には、ぜひ、私たち家族と関わりをもち、家族のことをもっと知ってもらいたいと思います。

家族訴訟に参加して初めて知ったことは、ハンセン病問題に興味をもってくれ、支えてくれる人々がいるということです。特に、自分たちにも責任があると言ってくれた人がいることは、大きな驚きでした。差別されている人が声を上げようとしているとき、その声を聴いてほしいと思います。実際に、そうして声を聴き、拾い上げ、そこから行動した人の存在によって救われた原告もいます。声を打ち明けられる人、声を受け止められる人の存在がとても大切だと思います。

国には、ハンセン病問題に関わる人権教育に責任をもって取り組んでほしいです。その結果、人権教育に真剣に取り組む先生が増えてほしいと願っています。今日、会場においでのみなさんの力と行動があれば、国が本気で取り組まざるをえない状況を作り出すことができるのではないでしょうか。私たちが原告になってよかったと思えるように、今日ここにおいでのみなさんのお力を貸してください。よろしくお願いします。

相川　一六九番さん、ありがとうございました。続いて、一八八番さんのご報告です。一八八番さん、よろしくお願いします。

原告番号一八八番　こんにちは。私は沖縄から来ました。原告番号は一八八番です。

私の両親はハンセン病の患者でした。家族裁判の話が最初来たときには、もういいかなという感じだったんです、じつは。だけど、それからいろいろ考えて、自問自答して、本当にこれでいいのか、これでいいのかと考えて、原告になることに決めたんですけど、原告になった理由っていうのが、自分たち家族のことをやっぱり世の中の人は誰も知らない。お父さんたちの、回復者の方たちの被害とか差別とか歴史とかは、いろんなパンフレットとか本になって載ってるんだけど、うちら家族のこと誰も知らないよねと思って、でもそれはやっぱりダメじゃないかと。自分たちのつらかったこととかを歴史に残したい、刻んでもらいたい、知ってもらいたいっていうふうに想いが出てきて。

それともう一つの理由は、自分は療養所で生まれたんですね。両親が療養所で出会って、結婚して、私が生まれました。母親のお腹の中にいるときに、堕胎のための注射をされました。でも、その注射が失敗して私は生まれました。全国の療養所に堕胎された子どもたちの碑があるんですけど、それを考えたときに、自分は生まれる前からそういう被害を受けてたんだなっていうふうに思ってたし、また、もしかしたら自分は生まれなかったかもしれないと。生まれて口をふさがれてなくなった子ども、赤ちゃんとか、堕胎の注射をされて生まれることができなかった子どもたち、ほんとに全国にいっぱいいるんだけど、その人たちのことも知ってほしいっていうのがあって、その子どもたちもやっぱり被害者の一人ひとりだって思って、自分はそういうことを語っていかなくちゃいけないなって思いました。

二〇年前の父親たちの裁判を見ていたので、裁判に勝って終わりではないっていうか、裁判に勝った後に本当のたたかいが始まってると思ってました。私自身も自分の名前で話がまだできないんですけど、私たち家族が、自分の家族、要するに親とか兄弟はハンセン病だったと言えること、言える世の中。日常会話の中で「ハンセン病」っていう言葉がさらっと言えるような、そういう世の中になってほしいと自分は思ってます。

そのためにも自分は、本当にささやかなことだけど、できることを頑張っていこうかなと思います。今日はよろしくお願いします。

小さいときの話をします。さっき言ったみたいに私は療養所で生まれたんですけど、やっぱり療養所で子どもを育てることはできない時代だったので、生まれてから、父方の祖母のいるちっちゃい島に連れて行かれて、それから、叔母さんの家、叔父さんの家にまた行かされて、そのあと、叔母さんの家っていうふうに転々としました。小さい頃、預けられてしばらくの二、三歳の頃っていうのは、本当に記憶がないんですけど、その島の中では「クンキャのファ」っていって、方言で「らいの子ども」っていう意味なんですけど、そういうふうに言われて、よく石を投げられて、もうあんたはいつも泣いとったよと、叔父さんがよく言ってました。で、俺がいつもお前を助けていたんだよとかっていう話も、本当に記憶はないんですけど、聞いてます。

物心ついてからは、隣近所のおばあの家を通って遊びに行くんだけど、そこのおばあが、いつも窓から、私が通るときにはなんていうか嫌な目でもう見てて、私がその窓の下を通っていこうとしたら、「来るな」みたいな感じで遠ざけられたりとか。お店、雑貨屋さんにおつかいを頼まれて、買い物に行ったときには、お店のおばさんに「もうあんたには売らん」とか言われて、返されて、そうすると叔母さんに怒られるから、またもう一回行って、お願いして買ってきたっていうこともありました。

幼稚園生とかそのくらいには、近所の同い年の子どもとかからもいじめられて、学校の行き帰りにカバン持ちさせられたりとか、あの時代ってみんなお腹空いてたから、やっぱ食べ物が大事で、「サトウキビを盗んでこい」とか「トマトを取ってこい」とかって言われると、もうそれに逆らえなくて、けっこうそういう盗みをしたりとかもしてました。あと、近所のお兄ちゃんたちからもからかわれたりとか、石や棒切れを投げられたりとか、脅かされたりとかっていうのもありました。

お父さんたちがたまに自分に会いに来たとき、親の前では、「何々ちゃん可愛いよね。お利口さんだよ」とか言って、頭なでたりとかしてくれるんだけど、さっきも話したように、そのお店に買いに行ったりしたら、そういうふうな態度されて、親がいないところではもう嫌な顔されて、「おばさん、あの、おばさん、こんにちは！」とか言って手を振ったりとかしても、ニコッともしないし、見て見ぬふりで、そっぽを向かれました。それがすごい子ども心に刺さってけっこう傷ついてて、でもやっぱりおとなの顔色を窺って、その頃からちょっとヘラヘラっていうか、もう笑っとけばなんとかなるみたいな感じで、おとなの顔色を窺うような子どもになったかなっていうのがあります。

あともう一つ小さい頃の話では、風邪を引いて、すごい熱出して、それはたぶん今でいうインフルエンザだったと思うんだけど、もうガタガタガタガタ震えて、気分悪くなって、そしたら叔父さんが「ここで吐くなよ」と言って、庭のすみっこを指差して「あっちに行って吐け！」とか言われて、そこに行って、汚い話だけどゲーゲー吐きました。もうそのときに、ほんとにもう自分が父ちゃん、母ちゃんに会いたいっていうのがあって、もう今でも思い出したらもうすごいあれなんだけど、そのとき、寒かった。で、自分が吐いたもののにおいとか空気とかっていうの、やっぱすごい覚えてて、ほんとにもうそのときは父ちゃん、母ちゃんに会いたくて、会いたくてっていうのがありました。なんかそれだけはね、何十年経ってるんだけど覚えてますね。

そういう生活の中では、療養所にいるお父さんお母さんに会いに行くのが自分の中では楽しい楽しいことでした。おばあと一緒に、一〇キロ近い距離なんですけど、そこを歩いて親に会いに行くっていうのがあって、本当にそこに行ったら、おいしいものはあるし、療養所のおじさん、おばさん、入所されてる方たちがすごいかわいがってくれる。「おいでおいでおいで〜」って、もうすっごい喜んで飴玉をくれるし、おいしいのいっぱいくれるってのがよかったんですけど、あの頃はやっぱり手が曲がったりとか、顔とか目が垂れている人たちも多かったんだけど、一番いいのは、自分を見る目がやさしいやさしい目だったんでさ。じろってっていう目じゃなくて、「よく来たね〜」っていうときの、自分を本当にかわいがってくれてるんだなっていう感じの目がすごい好きだった。お父さんとお母さんとも一緒にいれて、天国っていったら大げさかもしれないけど、療養所は本当に自由に自分らしくいれる場所だったかなっていうのもあって。

あとは、療養所の中で、やっぱ自分と同じような境遇の子どもたちがいて、夏休みとかはちょっと長期でみんな遊びに来てた。でもそれは、もちろん隠れてね、正門から入れないから裏門から入って、その療養所には監視員さんがいて、もうだからぜんぜん怖いんだけど、隠れながらその子どもたちと遊ぶのもすごい楽しみだった。でも、その子どもたちとは療養所内では仲良くするんだけど、たとえば外に出て、市内とかスーパーとかで会っても、まああんまり知らないふりみたいな感じで、ちょっと線を引くっていうような感じがありました。

小学三年生になって親と住み始めるんですけど、親と住んで、貧しくても本当に楽しいっていう時代をもっていて、今思ったらもう本当に小さい部屋だったけど、楽しかった。

一緒に住み始めたときに、同級生の女の子が、療養所の職員の子が一緒になってて、その子からちょっとここでは言えないような陰湿ないじめとかを受けて、でも、それはやっぱりね、親には言えないっていう状態だったんですけど、先生に言っても、やっぱり先生は取り合ってくれなかったんです。「仲良くしなさいね」っていうぐらいにしか言ってもらえなくて、何回も何回も言うけど、結局そういう状態。

中学生になって、学校の話でいうと、保健体育の先生が伝染病のなんたらかんたらっていう授業の中で、なんか突然、「あのね、みんなは知ってるかどうかわからんけど」って言って、「先生はハンセン病の人と一緒にお風呂に入ったんだけど、簡単にうつらなかったよ」と授業で話してくれたんです。そのときにあっと思って、なんかもうびっくりして、学校の先生からそういう話を聞くっていうのは想像してなかったし、その話を聞いたときには、嬉しいのとびっくりするのとで、なんか胸がふわーってなって、熱くなるっていう感じになったのを覚えてます。

昔は、お父さんとお母さんがハンセン病だったのがそんなにいけないのかとか、なんでいろいろ隠さないといけないのかっていうのを考えたこともあったんですけど、両親にはそんなことは聞けなかったし、話せないし、いじめられても、本当につらいことがあっても親には言えなかった。やっぱり言うと、親が心配するっていうのがあった。小さい頃はいじめられておばあに泣きついたりとかしても、でもおばあは「泣くなよ」と。「あんたはいつでも笑っとけね。笑っとったら一番だよ」って言われたから、いつも笑うようにってのは心がけてやりました。

小さいときにハンセン病の子どもっていうふうにして育ってきたんだけど、つらかったことは、やっぱり親と一緒に暮らせなかったっていうのが一番。人として生まれて、父ちゃんと母ちゃんがいてっていう当たり前の生活をできない。で、さらに偏見差別を受けるっていう。ほんとにさっきも言ったように、あの日、目は口ほどにものを言うっていうけど、そういう視線、目を気にしての生活っていうのが本当に嫌でした。

私たち原告は、ほとんど名前とかを明かしてません。旦那さんにも子どもにも内緒で原告になった人もいます。でも、それはなんでかっていうと、親がハンセン病だったっていうことを言うと、小さい頃の自分が受けたような差別やいじめをまた受けるんじゃないかっていう、その心配があるから、やっぱり一歩踏み出せない。顔を出してお話することができない。でも、それでもうちらは、やっぱりつらいことだったんだけど、それをもう、耐えて、頑張って、乗り越えてきました。これからも頑張っていきたいと思ってるんですけど、今でもやっぱり、偏見差別は続いてるっていうのが、事実、現実だと思います。

最後に、学校教育や社会教育に期待することっていうことで、一つ目は、学校の先生がハンセン病と出会って、子どもたちに教えるだけじゃなくて、自分も一緒に勉強したいっていう、そういうきっかけを作ってほしいなと思います。今、療養所のフィールドワークとかのボランティアをやっているんですけど、指定を受けてる学校とか、あとはいつも決まった学校しかそのフィールドワークには来ないんですよ。地元に資料館があるんですけど、その資料館の来館者は観光客の人が多くて、地元の人は少ない。やっぱりそれだけ関心ないんだろうなって思っています。

修学旅行でフィールドワークに来る学校があって、その下見のときに先生が打ち合わせみたいな感じで一応来るんですけど、いろんなことをしゃべって話しても、その先生がなんか、「ああ。はいはい」ってうなずくだけで、詳しいことを聞こうっていうのなくて、なんかぜんぜん食いついてこないっていうのがあったんですよ。だから、「あれ、先生、そんなに興味ないのかな」と思って聞いたら、先生の希望じゃなくて、生徒さんがどうしても療養所に行きたいんですすっていう希望で、ハンセン病の療養所の資料館を見学するっていうことに決まったんですと言われて、「あ、そっか」って思ったんですけど、でも本当は、生徒だけじゃなくて先生たちが一緒に学ぶことで変わっていくんじゃないかなって。先生たちは忙しい忙しいっていうんだけど、やっぱり忙しくても、トップダウンでまず動かしてもらって、トップダウンで動かさないとうまくいかないっていうこともあると思うんですけど、人にやれって言われたからやるんじゃなくて、大切なことだから子どもたちに伝えていきたいと思ってもらえるかどうか。そのきっかけをみなさんで、どんなふうなのがいいかねっていうのを考えて作っていただきたいなと思ってます。

二つ目は、やっぱりハンセン病のことを頭で分かるだけじゃなくて、心に届く啓発をお願いしたいと思ってます。回復者の方で、裁判に勝ったからもう大丈夫と思ってカミングアウトしたけど、職場でちょっと嫌がらせされたりとかいうのはあって、また現実問題、今の家族裁判の原告さんが離婚されたっていう話がありました。その後に、その原告さんの親が相手の家に行って謝るんですよ。玄関先で、すいません、自分がハンセン病だったことを隠してたのは自分が悪いです、ごめんなさい、ごめんなさいって、その離婚した子どもさんは悪くないみたいな感じで。その現実。この話を聞いたときに、なんで、なんでうちらが謝るの、なんでその親が謝るのって思って。それはほら、遠い昔の話じゃないわけよ。本当に最近の話で、だから、偏見差別ってだいぶなくなってるよねとか、ハンセン病の問題ってもう終わったんじゃないのとかってたまに言われたりするんだけど、そうじゃないっていうことをみんなにもっともっと考えてほしいかなと思ってます。これで終わりたいと思います。

相川　一八八番さん、ありがとうございました。続いて二一番さん、ご報告をよろしくお願いします。

原告番号二一番　おはようございます。東北から来ました原告番号二一番です。

この分科会での報告者を引き受けるにあたって、自分が長野に来て、話して、それで本当に私たちを取り巻く現実が変わるのか、自信がもてませんでした。でも、自分が話すことで、会場に来てくださっている方々の考えが少しでも変わってくれれば、活動につながるのではないか、そしてそれが国に伝われば、国も重い腰を上げてくれるのではないかという淡い期待があって、報告者を引き受けました。

そもそも、私たち家族のことを教育現場でちゃんと取り上げていただいているなら、私たちは長野まで来て、こうやって話すこともなかったと思います。中学生向けパンフレット「ハンセン病の向こう側」も軽く扱われているような状況だと聞くと、自分たちがたたかってきた六年間は何だったんだという想いにかられます。家族訴訟判決からもうすぐ三年が経ちます。私たちを取り巻く現実は何も変わっていません。裁判に勝ったから終わりではなく、それで世の中がどう変わるか、ハンセン病に対する偏見や差別が本当になくなるかということこそ、大切だと思っています。本日はよろしくお願いします。

私の生い立ちですけども、私は一九六三年（昭和三八年）、福島に生まれました。

父親は、一九五五年頃にハンセン病を発症し、宮城にある東北新生園に入所したそうです。そして、一九五八年くらいにいったん新生園を退所して、とび職などをして働くために東京に行っていた時期があり、そこで母親と出会い、一九六二年に結婚し、私が一九六三年に生まれました。

私が一歳になるかならないかの頃にハンセン病が再発し、父親は東北新生園に再入所しました。父親は、東北新生園の近くに土地を借り、自分で資材を調達し家を建てて、私と母親をそこに住まわせました。父親は一か月に一回は帰ってきて、一週間くらいは家にいました。そしてまた出て行くという生活をしていたんで、どこか遠くに仕事に行っているもんだというふうに私は思っていました。

一九七〇年、私は小学校に入学しました。一、二年生のときには何事もなく学校生活を送っていましたが、小学三年生にあがった新学期、突然クラスの同級生から「どすの子」って言われるようになりました。「どす」というのは、私が住んでいる地域の方言で、「ハンセン病」を意味する言葉です。なんでそういうふうに言われたかっていうと、同級生の中に母親が東北新生園に勤めている子がいて、その子から聞いて私が「どすの子」って言われるようになりました。入所している人たちは園名を使うのが多いと思うんですけど、父は園名を使わず実名で入っていました。園名を使ってもらっていれば、私がそういう親父の子どもだっていうのは分からなかったとは思うんですけど、父親は本名で入ってたもんで、それはしょうがないなということで割り切ってました。

「どすの子」って言われるようになって、同級生からはもう相手にされず、私の前からだんだんだんだん離れていって、教室の中では私一人、孤立状態でした。学校が終わって家に帰る途中、冬場、氷の張った池に突き落とされたっていう経験もありました。ランドセルをしょったまま、服を着たまま。それで、濡れた服でランドセルをしょって家に帰ると、母親は「どうした！　誰にやられた！」って私に詰め寄ってきて、突き落とした同級生の名前を私が言うと、母親はその家に抗議に何回も行ってくれました。あと、学校にも行って、校長先生や教頭先生、担任の先生にも話をしていたのは覚えています。でも、学校側は何一つ私をかばうようなこともしてくれず、ほったらかしでした。

母親が本当に私の唯一の心のよりどころでした。ときどき家に帰ってくる親父は、普段は温厚なんですけど、酒を一杯、二杯飲んでしまうと豹変するんですね。母に手を出すこともありましたし。一番私の記憶に残っているのは、酔って、一升瓶で母親の頭をかち割って、血を流させて、母親を私が外に連れ出し、私の家の大家さんのところに行って、大家さんの車で病院に連れて行ってもらって治療してもらったっていう、そんな経験もありました。それからですね、私が親父を許せなくなったのは。母親は親父がハンセン病だということを知って結婚したのに、なんで親父はこういう仕打ちをするんだっていう気持ちがずっとあって、ずっと許せませんでした。

小学校の行事で運動会とかありますよね。でもその運動会のときだって、今だったらレジャーシートですけど、当時はござを敷いて、重箱広げて食事するのが普通ですよね。それが私はできなかったんです。私と母親の二人で、校舎と校舎の間にござを敷いて、食べて。運動会の日、出店が一〇店くらい来るんですよ。その出店にも私、母親から「行くな」って言われたんです。出店に行ってそこでまたいじめがあるんじゃないかって、母親が心配したんだと思うんですよ。自分が欲しいものを母親が買って、家に帰って、お菓子とかそういうのを食べたっていう記憶があります。

　小学校の修学旅行では、普通だったら夜、ご飯食べ終わって、お風呂入り終わって、部屋でみんなで枕投げをやっていたんですよね。その当時流行っていて、今でもやっているのか分からないですけど、私はその輪の中に入らせてもらえず、私一人、押し入れに自分の布団を敷いて、ふすまを閉めて寝ました。ふすまの向こうでわいわいがやがややっているのを聞きながら寝ました。

　小学校を卒業し、中学校に入学しました。小学校から中学校っていうのは、私のところは、持ち上がりなんですよ。なので、九年間一緒なんですね。中学校に入ったら先生たち何かしてくれるのかな、っていう淡い期待をもって入学はしました。でも、何一つ変わりませんでした。一年生、二年生は何一つ変わらず、一人で生活を送り、部活には籍を入れてましたけど、行ってませんでした。バレー部に入ってたんですけど、バレー部の先輩、キャプテンが家に来て、「二一番、このボールでパスとかサーブとかの練習、壁に当ててやっておけ」って言われ、「はい、分かりました。ありがとうございます」って言って、家で練習をやっていました。壁に穴が空くくらいに。

　中学校三年生の新学期、一週間か二週間くらいすると、家庭訪問があるんですね。各学年、新学期のときには必ずありましたけど、母親は脳梗塞を繰り返していたので、身体の自由がきかなくて寝たきりになって、ずっと病院で生活を送ってたんで、私は担任の先生に「先生、家庭訪問、うちに来なくていいよ」っていうふうに言ったんですね。そうしたら担任の先生が「二一番、そんなことは私たちできないんだよ。必ず行くからね。お父さんいるでしょ？」って言うから、「まあいますけど」みたいな話をして、「お父さんに対応してもらうように言ってよ」って言われて、「はい、分かりました」って帰りました。ちょうどそのときに親父がいたので、「親父、学校の先生、家庭訪問に来るけど、いてくれ」「ああ、いいよ」とやり取りしました。

　家庭訪問の日が来ました。私は、先生が来る前に学校から自転車をこいで帰って、先生が来るのを待ってました。先生、その当時、バイクで家庭訪問してたんですよ。先生のバイク来たなって思って、「親父、先生来たから、用意して」「おお」って言って、お茶菓子と湯呑みとお漬物を用意しました。先生が玄関に来て、「こんにちは」って入ってきて、座敷に上がってもらって、そこに私も同席しました。同席はしたくなかったんですけど。親父がとりあえずお茶を出すっていう場面になったとき、急須にお湯を注いで、湯呑みにお茶を入れて、先生に出すときに親父がこのように（曲がった両手で湯呑みを包み込むように）出したんです。先生の顔をちらっと見たとき、ちょっと驚いたような顔をしたのは覚えてるんです。何か言われるかなって思ったら、何も言われず、当たり前のように話をして、二〇分か三〇分くらいいましたけど、先生は帰っていきました。親父に「今日はどうもね」って言って、「じゃあ新生園に戻るから」みたいな話でした。

次の日、学校に行ったら、私が教室に入ったのを見計らってかどうか知らないですけど、ちょうど教室に入ったときに校内放送で私の名前が呼ばれたんです。なので私は「悪いことでもしたがや」って思って、職員室に行きました。先生のところに行ったら、先生が「二一番、校長室行こう」って言いました。担任の先生と二人で校長室に行って、校長室の戸を開けたら校長先生もいて、座って、一言二言しゃべって、その後に先生から「二一番、おまえ、なに暗い顔してんの？」っていう言葉が出ました。しばらくして先生から「もしかして父ちゃんのことか？」っていうふうに言われて、私が「あ、はい」と答えると、先生が私に「おまえ、馬鹿じゃねーの？」っていう言葉を浴びせました。そうしたら先生から「父ちゃんなんか、ただの病気だ」って言われて。「ただの病気じゃあねえと俺は思うんだけど」って心の中では思ってて、話をしてるうちに、先生は「だからか。うちのクラスの生徒たち、お前の顔見ると嫌そうな顔するの」と言うので、「たぶんそうじゃないですか」と答えると、先生は「わかった、よし」と、力強くうなずきながら言いました。そして校長先生が、「お父さんのこと、あんま気にすんな。これからは、俺らが守っから」と言ってくれたのです。

教室に戻って、授業を受けて、給食を食べて、五時間目の用意でもしようかなと思っていたら校内放送があって、「三年生は全員、体育館に集合」って言われました。「俺も行かなきゃいけないんだな」って思ってたら、先生が教室に来て、「二一番は保健室で待機してなさい」と言うので、待機していました。

先生が保健室に迎えに来たときに、ちょっと目が赤かったんですよね。何話したか分かんないけど、何か話はしたんだろうなと思いました。そして、先生が保健室から私を連れて教室に戻って、「二一番、おまえ先に入れ」って言われて、入ったんですよ。

教室の戸をがらって開けたら、クラスの全員から「二一番、おかえり!」っていう言葉が出て、「な、なんだこいつら」「何を先生言ったんだ?」という思いでした。先生に「二一番、席に着きなさい」って言われて、席に着いた途端に先生が「いいか。おまえら二一番をこれからいじめんじゃねーぞ。そういう現場見たら、先生、ただじゃおかねーからな」ってみんなに言いました。クラス全員が「はーい」って返事をしました。

その日から、私に対する同級生の態度がガラッと変わりました。家庭訪問が終わって、六月か七月くらいになると修学旅行があるんですね。家庭訪問がなかったら修学旅行も欠席するつもりでした。それを察してかどうかは分からないんですが、この先生のおかげで修学旅行にも行って、義務教育の九年間のうち、最初の二年間と最後の一年間の三年だけが学校行っててよかったなっていう期間でした。

この先生がいなかったら、ほんとに私、今、ここにいません。もしかすると、母親が亡くなったときにもう私も後を追って死んでたかもしれないし。この先生との出会いというのは、私は、ほんとよかったなって思います。

最後に、学校の先生方にお願いしたいことが一つ二つあるんですけども、私のいじめと同時進行で私の同級生の一人が、体型のことなどでいじめられてたんですね。その同級生と話す機会が一回あって、私は「先生に言ったらいいんじゃないの?」と言いましたが、同級生は「先生に言ったって……とりあってくれるかなあ?」とあきらめた様子でした。「とりあってもらえるか、もらえないかはわからないけど、とりあえず話せよ」っていう話はしたんです。その後、先生に話をしたのかはわからないですけど、自ら命を絶っちゃって。もう少しで中学校卒業で、入る高校も決まってたんですよ。このことは、今でも私、ずっと悔やんでるよね。私を受け持ってくれた先生は、ちゃんと私のことをケアしてくれたり、同級生に話をしてくれたりしたのに、自殺した同級生の担任の先生は何もしてくれなかったのかな、やっぱそういう先生っているんだなっていう。亡くなった同級生の、私たちの卒業式のときには、亡くなった同級生の母親が代わりに卒業証書をもらいに来ました。そのときにその母親から、「二一番くん、話聞いてくれてありがとね」って言われたけど、「もっとちゃんと話して、俺が先生に言ってやればよかったのかな」っていう悔しさがあります。

今の学校でも、いじめとかそういうのがありますけど、調べもしないっていう学校もあり、教育委員会もそうでしょ。そういうのってなくなってほしいって、今でもずっと思ってます。これから先生になる学生さんには、もし機会があるんだったら、子どもたちの盾となって、子どもの目を見て、態度を見てほしい。子どもって必ず、私も子ども三人いますけど、サインは出しますよね。それをおとなたちがちゃんと見抜けるか、見抜けないか。それで先生の質も分かると私は思うんです。そういう質のいい先生になっていただきたい。ハンセン病問題を勉強し、教育現場でちゃんと話をしてほしいと思っています。私の報告は以上です。

相川　二一番さん、ご報告ありがとうございました。ここで一回目の休憩を取りたいと思います。一〇時四〇分に再開いたします。オンラインの方々は画面をいったんオフにさせていただきます。では休憩にします。

相川　みなさま、続いて、パネリストからの発表の時間に移りたいと思います。最初に、家族訴訟弁護団の島翔吾さん、よろしくお願いします。

島翔吾　みなさん、こんにちは。私は、ハンセン病家族訴訟弁護団の弁護士で、福岡で弁護士をしております島翔吾と申します。

まず、私のプロフィールをごく簡単に説明させていただきますと、私は、鹿児島県の南さつま市金峰町という田舎町で生まれ育ちました。ただ、鹿児島県というと療養所が二つある県出身でありながら、弁護士としてこのハンセン病問題に出会うまでの二〇数年もの間、ハンセン病問題に対して無関心でした。これは、ひじょうに恥ずかしいことではありますが、その反省の気持ちが今の弁護団活動の原動力となっています。私が好きな中国のことわざで、木を植える最もいい時期は二〇年前であった、次にいい時期は今であると、こういうことわざがありまして、私はこういった気持ちでこの活動をやっています。

私は弁護士の立場から、このハンセン病問題について、ハンセン病問題から学び、伝えるというテーマでお話させていただきます。弁護士、裁判官、検察官、これらをまとめて法曹といいますけれども、ハンセン病問題と法曹界との関係を、まず説明をさせていただきます。一九〇七年に「癩予防ニ関スル件」という法律が制定されてから一九九六年に「らい予防法」が廃止されるまでの間、法曹界はハンセン病問題に対して無関心であったということは、やはり確認をしておかなければいけないことだと私は考えています。

法曹界がハンセン問題に取り組むきっかけになったのが、資料1（資料集の一七ページ）につけています、療養所入所者だった島比呂志さんという方から九州弁護士連合会宛に届いた手紙になります。資料1では、その一部を抜粋して載せております。それから、弁護団の徳田靖之弁護士が、上野正子さんが出版された本の中で、ハンセン病問題に出会ったときのお気持ちを文章にまとめています。こちら、資料2につけていますけれども、私もこの問題に出会ったときの気持ちは徳田弁護士とまったく同じでした。

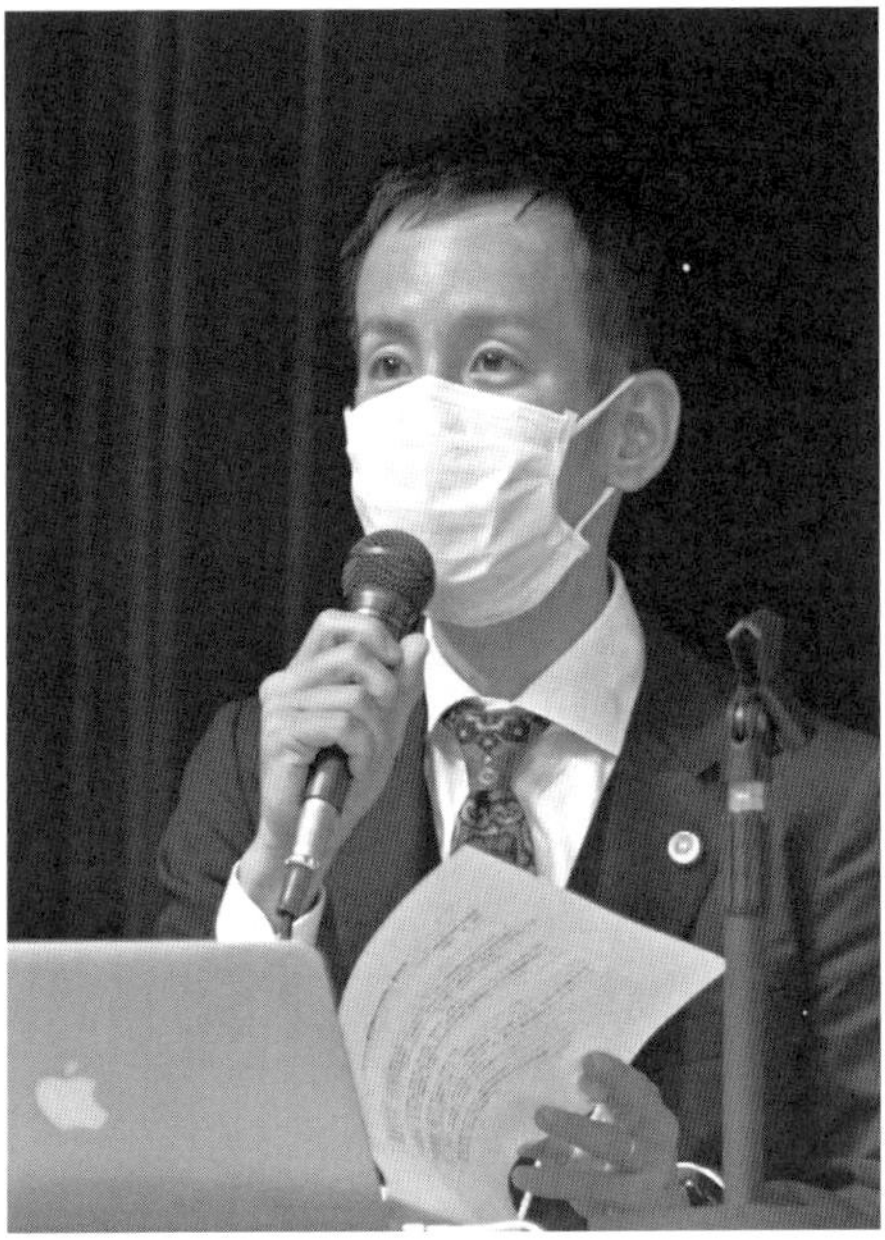

このようにハンセン病元患者やその家族と、社会との関係を整理すると、ハンセン病問題に対して無関心の方が大多数だったというふうに整理できるのではないかと思います。先ほどの家族原告の三人の方のお話の中でも、ハンセン病問題に無関心だった方がたくさん登場してきていたと思います。

他方で、ハンセン病問題に対して誤った理解をしてしまい、それに基づいてハンセン病元患者やその家族を排除すると、そういうことをしてしまった方もいらっしゃいました。これは、間違いなく、国の誤ったハンセン病隔離政策に基づいて誤った理解が生み出され、それに基づいて偏見差別が作られ、助長されていった結果だというふうに整理できると思います。しかも、療養所に入所していた方よりも社会に取り残された非入所者の方、あるいはハンセン病元患者の家族の方々の方が、より厳しい偏見差別にさらされてきた、そして排除の対象とされやすかったということも確認しておくべきことだと思います。

その上で、ハンセン病問題と出会い、ハンセン病元患者やその家族と共存していこうという考えをもっている方もいらっしゃいます。この会場にお集まりのみなさまも、そういった気持ちをおもちの方ばかりだというふうに私は思っています。先ほどの二一番さんのお話の中でも、担任の先生や校長先生が、あるいは担任の先生から話を聞いた同級生が、こういった共存という気持ちをもって接してくれていたということが、エピソードとしてあったと思います。

私としては、ハンセン病問題に無関心の方、あるいは誤った理解を残念ながらもち続けている方をできる限り減らして、ハンセン病問題と真に出会う、そういった機会をたくさん作っていくことができればというふうに考えておりまして、そのためには、やはり教育現場でハンセン病問題をしっかりと取り扱って、児童生徒に対してこういった問題があったんだということを真剣に考える機会を設けるべきだと思います。

その過程で、今日お話いただいた三人の方々の語りやエピソードをどう受け止め、活かしていくべきかということを我々が考えなければならないと思います。後ほど休憩を挟んで、家族原告の三人の方にお話を頂きたいんですけれども、人前で自らのつらい体験を語ることの意義、これがご自身にとってどういったものなのか。このことが裁判の前と後とでどういうふうに変化したのか。このあたりをお伺いすることができればというふうに思います。

先ほど私は、教育の役割の重要性について言及させていただきましたけれども、ハンセン病家族訴訟の判決の中でも教育現場の役割について繰り返し言及がされています。今日は時間の関係で全てを説明することはできませんが、資料3でその一部を引用して記載をしております。お時間のあるときに目を通していただきたいと思いますが、偏見差別が世代を超えて承継されてしまうのを断つことが重要であり、そのためには教育において人権意識を養う意義が大きいことでありますとか、偏見差別の除去にとって教育は重要であり、教育の場で偏見に基づかない正確な知識に基づいた指導がなされなければ、社会から偏見差別を除去することは困難であると、こういったことまで家族訴訟判決では言及をされています。

もちろん、教育現場で日々指導されている先生方は限られた時間の中でさまざまなことを教えていかなければならない状況にあるかとは思いますが、そういった課題について、できない理由を探すのは簡単だというふうに私自身は思っています。できない理由を探すのではなくて、どうやったらできるかということをみなで考えていきたいと思います。簡単ですが、私からの話は以上です。

相川　島さん、ありがとうございました。続いて、教育部会世話人の江連さん、よろしくお願いします。

江連恭弘　よろしくお願いします。ハンセン病市民学会教育部会世話人の江連と申します。神奈川にある私立の中学高校で教員をしています。

今回、三人の原告の方からお話を伺い、改めて教育現場に対する大きな宿題をいただいたと思っています。その宿題をどう受け止めることができるのか、課題はたくさんありますが、真摯に向き合っていくことが大切だと思っています。

私は、大学生の頃にハンセン病療養所を訪れる機会があり、それ以降いろいろな方と話をしてきました。しかし、入所者の方と話すことはあっても、その背後に家族の方がいらっしゃったことを何となくしかわかっておらず、家族の方としっかり話をする機会をつくることができませんでした。二〇一九年の家族訴訟判決の報告集会に伺ったときに初めて家族の方々の存在が間近に感じられ、それまで家族の方々が抱えてきた想いや被害の深刻さを突きつけられたことを今でも覚えています。今日のこの場が、差別のない社会をつくっていくためのきっかけになればと思っています。

まず、確認しておきたいことは、学校教育や教員の加害責任ということです。原告の方々のお話で共通していたのは、学校が差別の場であったということでした。教員自身が差別する側にいて、まさに加害者としての教員がいたということに改めて気づかされることになりました。一六九番さんのお話の中では、「あなたはいつまでここ（学校）に来るの？」と先生が言っています。私は、ひどい先生だなと思いました。しかし、教員としての私自身も、もしかしたら自覚のないところで誰かを傷つけているかもしれないとか、その子にとって嫌な思いをさせているのではないかと考えながらお話を伺いました。

一方で、差別を許さず、被害を受けている家族の方を救おうとした教員が本当に少なかったことも分かりました。大半の教員が差別をする側に回っていたという事実は、しっかり受け止めなくてはいけないと思っています。

学校現場に求められることは、教育に携わった者たちや携わっている私たちの加害責任をしっかり認識した上で、教育を実践していくことだと考えています。つまり、教員自身の加害責任を自覚した上で、生徒と共に学んでいくことがとても大切だということです。

もう一つは、家族原告の方々からの教育現場に対する期待をしっかり受け止めるということです。今日のお話の中でも、子どもたちが困ったときや訴えてきたときに、「話してよかった」と思えるような先生がいたらよかったとか、目を背けずにちゃんと子どもたちを守ってくれる先生であってほしいなど、さまざまな想いが語られました。ここで大切なことは、教員自身

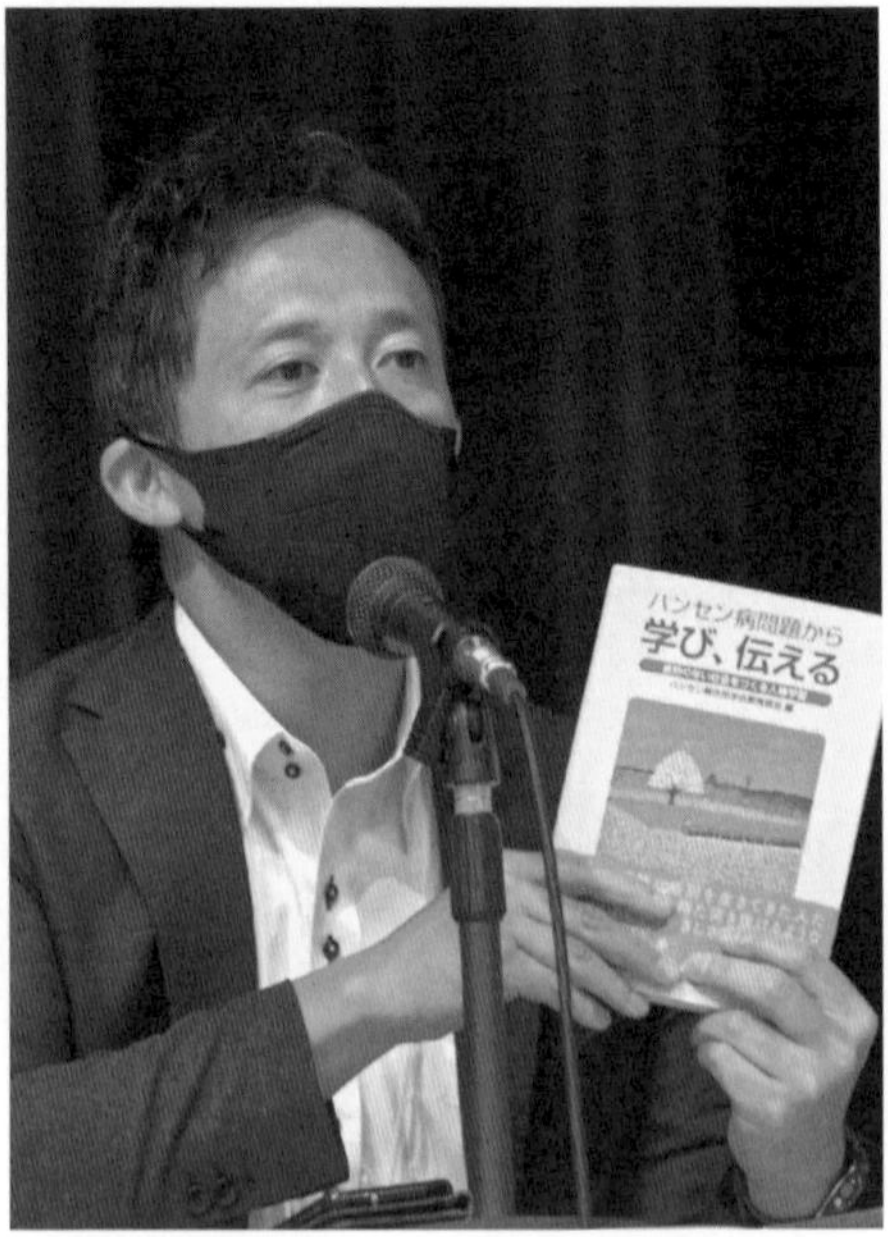

が「教えてあげる」とか「かわいそうだから守ってあげる」とかではなく、一緒にハンセン病問題を学んでいくことを通じて人権課題として考えられるような教員になることだと思っています。

　市民学会教育部会では、二〇二二年一月に『ハンセン病問題から学び、伝える』という本を作りました。本日コーディネーターを務められている相川さんをはじめ、これまで一六年間にわたって教育部会で取り組んできた内容がまとめられています。今日お話をされた原告のみなさんの証言も掲載させていただきました。この本のタイトルにあるように、ハンセン病「を」学ぶのではなく、ハンセン病問題「から」学び、伝えるというところをとても大切にしたいと思っています。一八八番さんが、「学校の先生がハンセン病問題と出会い、自ら学びたいと思うきっかけを作ってほしい」「頭で分かるだけでなく、心に届く啓発をお願いしたい」とおっしゃっていた通り、知識としてハンセン病を知るだけではなく、出会いを通じてハンセン病問題から学ぶということを学校教育の現場が果たしていくことが大切だと考えています。

　ただし、想いを受け止めることは容易なことではありませんし、簡単に言えることではないと思っています。学び続けていく、考え続けていくことが大切です。それは教員自身にとっても、子どもたちにとっても当てはまります。常に学び続けるという姿勢を大切にしたいと考えています。

　これからの学校教育に求められる大切なことは、家族の方々と出会い、その出会いから学んでいくことだと思います。そのためには、教育界の加害責任をしっかりと認識するということと、教員自身が家族の方々の痛みを想像できるような人間になることだと考えています。家族の方々が受けた痛みというのはどんなことだったのだろうか、もし自分だったらどう思うだろうか、もしかしたら自分自身がその痛みを与える側になっているのではないか。そういったことを考えながら実践していくことだと思っています。

家族訴訟判決後、私も少しだけですが高校でハンセン病家族の授業を行いました。そのことは『ハンセン病問題から学び、伝える』の中にも掲載してあります。そこで大切だと感じるのは、家族の方々の想いをどう受け止めるか、証言を読み込んで想像することを通じて自分自身の中にある差別する心にしっかり向き合っていくことです。それが授業の中で大切にされなくてはいけないと思っています。

これからの学校教育では、家族の方々と出会い、家族の方々の声をもとに子どもたちと共に学んでいくことが大切になると思っています。二一番さんは、「自分たちも語らなくてはいけない、話すべきだと考えています」と述べられていました。実際に学校教育の中でそれが実現可能となるような環境をどうつくっていくか、ぜひお知恵を拝借したいと思います。ハンセン病問題、そしてハンセン病家族の問題について学び、語り継いでいくために、共に考えていきたいと思っています。よろしくお願いします。

相川　江連さん、ありがとうございました。続いて、沖縄愛楽園交流会館学芸員の辻さん、よろしくお願いします。画面共有をしますので、少々お待ちください。

辻央　みなさん、こんにちは。沖縄愛楽園交流会館の学芸員をしています辻と申します。

家族について他の館より少し先行してできている取り組みがあって、今日お話をさせていただきます。それから、療養所内に置かれている博物館の現状ですね、課題といってもいいのかもしれませんけども、それをお話させていただこうと思っています。

まず、原告のお三方がいろんな想い、勇気をもって語ってくださったことが、インターネットで見ておられる方、それから会場におられる方も、たくさんのことをやっぱり感じたと思います。そして、この場で表情も見ながら、記憶を分けていただいたことは、本当にありがたいと思っています。体験者の方、家族の方からお話を聞くことで当事者性を獲得していくことが、やっぱりすごく大事なことになっていくんだと思うんですね。それは、継承にもすごくつながっていくことだと思っています。

今日もいらしている伊波敏男さんと、以前、こんなことを話したことがあります。どういう文脈だったかは忘れてしまったんですけれども、ハンセン病療養所にある博物館とか資料館に行ったことがないことが恥ずかしいと思えるような社会をつくっていきたい。行ったことない人がいたら、「あなたまだ行ったことな

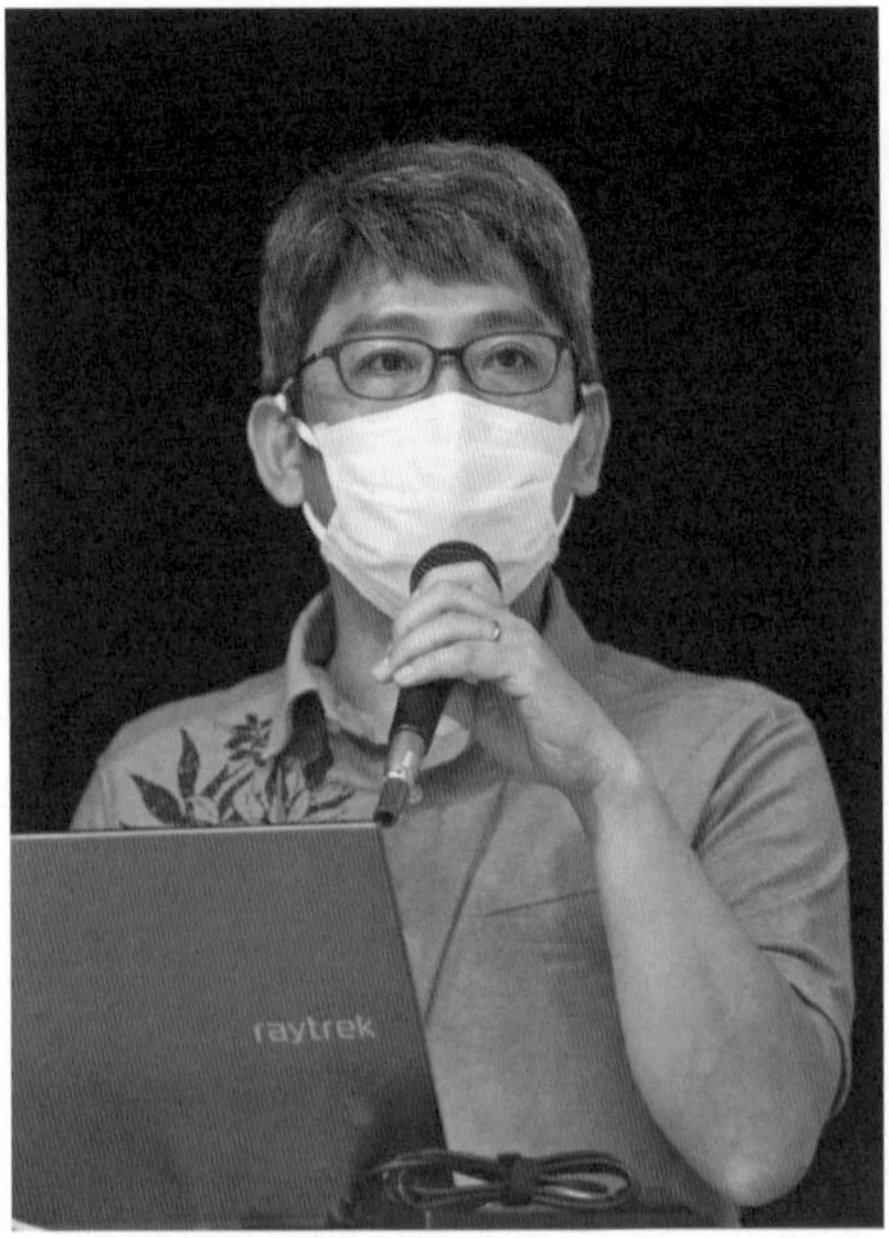

いないの？　ぜひ一回行った方がいいよ」ということが当たり前になる社会をつくっていきたいということを、伊波さんが覚えておられるか分からないんですけども、お話したことがあります。

すごく大きな課題でももちろんあるわけですけれども、でも、先程来、原告の方がおっしゃっておられたのは、日常の中で「私はハンセン病元患者の家族なんだよ」っていうことが当たり前に言える社会の実現ということでもありました。療養所内の資料館は、その園の歴史や記憶を伝える役割があるわけですけれども、それに加えて、現状を一歩でも変えていく手立てとして回復者の方たちは資料館を作ってきたんじゃないかなというふうに私は感じています。社会をどう巻き込んでいけるのか。どう展開できるのか。そして、どういうふうに社会に投げかけて、「ハンセン病」や「人権」というキーワードに引っかからない人に、どうやって療養所に足を運んでもらうか。資料館を見てもらうか。そういうことがとても大事だというふうに感じています。

レジュメの方に、交流会館の取り組みを三つ出してるんですけれども、今日は時間の関係で一番上だけお話をします。教員向け講座についてはみなさんの手元に資料をお配りしているので、一言だけお話すると、この教員向け講座の中でも、家族訴訟の勝訴の翌年から家族の方に来ていただいてお話していただく時間を取っています。今年もやるんですけれども、神谷誠人弁護士に家族訴訟の意味をお話いただいて、その後に家族の方と弁護士の方の対談のような形で家族の方にお話していただく機会を作っています。

昨日来、一つ大きな話として出てたのは、制度をどう設計していくかっていうことだったと思うんですね。先ほども学校の先生が学ぶ仕組みをどう作るかってこともお話が出ていましたけれども、それとプラスアルファで私がちょっとお願いしたいことは、学芸員を育ててほしいということなんです。

私自身の話で恐縮なんですけれども、療養所に初めて行ってから二五年以上経ちました。愛楽園と関わってから二〇年以上経っています。私のようにですね、博物館ができる以前から関わりをもっているという学芸員も、もちろんいないわけではないんです。ですけれども、圧倒的に多くの学芸員は、博物館ができて、そしてそのために学芸員として採用されてから療養所に来るんですね。そして、これからどんどんそういったケースが多くなっていくんです。現状、在園者の方がどんどん高齢化して減少していく。この中でどうやって当事者性を獲得していくかということが学芸員に突きつけられているし、その中でみんな模索しながらやってる。

私自身が二〇年愛楽園と関わる中で感じることは、愛楽園自治会や愛楽園の在園者の方に育てていただいたということなんです。そういう環境を作っていただいて、その中でいろんな体験を聞かせていただいて、記録してきた。そのことが、資料館づくりやその活動につながっています。

先ほど言ったように、先行してできている取り組みがあるわけなんですけれども、でもそれは、特別なことではなくて、どこの館でもやれることだと、いろんな経験を積んでいけばできることだと私は思っています。ですから、家族の方に、それから会場に、療養所と関わりが長い方もたくさんいると思うんです、ぜひ学芸員を育ててほしいなというふうに思っています。

現状、制度上の問題がありますが、それは今日は省きます。今、国立の資料館が二館、それから多磨全生園を除く一二園に資料館ができているんです。これは、当たり前にあったわけではないんですね。先ほど原告の方が、勝訴しても何も変わってないとおっしゃってました。それは自分の日常のレベルのことだと思うんですけど、各園の資料館に関しては二つの国賠訴訟の勝訴が開設される大きな後押しになったと思っています。もともと、「ハンセン病問題基本法」の中で「国立のハンセン病資料館」を国が作るということは明記されていますけども、それぞれの園の施設はこの中には入ってないんです。私が勤めている沖縄愛楽園交流会館は、国立の博物館ではないんですね。自治会の方たちが自分たちの歴史を自分たちの園で残したいという想いの中から先行した活動があって、国は二度の裁判を受けて、その存在を後追いで認めていった現状があります。

どういうふうに社会に投げかけられるかということで、今日は『ツルとタケシ』という絵本の原画展の話をします。儀間比呂志さんという沖縄では著名な版画家の方の晩年の作品になります。彼は、沖縄戦体験者ではありませんでしたけれども、ライフワークとして沖縄戦をずっと描き続けてきました。彼自身、この作品は異色な作品だと言っていましたけれども、この『ツルとタケシ』という絵本も沖縄戦を描いた作品になります。このツルという女の子が発病することになるわけですけども、ハンセン病をめぐる問題がこの絵本の中に出てきます。ツルとタケシはきょうだいですから、これは家族の物語でもあるわけなんです。ツルは沖縄戦の渦中で亡くなりますが、その後、遺骨をどうするかというときに、親戚の人が埋葬に反対するという場面があります。

この絵本の原画展を二〇二〇年の四月からやりました。ちょうどコロナ禍が始まって、当初もちろんそんなことを意識してたわけではありませんけれども、重ねて見ていただくような機会になりました。私がこの企画展を準備する上で意識していたのは、どうやって重層的に理解していただけるような場を作っていくかということでした。絵本の原画、しかも儀間比呂志さんという沖縄でとても著名な方なのですから、ハンセン病は分からないけど、儀間比呂志さんの絵本の原画を見に来たよというような方もたくさん出ました。企画展のイベントで家族の方のギャラリートークをやりましたが、三〇分程度の家族のドキュメンタリーを見ていただいて、その後に家族の方にお話を聞くという機会にしました。もちろん、その前に企画展で原画を見ますし、常設展示でハンセン病の問題や愛楽園の歴史を学ぶこともできます。という重層的な中で、家族の話をしてもらう機会にしました。

社会を巻き込んでというところだけ話をして終わりますが、沖縄タイムスの美術月評にも載りました。コロナ時代へ教訓というような形で、昨日の全体会でのお話とも本当につながっていくと思いますが、そういう形でこの原画展が受け止められました。ここにも載っていますけれども、ツルと兄タケシに降りかかる差別と偏見は決して「昔話」ではなく、家族訴訟やその後につながるものとして、また沖縄戦につながるものとして受け止められたということなんです。

体験者がどんどん高齢化していく中で、どうやって社会を巻き込んでいけるかということの一つのキーワードは、アートあるいは文学ではないかと思っています。「人からモノへ」っていうことは言われていて、今日の他の分科会のように資料保存を中心とした取り組みに進んでいくのかもしれない。それは、長期的なスパンで考えるととても大切なことですけれども、社会を巻き込んでどう変えていくかといったときには、やはりアートや文学の力が私はすごく重要だと思っています。

　これは一つの事例です。どうやって社会を巻き込んでいけるか、どういう形で社会に投げかけていくかというのが私たち学芸員に求められていることでもありますけれども、先ほど言ったように、繰り返しになりますけれども、学芸員を育てる、ぜひそのことにみなさんの力を貸していただきたいというふうに思っています。以上です。

相川　辻さん、ご発表ありがとうございました。ここでもう一度、休憩を取りたいと思います。一一時二五分に再開しますので、二五分にもう一度お集まりください。オンラインの方、画面をいったん切らせていただきます。では、休憩にいたします。

相川　それでは、続きまして、私の方から原告の方々やパネリストの方々に質問をしてお答えいただく時間で、その後に、フロアにいる方々からご質問やご意見をいただく時間というふうにしたいと思います。

　最初に、弁護団の島さんにお伺いしたいんですが、一八八番さんから、裁判に勝って終わりじゃなくて、裁判に勝った後に本当のたたかいが始まるっていうお話がありました。原告の方々と弁護士の方々が共にたたかって、そして裁判に勝って、これから教育や啓発をしていかなきゃいけないっていうときに、弁護士の方々はどういう役割を果たしていくべきだというふうにお考えでしょうか。

島　はい、弁護士の島です。個人的にはですね、私は今年三三歳になる年なんですけれども、この命がいつ尽きるかは分からないんですが、おそらく一生、このハンセン病問題に取り組まなければならないという決意でこの活動をやっています。弁護団の活動についてですけれども、今、そしてこれから、何をやっていくのかといいますと、大きく二つあるかなと思います。

　一つ目は、現在、偏見差別をなくす取り組みについて国と協議を行っていまして、そこに、原告団、弁護団、さらには「らい予防法」違憲国家賠償請求訴訟の際の統一交渉団のお力をお借りしながら進めています。その協議、交渉の相手は、国の中でも、厚労省、法務省、それから教育関係でいうと文部科学省ということになります。この協議の中でどういったことを勝ち取っていくのかということが極めて重要でありまして、弁護団としても可能な限り教育を充実させるために取り組んでいかなければならないと思っています。

二つ目は、家族原告のみなさんの声を届ける場を作るということを、あわせて活動として行っています。今日がまさにその場といえるかなと思いますけれども、判決が二〇一九年に出て、そこから原告の方々の声を届ける場をどんどん作っていこうと思っていたところ、残念ながらコロナ禍でそういった場を開くことすらできないような社会情勢になってしまい、大変はがゆい思いでした。これから少しずつ、そういった場を作っていきたいと思っています。

その二つが弁護団としての活動、やっていること、これからやっていくべきことです。

相川　島さん、ありがとうございます。弁護団の方々は、法廷ではなくて、法廷の外で原告の方々と一緒にたたかっていくということですね。

続いてなんですが、辻さんに質問です。一六九番さんのお話で、ハンセン病資料館や療養所にある社会交流会館等で家族のことを取り上げていただけないかというご提案がありました。沖縄愛楽園交流会館では先行する取り組みがなされていたということなんですけれども、全国の社会教育施設で、まだまだこれからという状況だと思います。これからやっていくっていうときに、どういうことが必要かについて、辻さんのお考えを教えていただけないでしょうか。

辻　はい。先ほど、プライバシーを配慮した場を作れるかということが原告の方からお話がありました。それはもちろん大切なことなので、それを重視しながら場を作っていく。場を作るためには、やっぱり家族の方とつながっていくことが第一歩になるんだと思うんですね。今日もこの分科会場に来てる学芸員がいるんですけれども、いろんな思いをもってる学芸員がいて、家族とつながりたいと思ってる学芸員もいる。ぜひ、まず家族とつながって、出会うところからスタートして、それからどういう活動が展開できるか。うちがやってるように何か企画展の中でイベントとしてお話してもらうのか、教員向けの講座をやるのか。どういう展開ができるのかっていうことが、まさにその学芸員の蓄積や手腕といったところと思います。つながっていくこと、今日もその一つの場だと思うんですけれども、そこから始めることしかやっぱりできないのではないか、ということが私の思いです。

相川　ありがとうございます。やっぱり、人と人とのつながりで、当事者と出会って、そこから学んで、そして、どういうことができるかを考えていくってことですね。

続いてなんですけれども、一六九番さんに質問です。先ほど、島さんの発表の中で、人前でつらい体験を話すことの意義を考えたいというお話がありました。裁判の前と後で、人前でつらい体験を話すことがどういうふうに変わったのかっていうことを、一六九番さん、教えていただいてもいいですか。

一六九番　私は、人には決して話したくない、話さないと思って生きてきたんですけど、原告になってしまったんですね。それで、なんで話すようになったかっていうと、原告になって、熊本に毎回通いました。その中で、市民の方々が一生懸命集まってくれて、一生懸命応援してくださってるんですね。市民の方々に力をもらえて、みなさんがこんなに助けてくださったならば、私たち家族原告の話を少しでも聞いてもらえたらいいなと思って話すようになりました。もう一つは、先ほども話しましたけど、ここの三人で施策検討会の委員をさせてもらってるんですが、その中で、家族被害はみなさんあまりご存知ではないって実感したんです。少しでも市民のみなさんに知っていただくにはどうすればいいかということを感じましたので、このようにして話すようになったのかなと思っています。

相川　一六九番さん、ありがとうございます。ご自身が原告になられることも、そして、今日こういう場にいらっしゃることも、裁判の前にはぜんぜん想像もできなかったというふうにお聞きしています。それが、市民の力によって変わっていかれたということなんですよね。

続いて、二一番さんにお伺いします。家族訴訟の判決の後に、黒坂愛衣先生のゼミで非常に貴重な体験をされたっていうお話を聞いてるんですけども、ちょっと教えていただいてもいいですか。

二一番　はい。家族訴訟の判決の後ちょっとしてから、黒坂先生から「二一番さん、私のゼミ生に話をしてください」ってお願いされました。「こんな俺の話でいいのかな」とか、自分の子どもみたいな人の前で話をするって初めてなんで、「俺の話、本当に真面目に聞いてくれるのかな」っていう思いで行きました。学生さんの前で一時間くらい話をして、質疑応答までしました。その学生さん、ゼミ生のみんなは、私の顔をずっと見て、真剣に、私の経験を聞いてくれました。黒坂先生から学生の方々に「感想ある？」っていうふうに振っていただいて、みんなちゃんとした考えをもってましたね。

それからいろいろあって、私が話をするときには必ず黒坂先生が聞き手になってくれて、その学生さんもお手伝いに来てくれるような関係でした。今年、卒業だったんで、私が一人ひとりに自分の思いをＬＩＮＥで送って、卒業おめでとうっていろいろと書いた後、返信がまた涙が出るような返信で、よかったなと思います。こうやってみなさんの前で話せるようになったのは、黒坂先生のおかげだと思うんです。

相川　ありがとうございます。一回限りのありがたいご講演を聞かせていただいたっていうことではなくて、ゼミ生の方が関わりをもち続けてくれたんですよね。それが二一番さんにとってひじょうに大きかったということですね。

ここから、フロアの方々からご質問やご意見をいただく時間にしたいと思います。できるだけたくさんの方からご発言いただきたいと思っておりますので、ポイントをしぼって簡潔にお願いできたらと思います。最初、今、二一番さんからお話があった黒坂先生、口火を切っていただいてもよろしいでしょうか。

黒坂愛衣　仙台の東北学院大学というところで教員をしています黒坂です。今日はあんまりしゃべることになると思ってなかったので、どきどきしているんですけれども、今日は東北からの原告ということで二一番さんがご登壇されています。家族訴訟が起きたときに、他の原告の方からもお聞きしていたんですけれども、自分のつらい体験っていうのは、もう本当だったら思い返したくないし、これまでずっと忘れよう忘れようと思って前だけ向いて生きてきて、でも裁判だから今やっと言葉にしてるけど、本当だったらこんなつらいことは思い返したくないんだとか、あるいは、この差別っていうのはなくならないと私は思うんだとおっしゃる家族の方々もいらっしゃいました。

そういう中で、今日登壇いただいてる三人の方や、他にもご発言いただいている家族の方って、私たちの社会にとっては本当に宝物だなって思っています。そして今日、三人の方の発言を聞いていても、みなさんつらい体験がありながらも、社会に対しての「願い」をお持ちで、私たちにこうやって話を聞かせてくれてるんだなって思いました。

二一番さんの場合は、私が覚えてる範囲だと、家族訴訟で原告としての発言をするために熊本に行くと、あるいは、その訴訟を聞くために熊本に行ったときに、支援の人たちってこんなにたくさんいるんだね、そのこと初めて知った、と。そして、東北にはこういうのがないんだ、東北にこういうのが欲しいんだっていう想いをお話してくれて、むしろ、私たち、私の背中を本当に押してくれたなって、その「願い」が私たちを生かしてくれてるなって思います。

私は何もしてなくて、むしろ、二一番さんのそういう想いに乗っかって、普段、大学の中で私が話をするのって限界があって、やっぱり当事者の方と直接、本当に顔の見える形で話を聞くっていうことが、学生の背筋を伸ばす。本当に私ではできないことを、二一番さんとか原告の方々のお話は伝えてくれるなっていうことを思っています。さっき二一番さんもおっしゃってくれたけれども、そこから学生と二一番さんの間で個人的な関係が広がっているのが、私は本当に何もしてないんですけれども、すごいなって思います。小さな取り組みですけれども、こういうことが広がるといいなと私は思ってます。

相川　ありがとうございます。続いて発言を希望される方は、挙手をしていただいてもよろしいでしょうか。

和泉眞藏　共同代表でただ一人のハンセン病専門家の和泉といいます。

長野の企画全般について事前に意見を求められたので、それについてはいろいろなことを私としては希望を書いたんですけれども、どれ一つとして受け入れられませんでした。ここでちょっとだけ、教育との関係でお願いしたいことがあります。今、島先生三〇歳代って言われたでしょう。私は今八五歳で、もう五〇年くらい長生きしてるんですけども、ほとんどハンセン病のことをやってまして、みなさんですね、日本の隔離政策が間違ってたからこういうことになったんだって、ここで納得されてしまうような気がするんですけれども、それではどこが間違ってたのか。この間違いがもしなかったとしたら、どういう政策がハンセン病について行われなければならなかったのか。そこへの踏み込みが、市民学会の、あるいは我々の啓発活動の中で弱いんではないかなというふうに思ってます。

特に、江連先生などにはお願いしたいんですけれども、学校で感染症の問題をハンセン病を含めて教えるとしたら、どこが間違ってたのか。単に隔離をしなくていいような患者を隔離してしまったというのが間違いであるって、そこで納得をするのはちょっと浅すぎると思うんですね。なぜかというと、化学療法以前のハンセン病は、重症になる人もいましたし、そのために何らかの社会的ケアが必要な患者っていうのは相当数いたわけで、そういう人も含めて、あるいはひじょうに軽い人も含めて、正しいハンセン病対策というのはこうあるべきだ、それをやらなかったのが間違いだったという、ひじょうに科学的なアプローチをする教育を学校ではしてほしいということです。

それから、もう一つだけちょっと言わせていただくと、一昨日ハンセン病学会が東京でありまして、資料館に行ったんですけども、資料館で常設展示があって、ハンセン病の説明があった。これを見てびっくりしたんですけども、こういうことがありました、ああいうことがありましたっていうことが書いてあるんですけど、そのときに誰が何をして、どういう責任を取らないといけないのかということについてはほとんど触れてなくて、単にこういうものがあったんだよというふうな書き方をしてあるんですけど、これでは啓発活動には私はならないと思います。むしろ間違いではないか。

それと、この点についてもう一つだけ言いますと、国際的にですね、一九五〇年代から六〇年代にかけて、ハンセン病は外来で治療する病気であって隔離はしない、それからもう一つ、ひじょうに大切なんですけども、特別な法律を廃止して一般の医療機関の中で治療をする病気にする。これは「統合」といって、国際的な流れだったんですけども、日本がそれを拒否して受け入れず、相変わらず療養所中心の絶対隔離を続けた。これはいったいなぜなのか。どこが間違っていたのか。もし隔離をやらないでハンセン病対策をやるとしたら、こうすべきであったという提言が私たちの側からなされていないというのが問題だと思ってます。私自身は、文章の中でこういう方法が行われなくてはならなかったということを何回か書いてますけども、啓発活動ではそこまで踏み込んでいただけないでしょうか。それを希望したいと思います。

相川　和泉先生、貴重なご意見ありがとうございました。

島晃　大阪吹田市の島晃と申します。昨日、ハンセン病市民学会に電動車椅子で大阪から向かい、開会前の一一時五分、ローソン長野ホクト文化ホール前店にコーヒーを購入しようとお店に入ると、すぐに店長から「電動車椅子は入れません」と言われました。もちろん、コンビニで入店拒否は初めてです。「なぜですか」と聞くと、「狭いから」と言いました。しかしながら、店舗は決して狭くありません。「どうするのですか」と聞くと、店長は「外で待ってくれ」と。私は、出ると差別を認めることになると思い、とどまると、店長は三回、「出てくれ、出てくれ、出てくれ」と言いました。許せない障害者差別の発言です。総会では、知事、市長から、長野県でハンセン病患者の台帳問題があり、条例で差別、偏見のない長野県長野市に取り組むと話されました。しかしながら、足元のコンビニでの車椅子拒否、入店拒否、障害者差別でした。差別、偏見のない社会をめざす市民学会に参加のため、期待をもって大阪から東京経由で苦労して来ました。私は、大変心が傷つきました。全ての障害者のためにも泣き寝入りは絶対にできませんと、実行委員会にもお知らせをいたしました。本当に差別、偏見は至るところにある。私自身も障害者ということで、当事者の一人として、本当に全ての差別を許さない社会をめざして頑張りたいと思います。ありがとうございました。

相川　ありがとうございます。できるだけ多くの方にご発言いただきたいので簡潔にお願いしたいのと、それから、やっぱり原告の方のメッセージを受け止めるっていうことでご発言をいただけるとありがたいのですが。

発言者　よろしくお願いいたします。二一番さん、一六九番さん、一八八番さん、そして私は一九〇番です。この数字で自己紹介をしなければいけないという、これが現実です。本来ならば、名前を言って自己紹介するのが本当ですが、こうやっていつまで数字で自己紹介をしなければいけないのかと私は考えています。

そして、今日話されたことは、たぶん、今まで生きてきた人生の中のほんの一部の出来事だと思います。私も同じように、義務教育の間、六年間と三年間、学校で「先生」と呼んだことが一度もありません。どのような状況だったかっていうのは、察していただけたらと思います。そして今、私は、いろんな場面で講演などをさせていただいてますが、本当にそこに至るまでは、決して開けたくない封印した扉を開けて、これが自分の使命だと思い、やっています。

そして今日、教え育てる者、そんな方たちに言いたいのは、絶対に国が正しいわけではないということです。国だから正しいとか、誰々だから正しいとか、そんなことは決してない。人はたくさんの間違いも起こします。たくさんの間違いを子どもたちにも教えてしまいます。でもこれからは、教育関係者の方々に、子どもたちに対して「国はこう言ってるけども、本当はこれが正しいんだよ」と自信をもって言えるぐらい学んでいただけたらなと思います。

その過程の中で、横に行っていたけれども、これはちょっと間違ってた、じゃあちょっと縦にしてみよう。縦に行っていたけれども、これもちょっと違う。もう一回横にしてみよう。そうやって縦や横に変えていくことで、「正」しいという文字が出来上がるんです。だから、決して一〇〇パーセントじゃなくてもいい。これが本当じゃないかな、正しいんじゃないかなと自分が思うことを学びながら、子どもたちに魂ある教育をしてもらいたい。差別や偏見は決してなくならないでしょう。永遠のテーマかもしれない。でも、やはり私たちがこうやって声を上げることで、それを最小限にすることは可能かなと思っております。

私がいろんな場面で講演させてもらっているのは、論ずるより行動だと思っているからなんです。時間がないと思っています。こうやっておとなたちが集まってる間にも、自ら命を絶とうとする子どもたちがたくさんいると思います。だから、どうか、今日こうやって何かに気づかれた方がいるならば、未来ある子どもたちのために行動をしてほしいと思います。時間がありません。子どもたちの命を救ってほしい。そう私は、教え育てる者に、希望ではありません、やってほしいんです。「希望」は、叶えられたらいいな、こうあってほしいなという文字だと思います。だから私は、希望より、絶対叶えてほしい。今変えなければ、今チャンスが来ているこの時期に変えなければ、何も変わらないような気がします。ありがとうございました。

相川　一九〇番さん、ありがとうございます。今、本当に貴重なお声をいただいて、教育界の者として江連さんから一言だけコメントいただいてもよろしいでしょうか。

江連　ありがとうございました。簡単に答えられるものではないですけれども、やはり教員自身が原告の方々の人生にしっかり思いを馳せることだと思います。それは、言い方を変えれば、教員自身の人権感覚が問われているということだと思うのですが、それを育み、磨いていくことだと思うんです。今の一九〇番さんのお話や他の原告の方のお話に自分自身が学び、心で受け止めていくことが本当に大切なことだと改めて思いました。ありがとうございました。

相川　ありがとうございます。時間の関係で、もうあと一人か二人という形なんですが。

発言者　先の三名の熱い発言に水を差すようなんですが、私はせっかくこの分科会に参加して、家族原告の発言を聞くにあたり、一言申し上げます。私も家族原告です。本日、三人の原告はこの場で勇気を振り絞り、ご自身の受けた被害のお話をされ、この社会を変えてほしいと強く訴えておられました。私たち原告の代弁でもあります。三人の原告には感謝をしつつ、今日ここにお集まりのみなさま、どうか三人の訴えを、胸に深く深く刻んでほしいと思います。お願いします。

　この分科会は、学校におけるうんぬんを謳っているようなので申し上げるんですが、教員の意識のもち方や姿勢は、学校の子どもたちへの影響が大きいと思います。一八八番さんのお話にあった、入浴をされた先生がハンセン病にうつらなかったよって言ってたエピソード、二一番さんのお話にあった担任の先生、校長先生とのエピソードのような先生方が、この先もっともっと増える社会にしてほしい。それを望むものです。以上です。ありがとうございます。

相川　ありがとうございます。

発言者　宮里良子です。私は、両親ともハンセン病のもとに生まれてきました。私を育ててくれたのは叔父さんたちです。とても感謝しています。学校の先生もとても大事にしてくれました。嫌なことは何もないんです。ただ、寂しかったですね。学校参観とかを親に見せられなかったっていうのは、やっぱり寂しかったです。何一つ見せたことはありません。両親とも園から逃げ出して、三、四年一緒に暮らして私を産み育てたんだそうですけれど、本当に私は幸せな人生だったと思ってます。私はみなさんに大事にされて、みなさんに感謝しながら生きてます。以上です。

発言者　私、福岡県から来ました。三人の方、どうもお疲れさまでした。四月に博多で、二一番さんのお話はお聞きできなかったんですが、もう一人の方と合わせて三人の方のお話を聞きました。今、私は七〇ですけど、まだこんなことがあるんかと思ってですね、ものすごくショックでした。それで早速、公民館長にも電話して会いに行って、うちでも講師として来ていただけるようにしましょうって言ったら、一緒に支えましょうっていうことでした。二〇年間、ハンセン病の支援ということで、お泊めしたりとか、それから餅つきをしたり講演とかしておりましたけど、まだ今も続くみなさんたちのエネルギーで、私たちの地域は支えるつもりでおります。それと、公民館とか社会教育とかは、「次は誰を講師にしようか」って枠が空くことがけっこうあります。その空いたところを狙って、ものすごくいい講師たちを紹介いたしますよってやってみてください。以上です。

相川　会場のみなさん方、ありがとうございました。本当はもっと多くの方々のご意見を賜りたいところなんですけども、時間も迫って参りました。

今日は、家族原告の方々の学校における差別体験を中心にお聞きして、その姿や被害のあり方から学んで、そして、私たち学校教育や社会教育を担う者たちや支援者の方々がこの場に集って、これから何をしていくべきなのかっていうことをみんなで共有できる、そんな分科会になったのではないかと思います。三人の原告の方々にとって、つらい体験を公共の場で話していただくのは、並大抵のことではなかったと思います。

最後に、三人の原告の方々から一言ずつ、今日の感想ですとか、今一番思っていらっしゃることとかをお伺いして、この分科会を終わりにしたいと思います。最初のご報告の順番でよろしいですか。一六九番さんからお願いしてもいいですか。

一六九番　今日は、私たち家族原告の話を聞いてくださり、ありがとうございました。こうして話ができたのは、今回コーディネートしてくださった若い教師の相川さんから、学生に自分の問題として考える教育のためには当事者の話が必要だとお誘いを受けたからです。こんな若い先生が考え、行動してくださることにより、教育の現場も少しは変わるかもしれないと期待をもちました。教師の叔父たちがハンセン病の家族として差別を受けていたことも社会に伝えたいと思い、ここで話すに至りました。今日は六月一二日。元患者の父の誕生日です。この上から応援してくれると思っています。相川さん、お誘いありがとうございました。

一八八番　今日はみなさん、ありがとうございました。今日うまく伝えられたかどうか、すごい心配でした。今日ここに来て話そうと思ったのは、自分たち家族のこともそうだし、回復者のこと、ハンセン病のこと、ハンセン病の歴史のことを、世の中の一人でも多くの人がいっぱいいっぱいいっぱい知ってくれたらいいなって思ったからです。

療養所のフィールドワークに来た小学生の話なんですけど、この子が「明日は療養所に行くんだよ」っておばあちゃんに話をするわけ。そうしたらおばあは、「危ないと思う。あんな恐ろしいところに行くの？」とびっくりするわけさ。「えー」と思いながら、でもその子は療養所に行って、フィールドワークに参加して、回復者の方の講話を聞いて、ハンセン病についていろんな勉強をして帰ってくるわけ。帰ってきて、「あのね、本当はね、こうなってよ、ハンセン病はこんな病気ってよ、療養所はこんなだったよ」って、お孫さんの方からおばあに話したっていうことがありました。やっぱり子どもって素直だから、何でも吸収していくさね。だから、啓発っていうのはそんな難しいことではないっていうか、今日この会場に来ていろんな話を聞いたことをそれぞれ持ち帰って、親とかに少しでもいいから話してもらえたらいいかなと。自分たちも止めないで、続けて話をしていこうと思っています。今日はありがとうございました。

二一番　今日は本当にありがとうございます。私も今日は、本当に相川さんのおかげでこういう会場に出させていただきました。私自身、私たち原告のつらい過去やら何やらの話をこれからもしていこうかなと思っております。六月二三日が私の母親の命日なんです。さっきタバコ吸うときに、携帯に入っているお袋の写真を見ながら、「命日だね。昨日から長野に来てるんだよ。母ちゃんのことも話すっからね」って……母親が元気だった頃の姿を思い出しながら、今日ここで話をしました。これからも、私はこの三人の中で一番若いので、話ができる限り話をしていきたいと思います。

以上です。ありがとうございます。

相川　一六九番さん、一八八番さん、二一番さん、ありがとうございました。閉会にあたって、もう一度三人の原告の方々に盛大な拍手をお願いします。

会場にお集まりのみなさま、オンライン参加のみなさま、お時間を割いてくださって本当にありがとうございました。ぜひ今日を、家族の問題にみんなで取り組むスタートの日にしていこうと私自身も心に誓ったところです。改めて、家族の問題を当事者と一緒にやっていきましょう。では、これで分科会第一を終わりにしたいと思います。みなさん、ありがとうございました。

『明治三十二年癩病患者並血統家系調』流出問題を考える

●パネリスト

藤野豊（ハンセン病市民学会運営委員／敬和学園大学名誉教授）

高橋典男（NPO法人人権センターながの事務局長）

藤崎陸安（全国ハンセン病療養所入所者協議会事務局長）

平林正枝（長野県人権・男女共同参画課課長）

畑谷史代（信濃毎日新聞論説委員）

伊藤博臣（長野県健康福祉部感染症対策課感染症対策担当）

●コーディネーター

遠藤隆久（ハンセン病市民学会共同代表）

司会　第二分科会「『明治三十二年癩病患者並血統家系調』流出問題を考える」を始めさせていただきたいと思います。進行につきましては、コーディネーターの遠藤隆久先生にお願いいたします。よろしくお願いいたします。

遠藤隆久　まずこの分科会のテーマ等のことについて少しお話しさせていただきます。『癩病患者並血統家系調』が二〇二一年二月一八日にヤフーオークションに出品されまして、ひじょうに問題になりました。みなさんもご承知いただいていると思いますけれども。この件に関して、長野県、私たち市民学会、統一交渉団も入った検討会、そして「人権センターながの」も入っていただいて、いろいろなみなさんとこの事実関係についてずっと調査をしてまいりました。まだ最終的な結論は出ていないところですが、これまでの経過についてみなさまにご報告したいと思います。休憩の前にみなさまのご質問をお受けします。それから台帳が流出したことから我々が何を考えることができるかというテーマで、第一部と第二部という構成で続けていきたいと思います。

それでは、まず最初にこのパネリストのみなさまをご紹介いたします。私の隣からNPO法人人権センターながの事務局長の高橋典男さんです。またお隣が信濃毎日新聞論説委員畑谷史代さんです。続きまして、長野県の人権・男女共同参画課課長平林正枝さんです。そして、長野県健康福祉部感染症対策課感染症対策担当の伊藤博臣さんです。オンラインから敬和学園大学教授の藤野豊さんにお願いしております。もうお一人、全国ハンセン病療養所入所者協議会事務局長の藤崎陸安さんにもお願いしております。では最初みなさまから大町警察署作成の帳簿がヤフーオークションに出品されたことが分かった時点でまずどんなことをお考えになったかを一人数分でお話しいただきたいと思います。藤野先生、お願いします。

藤野豊　このことを知ったのは、私の友人である富山のハンセン病問題に取り組んでいる仲間である濱野信宏さんから電話で「ヤフオクにとんでもないものがのっているんじゃないか」と連絡があって、それでヤフオクを開いたら、この資料が公開されていた。しかも内容まで公開されているということで、ひじょうに驚きました。だから、まずやることは、これをネットから削除すること。すぐにヤフオクに連絡して、これは人権侵害につながるものだから、すぐ削除してほしいってことを伝えました。

それから次に、長野県の人権担当の部署にもすぐ連絡をしました。それから長野でハンセン病問題に取り組んでおられる高橋典男さん、今日みえていらっしゃいますけども、「人権センターながの」にもすぐ伝えました。そしてまた、地元の新聞であり、ハンセン病問題についてひじょうに真剣な報道をしてこられた信濃毎日新聞にもすぐ伝えました。畑谷さん、いま論説委員でいらっしゃる。彼女は若い頃からハンセン病問題をすごく一生懸命取り組んでこられたので、まず信濃毎日新聞にも連絡した。それから、この問題は長野

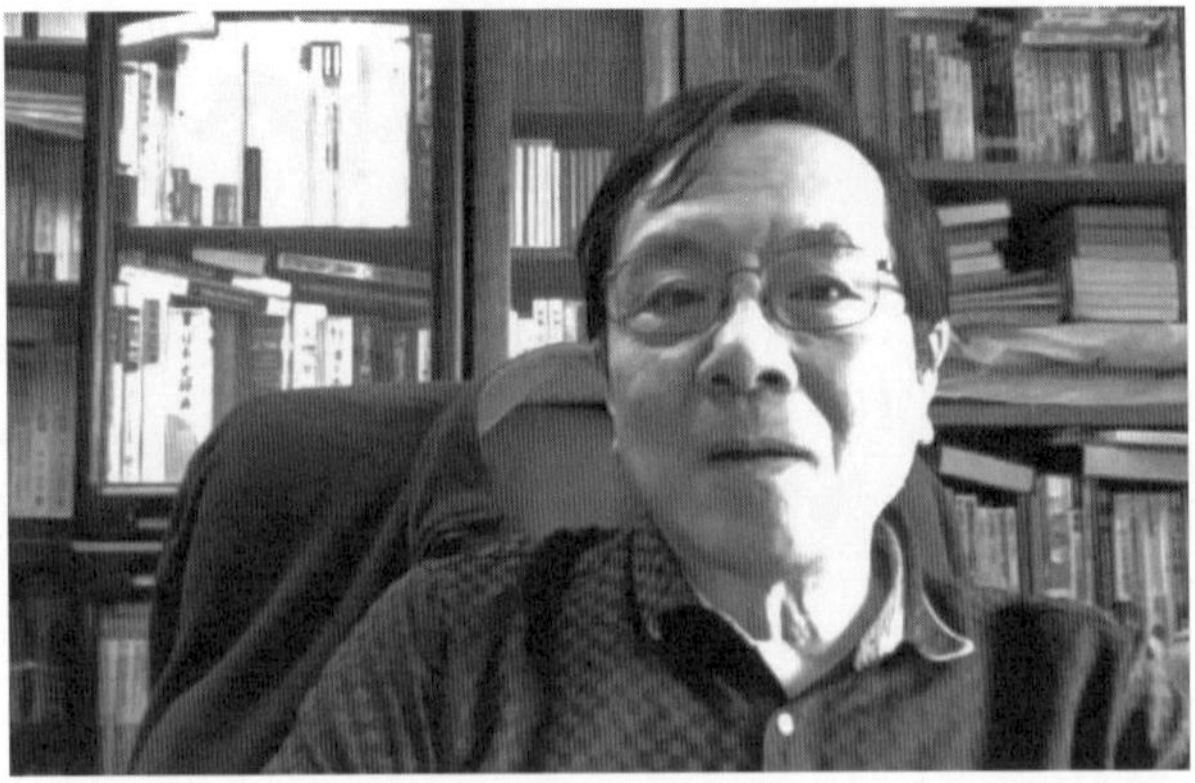

県だけの問題ではないので、これを公開した古書店主は埼玉県の方であるってことから、埼玉県の人権担当部署にも連絡しました。さらに、埼玉県で人権問題に取り組んでいる、部落解放同盟埼玉県連合会の委員長である片岡明幸さんにも連絡しました。

　私はとにかく早く、画面から削除することと、これは重大な問題なので、各部署において取り組んでもらいたいということをお伝えしたわけです。私のやったことは、その程度でございます。以上です。

遠藤　ありがとうございました。続きまして、高橋典男さんお願いいたします。

高橋典男　はい、よろしくお願いします。私の率直な事件の受け止めですけれども、すぐにオークションのサイトを見ました。そこに載っているのは、単なる台帳の表紙だけではなくて中身。つまり家族の名前とかが全部写っているのを目にしました。本当にびっくりすると同時にちょっと頭に浮かんだのは、「壬申戸籍」の問題とか、いま裁判になっている、鳥取ループ裁判。もし彼らの手に渡ったら、もっと内容が細かく、写真として出回るのではないか。早急にもう理屈抜きで回収しなきゃいけないと感じたっていうのが、最初の私の受け止めです。

遠藤　ありがとうございました。では続きまして、藤崎陸安さんお願いいたします。

藤崎陸安　いま、みなさんおっしゃるようにびっくりした驚きと同時にね、やっぱり人権に関わる問題だということで。大変なことだという認識をすかさず持ちました。どうしようかっていうふうにいろいろ思い悩み、とりあえず全療協としては組織としての意思を表明しなきゃいけない、それにはやっぱり声明を出すしかないということで、早速声明を執筆した次第です。

　その後、いろいろ遠藤先生を含めて全療協が設置した有識者会議ですね、どうしたもんだろうってことで相談をしていただきました。これもまた後でということになると思うんですが、要するにこれは放っておけない問題なので、早急に取り組まなきゃいけないっていう思いをしたことは事実です。以上です。

遠藤　続きまして、平林正枝さんお願いいたします。

平林正枝　はい、今回の事例につきましては、本日パネリストとしてご参加いただいております、藤野先生から私ども県の方にメールを頂戴しまして、出品の事実を知ったところでございます。台帳に大町警察署という記載がございましたので、おそらく元は県で保有していたと思われる文書が出品されてしまったということ。また、明治時代のハンセン病患者のみなさま、ご家族のみなさまの情報がインターネットに掲載されてしまうという、絶対にあってはならないということが起きてしまいまして、私ども人権男女共同参画課といたしましても、大変衝撃を受けて、とんでもないことが起きてしまったということを感じたのが正直な思いでございます。

　このため、県といたしましても、県庁内の関係課と情報を共有するとともに、まずは人権侵害救済機関である法務局にインターネット上の情報の削除要請を行ったところでございます。また翌日には県の担当職員が直接出品者の方にお話しさせていただきまして、人権侵害の恐れがあるので、出品しないでいただきたいということ、また当該文書を県のほうで回収させていただきたいということで、お願い申し上げてきたところでございます。

　今回の事例を受けまして、県といたしましては、こうしたことは二度と起こってはならないということで、後ほど公文書の保管状況調査の結果をご報告させていただきますけれども、県としてしっかり調査等を行ってきたところでございます。改めて、やはり個人情報の管理の徹底、それから人権政策全般に関わる啓発・研修というものをしっかりやっていかなければいけないということを強く受け止めたところでございます。

遠藤　ありがとうございました。それでは、最後に畑谷史代さんお願いいたします。

畑谷史代　みなさんよろしくお願いいします。昨年の二月だと思うんですけれども、当時私は編集局の文化部のデスクをしていまして、それで社会部のキャップからですね、サブキャップかな、相談がありまして、こんなことが起きているんだと聞いた時、もちろんみなさんも感じたようにこれは大変だということでした。こういう場合、新聞社は学識者の意見をちゃんと聞いて書くことが大事なので、学識者を誰かあげてもらえますかというような話のときに、それは藤野先生に聞くといいっていう話をしたら、すぐに藤野先生が知らせてくださいました、というお話だったので、本当に大変ありがたいと思いました。

そこから取材がスタートしたと聞いております。そして、翌日ですね、朝刊の一面の頭に、頭というのは一番大きいところですけれども、その台帳の写真と記事が大きく載りました。正直なことを申し上げますと、何とも言えない気持ちになりました。載ることは、もちろんわかっていたんですけれども、実際見たときに何とも言えない気持ちだったんです。

その理由は二つありまして、第一にですね。この記事を心から不安に思う人たちがいると思いました。それは、先ほどの当該地域のハンセン病の元患者さんとそのご家族です。酷い差別の記憶をですね、身に刻んでいる方たちは、これを見てどう思うだろうと思いました。第二に、いま長野県に暮らしている方のほとんどはですね、身内にハンセン病だった人がいないか、あるいはいることを知らない方たちだと思うんです。その方たちがこの記事を見てどう思うかというのが心配になりました。

その心から恐れるような気持ちが湧く、身がすくんじゃうような当事者がいるってことを知らなかったり、このハンセン病問題の歴史的な背景や事実を知らなければですね。そのニュースの大きさだけを見て、この名簿は回収しなきゃいけないものなんだと。名前は隠さなきゃいけないんだと。ハンセン病はタブーなんだという。その誤った表のイメージ。記事だけ見て、そのイメージが独り歩きしてしまうんじゃないかということが心配だったんです。

このニュースは、一面の頭で報じるべきものだったんです。報じたことは全くそのとおりでいいんです。いいというか、私どもの責務だと思うんですけど、だからこそ、これからが問われると思いました。私どもには報じた責任がありますので、例えばあの記事をぱっと見て、なんかハンセン病ってまずいんだな、みたいなイメージの再生産につながらないように、そこにとどまってしまわないように、それぞれの立場で取材を続けて考え抜かなくてはいけないと思いました。この考えは、現場で取材をしている記者たちとも同じだと思っております。

遠藤　ありがとうございました。それぞれ含蓄のある話がいただけたという思いでいっぱいです。続きましてこの事実経緯についての話に入っていきたいと思います。このヤフオク出品から台帳を古書店から回収するまでの経緯につきまして、高橋さんからお話をいただきたいと思います。よろしくお願いします。

高橋　よろしくお願いします。パワーポイントでご覧いただきながら、みなさんに報告させていただこうと思います。

私からは、この問題の経緯についてというポイントだけで説明をさせていただきます。概要です。まず、二〇二一年、昨年の二月一八日に『明治三十二年癩病患者並血統家系調　大町警察署』と書かれた簿冊がヤフーオークションで、当初競売開始価格が二〇万でした。それが出品されていることを、ハンセン病問題に取り組む富山県の浄土真宗の僧侶から藤野先生に連絡が入って、藤野先生から長野県と信濃毎日新聞社、そして私どものところにその連絡がありました。その出品情報、これがその画像です。表紙にはさっき申し上げたとおり、『明治三十二年癩病患者並血統家系調大町警察署』と。そのほかに赤い字で永年保存というふうにも書かれています。

ご覧いただいている画像ですけれども、実際には患者および家族の住所名前が記載された写真が載っていました。そこについては当然のことながらここでは載せません。みなさんにはお見せできません。

今回の『明治三十二年調』というのは、国がハンセン病患者等の全国調査を行った際のもので、後の「癩予防法」を制定して隔離政策に突き進んでいった事実を示すひじょうに重要なものです。同時に、重大な人権侵害事件だということです。出品者は、埼玉県の古書店店主ですけれども、実はこのヤフーオークションだけではなくて、同じ簿冊を古書店販売サイト「日本の古本屋」にも、このときは二〇万じゃなくて二二万円で出品していました。同じ日に私どもから関係機関に報告をし、長野県と協議を行なって、県から法務局に連絡をしました。それぞれがヤフオクに削除要請を行ないまして、その後サイト上からは削除されました。そして、人権を守ることを最優先に緊急対応をとると。長野県から出品者古書店店主に連絡をし、販売しないように電話で要請をして確約をとりました。

結果として落札者はいませんでした。しかし、先ほど申し上げたとおり、一時的にではあれ、一部内容が見られる状態になるという重大な人権侵害が発生したという問題です。こうした一連の緊急対応ができたのは、二〇二〇年にそもそも計画していた「ハンセン病市民学会全国交流集会」、この集会に向けて実行委員会を結成して県をはじめ、関係機関と連絡をとって、その取り組み連絡体制ができていたからなのです。

二月一九日、翌日ですけれども、先ほど畑谷さんがおっしゃったとおり、信濃毎日新聞が一面でこの事件を報道しました。翌二〇日には、マスコミ各社がこの問題を報道しました。その後、長野県が古書店を訪問

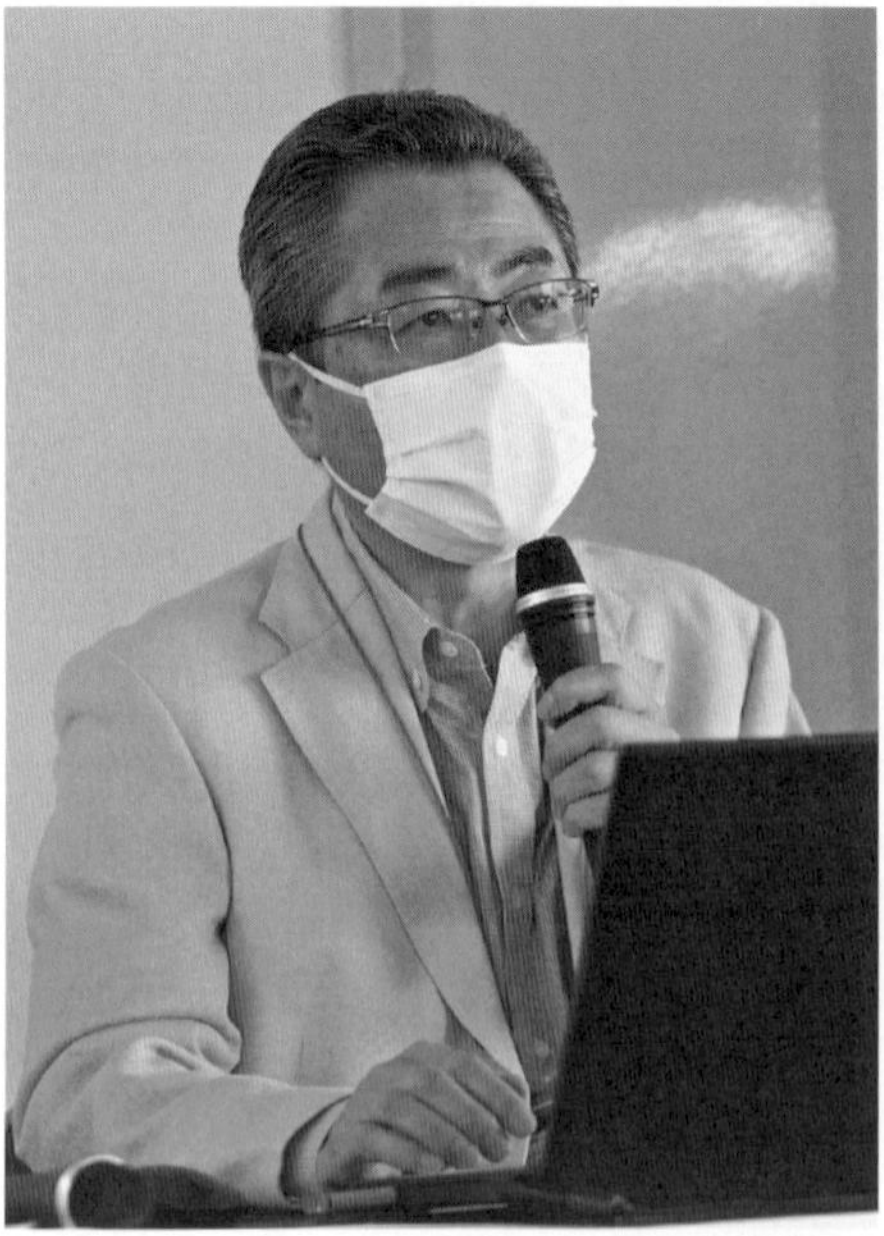

して店主と面会しました。その際に店主はこう言っています。「資料として埋もれてしまわないよう、研究者や公的機関による購入を想定していた。このような重大な問題だとは思わず、大変申し訳なかった」というふうに語ったということです。

そして、この『明治三十二年調』の回収について話を進めた中で、県が店主に新聞報道の記事を見せたところ、店主がその記事の中に書かれているハンセン病市民学会というのを見つけて、研究のためにハンセン病市民学会に渡したいという申し出がありました。三月三日です。私たちは、回収のために古書店を訪問しました。ハンセン病市民学会訓覇事務局長、全国ハンセン病療養所入所者協議会藤崎事務局長、ハンセン病問題ネットワーク長野中島世話人、NPO法人人権センターながの事務局長高橋で訪問しました。その際に店主はこう言っていました。「いくらでもいいので、売ってほしいという人が何人もいた」と。それは本当かどうかわかりませんが、そう言っていました。また「そういう人には売らないやり方をしてきた」「研究機関や公的機関を主な相手として商売をしてきた」「多磨全生園にも行ったことがある」「だけど、そんな差別の問題がいまもあるとは知らなかったんだ」と話をしていました。

私たちの受け止めと、私たちの対応ですけれども、実はその古書店というのは、私が想像していたような古本屋とか古物商店のような店構えではありませんでした。倉庫みたいなところに、かなり多くの古文書とか書籍関係などがありました。私たちは、とにかく現物を回収することを第一の目的として対応しようということを事前に確認して店主に会いました。

ところが、実際に会ってみると、こう言っちゃなんですけれども、店主はやる気満々といいますか、渡すなんてそんな雰囲気が最初なかったのです。現物をテーブルの上に置いてそのままいろいろなことをしゃべり始めて、結構時間がかかって、なかなか回収の話になりませんでした。この店主は、七〇代の人のように見えました。やっと受け取るという話になっていったんですが、私がそのやりとりで感じたのは、わかってやってるなというふうに、私自身は思いました。なぜならば、これだけの古文書とか書物を扱っている人です。そうでなければ、ヤフーオークションに二〇万という値段なんかつけないだろうというふうに本当に思いました。腹立たしさをずっと抑えながら、何とか回収するまでは我慢しようとそんな雰囲気の中でした。実は入手先について店主は答えられないって当初言っていたんですが、その後、店主がこんなことを話していました。通常、こういうものは一点一点仕入れるのではなく、家一軒から出てきたものをまとめ買いする。その中に、たまたま入ってるというのが通常なんだって言いました。そして、帰り際に立ち話で店主がこういうふうに明かしました。今回の入手先は、こういうものを扱っているマニアがいて、その人から買ったと。それ以上のことは言えないんだと。ただ、長野県の人ではないっていうふうに言っていました。

そして、私たちは仕入れ値を補償するという形で、この『調』を回収しました。当面、この現物については全療協の事務局で保管をして、今後の取り扱いや課題については、ハンセン病市民学会、全療協そして長野県関係機関とで検討会を発足させて検討するということになりました。同日、全療協はこの『調』に対する声明を出しました。三月一七日に長野県知事が「問題意識を持って対応する」という発言をされました。二六日、検討会の準備会を発足しました。

協議結果は簡単にいうと、主に四点。一つは、検討会のメンバーですけれども、さっき言った全療協と長野県関係者、そして市民学会で構成して長野県行政については、今後の課題を共有していくという意味でオブザーバー参加を求めるということ。二つ、保管・所蔵については統一交渉団に委ねる。三つ目、県への要請行動を行うこととして、四つ目が課題整理を行うということです。

四月二二日ですけれども、第一回の検討会を開催しました。検討会のメンバーは読み上げませんけれども、こういうメンバーで発足をするということになりました。五月一二日ですけれども、長野県の阿部知事に要請書を手渡しました。その中身は主に五点、そこにあるとおりです。一つは長野県として基本認識、取り組み姿勢を明確にして早急に、的確な対策を取ること。二つ目、流出経路と原因の解明、そして再発防止、さらに法的整備など国への働きかけを行うこと。三つ目、当該資料の保存状況、所在調査、ハンセン病問題に関わる公的歴史資料に関する保管状況の確認、そして個人所有の対応策や呼びかけです。四つ目がハンセン病問題の全面解決に向けた教育啓発について。そして五つ目ですけれども、県庁内にプロジェクトチーム等を設置したらどうかという提案でした。

これに対して阿部知事からの回答を簡単に。まず知事は、「大勢のみなさま方に不安を与えてしまったことを深く受け止めており、心からおわび申し上げます。新しい被害をもたらしてしまわないように取り組んでいきたい。この不安を解消する努力を怠ってはいけないと思っています」ということで、実は謝罪から始まったんです。知事のこの問題に対する姿勢を正直感じました。そして、具体的な回答は次の三点かと思いました。一つは可能な限り調査をしたい。県民に呼びかけを検討する。関係省庁とも情報を共有する。二つ目が「個人情報保護条例」の運用と個人情報の適切な管理。三つ目がまず我々は、我々と言ったのは知事ですね。我々はハンセン病問題の反省をする。特に行政が差別をする側になってしまった歴史的な事実は、重たいと。人権政策全般について強化を行っていきたい。このような回答を得ました。この方針を受けて、長野県の調査は七月末までに行われて、その後取りまとめの上に、まず知事会見でこれを公表するということになりました。

そして、今年二〇二二年の三月三〇日に第四回検討会のときに長野県から調査リストなどの説明があり、この五月二七日に知事会見で、そのリストの内容等々が公表されました。内容については、この後県より報告があります。以上、この間の経緯、概要について私から報告させていただきました。

遠藤　ありがとうございました。市民学会に古書店から手渡してもいいという連絡が入りまして、私どもは「売買」という形でこれを受け取るわけにはいかない、要するに売買という形では、加害対象になりかねないので売買という形で手に入れることはできないという基本方針を持ちました。古書店のほうは、高橋さんのほうからご説明がありましたように、仕入れ値を保証してほしい、売買という形では私どもには渡さないというお話をされたんです。それで、売買という形はとらずに、最初からお話ししてきましたように、とにかく早く回収する、一日も早く回収するという目的で、入手しました。

同時に、じつはハンセン病市民学会にはこの台帳を保管する金庫というものはございませんでしたので全療協に公文書の保管ができるきちんとした金庫があるかということをお尋ねしたら、あるというお話でしたので、かつ、この問題に深く関わる代表組織でもありますから、全療協にもこの古書店に行っていただくということで、藤崎さんにも古書店に向うメンバーの中に入っていただき、古書店から回収したあと直ちに全療協に運んでいただきました。全療協の金庫に預けたと報告をいただいて、私はその場にいませんでしたけれども、私も同じようにほっとしたというところです。

高橋さんの話と少しダブるかもしれませんけれども、ハンセン病当事者をいろいろな意味で代表する組織であることは間違いありませんから、全療協がこの間、いろいろな形で活躍されてきましたので、全療協の活動について藤崎さんのほうからご報告いただきたいと思います。藤崎さんよろしくお願いいたします。

藤崎　先ほどからの繰り返しになりますが、この問題が出た時にですね、びっくりするのは当然なんですが、まさかというような思いと、これはやっぱり大変な人権問題だということで、早急にかつ慎重に、いろんな方の意見を聞きながらできれば迅速に対応しなきゃいけないという思いをしました。

それで早速声明を出したわけですね。それで、市民学会の意見もあったりして、とにかくその古書店を訪ねて現物を引き取りに行くということで一緒に同行させてもらいました。そして帰ってきて、私どもの金庫に入れて、いまも入ってるわけですが、ちょうどその頃です、法務省の人権局長が代わられて、松下っていう女性の方ですが、人権局長になって挨拶がてら全生園を訪れ、あるいは資料館を見るということで来て、私どもにも会いたいということでした。幸いなことにお会いできたので、要請書を作って今の問題を迅速に、法務省の立場で解決に尽力願いたいというお願いをしました。これから私どもも、具体的にいろいろお願いにあがりますので、よろしく対応をお願いしたいということですね。ご存じのように法務局っていうのはそれぞれ各県に地方法務局がありますから、こういう問題に対応するのには一番適していると僕は思ってまして、もちろん厚労省を通じてですが、厚労省と一緒になって、やっぱり法務省にも取り組んでいただく問題だろうなと思いました。

それで私どもは本来ですと臨時の会議を開いて、どう対応するのかっていうのは議論し決定するのが組織的なあり方ではありますけれども。時間的な問題もありましたから、それと、いまコロナ禍の状況の中でこういうオンラインでの会議っていうのは、当時はまだそういう会議をやるっていう状況になかったので。とりあえず全療協が設置している、内田先生をはじめとする有識者会議で、この扱い、いわゆる保管をどういう形でするのかっていうことを、諮問してご検討いただきました。

それによって、やっぱり当面は全療協が預かることは間違いではないですが、今後の問題として、この『明治三十二年調』だけじゃなくて、いろんな公文書、それと私はこの話を聞いて、いろいろの声明を出して、書いてる段階で、これはむしろ長野県大町警察署だけの問題ではないんだと。これは国あげての調査だというふうに思いますから、他にも必ずあるはずだと。それはきっちり調査してくれっていうことを長野県には当然お願いしましたし、厚労省に対してもお願いしました。

このことを本来ですと、法務省にもお願いしに行かなきゃいけない状況だったんですが。とりあえず厚労省を通じてお願いしたというだけでございました。それで有識者会議は結論としては、やっぱり、それは当事者である全療協が当面保管するべきだということと、あわせて、他にもいろいろなそれに類した公文書ってのは、各県各部署にやっぱり保管されてるはずなので、これも含めてですね、どういうものがあるのか、どう進めて、どう扱うべきだということを、どこかで議論しなきゃいけない。こういう内容の答申でした。

それを受けて統一交渉団とかこの検討会で長野県との話し合いにも持ち込むという形で、この答申を私どもは理解したということで行ないました。そして、六月のたしか二三日ですね。本来は大臣に要請したかったんですが、厚労省の健康局長に対する交渉を行ってですね、私どもは当然、大臣宛ての要請書を携えて行くわけですが、まあ厚労省は私どもの要求を受けただけで、一切その後動きがなかったもんですから、たびたび話をしてもなかなか簡単に動きそうもなかったという状況にありました。そうしているうちにまた、別な形の資料が、ハンセン病に関する資料がオークションに出されたと。これはいち早く情報を察知した市民学会等がですね、もちろん、高橋さんを含めてですが、働きかけてこれは取り下げてもらった。こうしていろんな形で、我々に関する古文書なり資料が度々オークションに出る、これは先ほどの古文書店の話じゃないけど、これはよく売れるということのようなんですね。それで、私どもは会長名でヤフオクへ書簡を出しました。というのは、先程の『明治三十二年調』を含めて今回のやつも出どころをはっきり知りたいんだということと、今後できればこういう類いのハンセン病に関する資料はオークションでは出さないでもらいたいという要請書を出したんです。

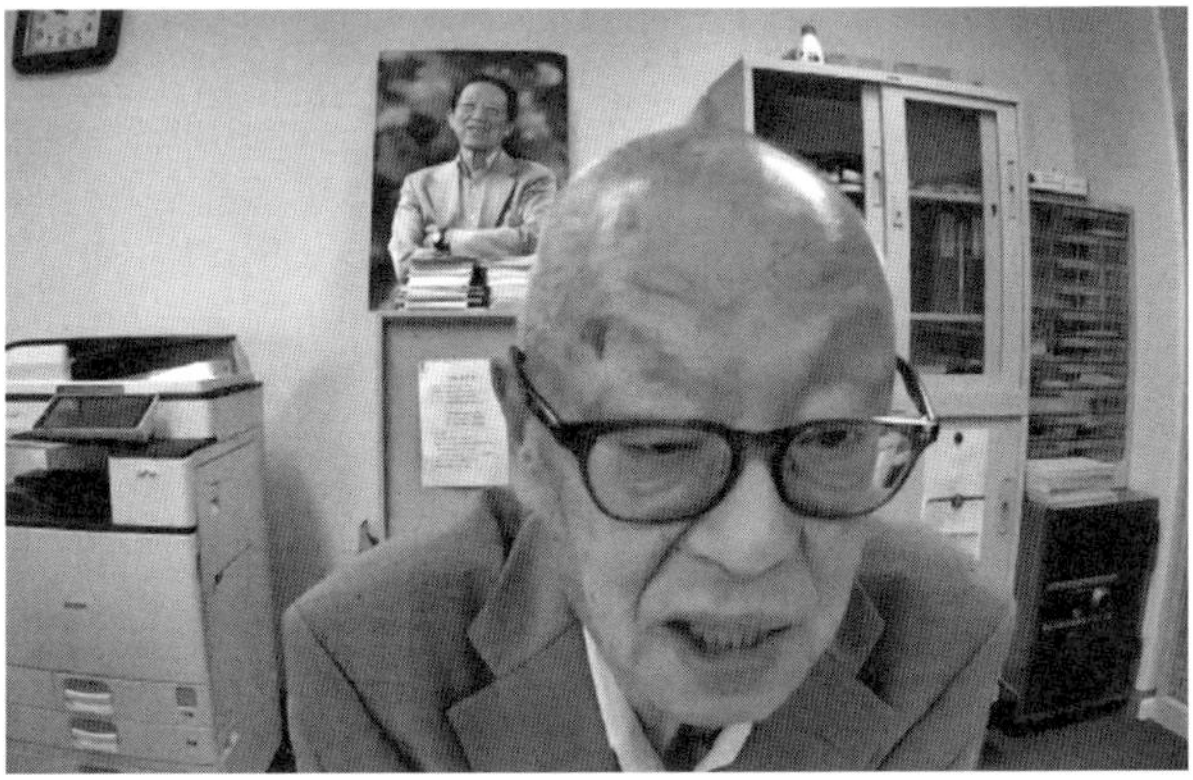

　そして、出てきた答えが、書類で来ましたけど、ヤフオクとしてはおっしゃるように、これはひじょうに後々問題を起こすそういう課題が含まれているので、今後ハンセン病に関するこういう類の書類・資料は、オークションには出さないということ。ただ、今回まで、これまで出てる問題について、出どころを知らせろというお願いに対しては、それは了承しかねますのでお答えすることはできない、個人にはできないと。個人というか団体。ただし、しかるべき部署、しかるべき部署っていうのはどうなのかっていうことを確かめたわけじゃないんですが、どうも国とか県とかですね。そういうところから来ればそれなりに応じる。対応する用意はあるという回答が私どもに参りました。さっそく厚労省に対してはこういう事情や、ヤフオクにこういうことで要請してある。回答はしかるべきところからくれば対応するっていう話だから、厚労省としてぜひ、ヤフオクとこの問題を話し合い、できれば出どころをつかむような努力をしてほしいという要請を私ども全療協単独で行ったわけです。

　その後、厚労省としてはですね、ちっとも動くという様子が見えないですね。これはやっぱり統一交渉団なり、そういうしかるべき機関に諮って、しなきゃいけないんじゃないのって言ってるうちに、ある時、厚労省からヤフーの電話番号を知らせてくれというような問い合わせがあって、いよいよ、やる気になったかなと思ったんですが、それはそれで終わって、いまだに返事は来てません。そのうち局長さんもまた変わってしまいましてですね、どなたかってまだ聞いてません。

　今はいろいろな問題があって、そういう時間がなかったんですけども。もうこれまたこれで厚労省を追求する一つの材料になるし追及しなければいけないというふうに考えております。そんなところで、あとはこれからの話にもなるんでしょう。みなさんと一緒に取り組んでる話ですので、私ども全療協として取り組んだ、対応した事柄はこれまで申し上げたとおりでございます。

この後は、それぞれの機関で私どもも参画して取り組んでいる県との話し合いとかですね、厚労省との話し合いには当然、私どもも加わって対応しております。また、そのことについては、どなたかから多分ご報告がこれからあるというふうに思いますので、私のほうからは以上です。

遠藤　藤崎さん、ありがとうございました。いま、藤崎さんのお話しされてきたことに関しましては、資料集に全療協関係の資料を入れておりますので、ご確認いただきたいと思います。最後にお話しされていました、ヤフー・ジャパンに対する全療協本部からの要望書が資料の中にございますのでご参考にしてください。この要望書は『明治三十二年調』台帳が出て、これだけの問題になっているさなかの六月に、「ハンセン病関係資料」とタイトルがついた書簡、四五通の書簡がまたオークションで売っていたことに対して出されたものです。

オークションに出されたことに関して、全療協本部から、ヤフー・ジャパンにこういうものを出さないで欲しいということを書面で申し入れを行いました。それに対してヤフー・ジャパンは、全療協本部という団体にはお伝えはできないけれども。公的機関からの照会をいただければ、適切な範囲で速やかにその出品者についての開示対応に協力したいという返事が届きました。これは藤崎さんがいま言われましたように、要するに厚労省なり法務省が問い合わせてくれれば答えるというのです。直接全療協が聞いても答えられないけれども、公的機関が問い合わせれば答えるという対応でした。

これはある種、画期的な対応だと思いまして、さっそくその通りやっていったらどうかという話を藤崎さんとの間でもしたのです。藤崎さんがお話になられたように、じつは厚労省は全然動いてないんですよね。ですから、この書簡の出品者についてはいまのところまだわからない。また、同じ所沢の出品者であった可能性もなくはないというお話も聞いておりますけど正確なところはわかりません。厚労省自体の動きは、今のところ芳しくはないというのが現状です。以上、先ほどの藤崎さんからの話につきまして、若干補足させていただきました。

それでは続きまして、長野県のハンセン病患者台帳問題に関して、実施した調査結果報告のお話をしていただきたいと思います。その前に長野県庁の六月四日の時点で、これは資料集には入れていませんが、次のような形で警察本部も入れてほぼすべての関係部署に調査問い合わせの照会をしているんですね。こういう形で照会をされています。「令和三年二月に『明治三十二年癩病患者並血統家系調』永年保存　大町警察署」と記載された文書がネットオークション、ヤフオクに出品され、患者等の氏名や住所が一時的に閲覧可能な状態になっていた事案が発生しました。過去の強制隔離政策により、いまもなお当事者等が偏見や差別に苦しんでいる中で、このような文書流出は絶対にあってはならず、今回のような事案が新たな偏見差別を生み出し、重大な人権侵害につながる恐れがあります。つきましては、現在、県と保管しているハンセン病に関わる文書の保管状況や内容等を把握するために、丁寧な調査の上、回答いただくとともに、文書を保管している場合には、適切な管理をお願いします」、こういう文書を長野県県庁内に対して、健康福祉部の感染症対策課長と人権男女共同参画課長と総務部情報公開法務課長の名前で調査依頼を全庁ほぼすべての部署だと思いますけど、調査依頼をかけたということです。その結果が五月二七日の報告という形で出されましたので、平林さんよろしくお願いいたします。

平林　それでは私の方から説明をさせていただきたいと思います。先ほど高橋さんの方から経過報告をいただきましたが、二〇二一年二月に明治期に作成された、ハンセン病の患者のみなさま、それからご家族のみなさまの情報が記載された台帳がオークションサイトに出品されて、ハンセン病回復者のみなさまや、そのご家族のみなさまに大きな不安を与えることになったことを重く受け止めまして、これまでに県として取り組んできました対応についてご報告させていただきます。本日、公文書の「保管状況等調査結果」ということちらの冊子をお手元にお配りしてあると思いますが、こちらは五月二七日に公表させていただいたものになります。こちらに基づいてご説明をさせていただきたいと思います。

まず、一ページ、おめくりいただきたいと思います。こちらに経過がございます。先程の高橋さんのご報告と重複する部分がございますが、ちょっと丁寧に説明をさせていただきたいと思います。二〇二一年二月に、『明治三十二年癩病患者並血統家系調　大町警察署』と記載された台帳がインターネットオークションサイトに出品されている情報を県としていただきました。先ほども申し上げましたとおり、こちら藤野先生から情報をいただいたものでございます。この場をお借りして厚く御礼申し上げます。県ではいただいた情報を直ちに関係機関と共有するとともに、法務局を通しま

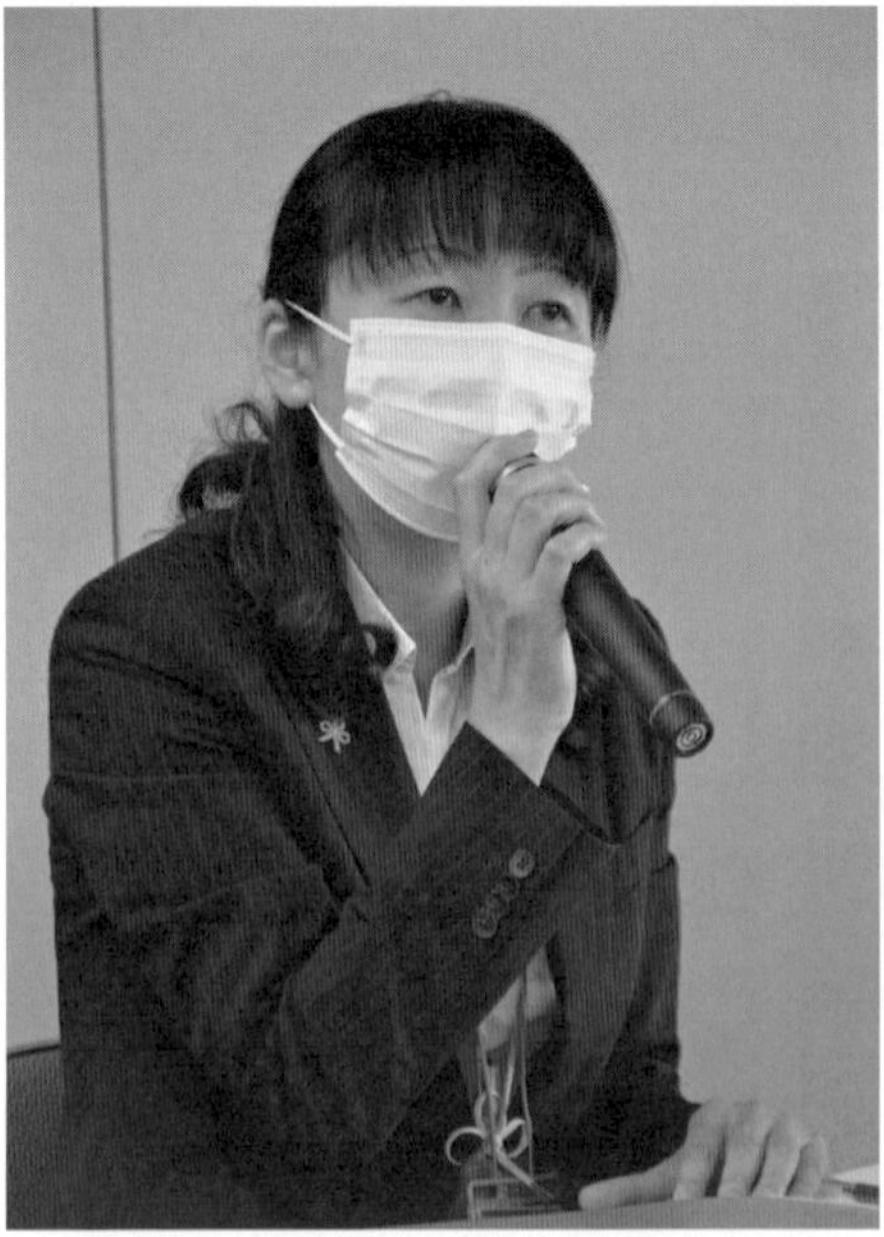

して当該ページの削除要請を行いました。その結果、オークションサイトの運営会社によってページは削除されたところでございます。また、県は出品者にも直接お会いしまして、この文書を県に提供していただけないかお願いしてまいりました。ただご了承いただくことができず、回収には至りませんでしたが、その後、ハンセン病市民学会さん、人権センターながのさん、全療協さんのみなさまのご尽力によりまして文書を回収いただいたところでございます。

その後五月一二日です。全療協や市民学会、長野県関係機関からなる『明治三十二年癩病患者並血統家系調』に関する検討会のみなさまから、阿部知事に対しまして、問題の解決に向けた県の取り組みを求める要請書を提出いただいたところでございます。その際知事からは、三つの取り組むべき方向性について回答させていただきました。その方向性に沿って、私ども対応を進めてまいりました。

まず一つ目ですけれども、資料の要請書抜粋の③に記載の通りですが、今回の文書及び保管文書に関する調査の取り組みについてです。県としまして、ハンセン病に係る公文書の保管状況等の調査を行いました。また、この台帳の流出経路についても、職員が出品者への聞き取りによる調査を行いました。公文書の保管状況調査の結果につきましては、この後資料により詳細に説明をさせていただきます。また、この文書の流出経路につきましては、出品者から有力な情報を得ることができませんでした。流出経路そのものをたどることは全くできませんでした。この件につきましては、商取引の違法性もなく、人権問題としての法的規制がないため、これ以上の調査ができなかったというのが事実でございます。

知事が取り組むと申し上げました二つ目は、資料には記載がございませんが、情報管理の徹底を図るということです。特に個人情報の取り扱いについては、県として改めて情報管理を徹底すると同時に、問題が発生した場合の対応についても対処手順を全庁的に見直したところでございます。

三点目ですが、こちらも資料の記載がございませんが、人権を守るための取り組みの強化を図りました。職員の人権意識を向上させるための取り組みや、県民のみなさまと人権について考える場を設けるといった取り組みを行ってまいりました。今回の問題を受けまして、県としましてはいま申し上げました、三つの取り組みを行ってまいりましたが、本日はこの取り組みの一つとして行いました「ハンセン病に係る公文書の保管状況等調査結果」について、お配りした資料により、ご説明申し上げます。それでは、二ページをお願いいたします。

まず保管状況等調査の概要についてです。最初に（一）の調査目的ですが、今回のような事案の再発を防ぐため、現在、県が保管しているハンセン病に係る全ての文書とそれらの保管状況を調査し明らかにするとともに、その状況について検証を行うことを目的といたしました。その背景には、こちらに記載のハンセン病回復者やご家族のみなさまの受けられた不安や恐怖を少しでも解消すること。また、先ほどご説明しました検討会のみなさまからいただいた要請に対応することがございました。
（二）の調査内容ですが、ア・イ・ウの三点になります。まず一点目に今回出品された文書と同じ調査による台帳の保管状況や所在の確認です。二点目も、その他のハンセン病に係る公文書について作成時期、内容、保管状況を明らかにする観点で、県が保管する公文書の内容や収集情報を確認すること。三点目が県立歴史館と県立図書館で保管している歴史的資料等の保管状況を確認すること。この三点が調査内容になります。
（三）の調査方法ですけれども、警察本部や現地機関なども含めました、県の全ての所属を対象に、昨年六月四日から七月三〇日までの間に電子データを含む、ハンセン病に係る全ての公文書について、一番下に記載の調査対象項目について文書で照会を行いました。
次の三ページをお願いいたします。こちらは調査結果になります。まず、上の表になります公文書ですけれども、下の表の歴史的資料等ということになっておりますが、まず上の表の公文書については全体の合計をご覧いただきまして、全部で二三四〇点ございました。紙文書の冊数、電子データファイル数を個人情報の有無の状況に応じて三項目に区分しまして、県庁、現地機関、県警本部の別にそれぞれ計上した表となっております。下の表の歴史的資料等につきましては、全て紙文書となりますが、合計で一〇七冊ありました。これも個人情報の有無の状況に応じた区分で整理をしています。

続きまして、四ページをお願いいたします。これが全体の調査結果の数になりまして、こちらにつきましては、四ページは確認できた事項と評価になります。まずアの今回出品された文書と同じ調査による台帳につきましては、警察署現地機関を含めまして、県の全ての機関で発見することはできませんでした。その下の参考として記載したのは二点ございます。一点目が戦後警察から引き継いだ患者のみなさまに関する文書の保管状況について、二〇〇六年三月に長野県で作成しました。『長野県ハンセン病問題検証会議報告書』の記載にございましたので、こちらに載せさせていただいております。この時点で既に文書がなかったということが記載されております。

二つ目の〇ですけれども、明治三三年に内務省衛生局の指示により行われた調査に関する群馬県さんの資料ですが、『群馬県ハンセン病行政資料調査報告書』の記載になります。先ほども申し上げました通り、本県ではこの時期の資料が一切発見されませんでしたが、群馬県のこの資料からは当時全国的に調査を実施したのではないだろうかということが読み取れるものと見ておりますので、参考に記載させていただきました。

次に、五ページをお願いいたします。こちらは、今回の台帳以外のその他のハンセン病に係る公文書の確認結果を大きく三点にまとめました。まず一点目ですね。ハンセン病に係る公文書、先ほどもご紹介したとおり、二三四〇点。内訳としまして紙文書が二一八冊、電子データで二一二ファイルを保管しており、最も古い公文書は一九三六年の統計に関するものでございました。いずれも当時の法律等に関連して作成した公文書や、長野県独自の取り組みのために作成した公文書でした。

二点目としまして、このうち患者やご家族のみなさまの個人情報を含む公文書は一四三点。内訳が紙文書七四冊。電子データで六九ファイルありました。最も古い公文書は、一九五三年の患者台帳に関する公文書でございました。これらはいずれも県の条例や規程等に基づきまして、紙文書は鍵付き保管庫で保管し、また電子データはパスワードにより保護しておりました。次の表のところは、患者やご家族のみなさまの個人情報を含む主な公文書の内容を記載しておりますのでご覧ください。そして、一番下のポツをご覧いただきたいと思います。長野県文書規程等に基づく取り扱いをしていない不適切な公文書を一三四冊確認いたしました。内容は書名と保存期間が不明確なもの、保存期間が経過しているものが存在したという事実を確認いたしました。

以上が確認できた事実になりまして、次の六ページが評価ということで、私ども事実を確認した上での評価を行ないました。まず一点目ですけれども、現存している公文書については、全て当時の法律等や長野県独自の取り組みに関するもので、これも逸脱して作成したものはなく、個人情報を含めた情報の取得、作成が適切であったという評価をいたしました。

二点目も、ハンセン病患者やご家族のみなさまの個人情報を含む公文書の保管状況についてですが、県の条例に基づきまして、いずれも鍵付き保管庫での保管やパスワード保護により適切に保管しておりました。

三点目に、文書規程等に基づく取り扱いをしていなかった公文書、先ほどご説明いたしました不適切だった一三四冊についてですが、こちらは書名の記載や保存期間の設定、廃棄または歴史的資料としての移管を適切に行うべきだったという評価を行いました。最後の点に関しまして、こちらはハンセン病に関する公文書を現時点で保有していることに対する評価になりますが、今残っているこれらの公文書は現時点で見ますと、将来県民のみなさまに伝わる価値の高い情報が記録されている歴史公文書として移管していくことも考えられますが、一九九六年に「らい予防法」が廃止された時点では、その趣旨を踏まえた取り扱いについて検討することなく、今日まで保管してきた結果が現在の状況となったという評価をさせていただいたところでございます。

最後にウといたしまして、ハンセン病に係る歴史的資料等について確認できた事項は、歴史的資料等として、県立歴史館と県立図書館に一〇七冊保管しておりました。このうち、患者やご家族のみなさまの個人情報を含む文書は県立歴史館に移管した文書の中に二八冊存在しておりまして、すべて二重扉の書庫内の鍵付き保管庫の中で保管していたことから、一番下に記載の評価といたしまして、個人情報を含む歴史的資料の保管状況は適切であったと評価をいたしました。

最後、七ページをお願いいたします。こちらは以上、県で調査いたしまして、確認事項、評価を踏まえた上での今後の対応として、二点を記載してあります。まず一点目ですけれども、本県では今年度から公文書の適正な管理や歴史公文書の適切な保存利用等を図ることについて定めました長野県公文書等の管理に関する条例が施行されております。そのことから、この条例やその他の公文書管理に係る諸規程に基づいた取り扱いを行ってまいります。

まず、現在保有している公文書のうち、先ほど不適切であったと説明した、「文書規程等に基づく取扱いをしていなかった公文書」につきましては、書名の記載や保存期間の設定を適切に行いまして、また保存期間が経過した公文書は歴史公文書として移管、又は廃棄の処理を適切に行ってまいります。次に、「現在保有している公文書及び今後作成する公文書」についてですが、公文書として適切に管理していくとともに、保存期間満了後の取り扱いにつきましても、関係団体のみなさまからいただいたご意見を踏まえまして、県で定める基準にのっとり、明らかに保存する必要のないものを除いて「歴史公文書」として移管してまいります。二点目としまして、移管した歴史公文書の活用についてでございますが、個人情報を含むさまざまの文書があることから、回復者や関係団体のみなさまとしっかり相談させていただいた上で、ハンセン病問題に関する県民のみなさまの理解を促すための企画展示等に活用してまいりたいと考えております。

以上の長野県が行った調査の結果につきましては先ほども申し上げましたが、五月二七日に公表しまして、知事自らが会見で説明をさせていただきました。先程も申し上げましたとおり、今回の調査では出品された台帳と同じ調査による台帳は発見できず、また台帳の流出経路をたどることもできませんでしたが、現在、県で保有しているハンセン病に係る公文書、歴史的資料等については、鍵付き保管庫等で適正に保管していることが確認できたところでございます。県といたしましても、引き続き適正な行政情報の管理を行うとともに、関係する団体のみなさまや国とも連携した上でハンセン病問題に取り組みまして、人権の尊重される長野県の実現に向けて取り組んでまいりたいと思いますので、みなさまのご理解、ご協力をよろしくお願い申し上げます。県からの報告は以上でございます。ありがとうございました。

遠藤　ありがとうございました。最初の受け止めの時に畑谷さんが、この台帳問題に関して、マスコミで報道するということについての二次的な問題の心配もあるというお話をされましたけども、じつはこの長野県の報告の際に私も事前に少しご相談させていただきました。結局、公には存在しないということがわかりました。しかし、民間のどこかに同じ書類が個人的に保存されている可能性もあり得る。長野県が報告する際に、台帳を保管しているところがあったら、届けて欲しいということを言うべきかという議論がありました。それをお願いすることは逆に、売れる情報ではないかという情報提供をする可能性があるということが心配になったからです。これをどうするかということを危惧されました。ただ、長野県にお住まいの方は知事のプレスリリースの際の記者会見等ご覧になった方もいるかと思うんですけれども、知事が県民のみなさまへという一言をつけ加えられました。私の方でお読みしますと、「ハンセン病回復者やそのご家族の情報をインターネット上に掲載したり、売買したりすることは関係するみなさまにおおきな不安や恐怖を与えることにつながります。長野県のハンセン病回復者や、そのご家族に関する文書を保有している方、今後、このような文書を発見された方は他人に見せたり、売買をしたりすることはせず、まずは県にご相談いただきますよう、県民のみなさまのご協力をお願いします。同様に古書をとり扱っている事業者のみなさまにおかれましても、ご協力をお願いします」そういう一言ですね。さらに付け加えておきますと、これをプレスリリースでも話されたという事実があります。

この長野県の報告につきましては私たちの方でも、報道関係者の方たちから記者会見等、いろいろご質問も受けることがありましたので、ハンセン病市民学会の事務局長の訓覇さんと人権センターながのの高橋さんとの間でその記者レクを含めて県庁での報告についてどのように受け止めるかということについてすり合わせをしていただいて、市民学会開催地実行委員会を代表して三点ほど意見をまとめていただいています。高橋さんからお伝えしていただきます。よろしくお願いします。

高橋　よろしくお願いします。大きく三点の受け止めと補足一点です。先ほどご説明いただいたとおりです。記者たちに見解を求められたときにどうしようかという事前検討をはかる時間もありませんでしたので、ハンセン病市民学会の訓覇事務局長と私が電話でこういう受け止めでいいよねってことになりました。

まず『明治三十二年調』関係の流出事件以降の長野県の取り組みに対しては基本的には評価できる。この『調』に関する検討会の要請、並びに当事者からの要請に対しても真摯に向き合っていただいているものと受け止めるということです。県の保管の関連資料の調査についてですけれども、一定の成果を上げられたといってよいと思います。特に保管されていた資料リストが公開されたことは、大切な一歩であるというふうに考えるということです。しかし、今回確認された資料の最も古いものというのは、一九三六年のものであり、流出した時代の資料が保管されていない、保管が確認されなかったということは資料がないということではなくて、明らかに県によって作成された資料の存在が確かめられなかったことだという受け止めです。今後寄せられる情報によって判断するという知事の言葉を踏まえて資料調査をこれで終わりではなくて継続してほしい。これが一点です。

二点目は流出調査について、流出経路が特定できなかったということは、現在の限界を示している。国などの取り組みの必要性が明らかになったということです。

三点目、今回の問題というのは、全国的な問題だということは誰もが認識しているかと思います。長野県の取り組みを踏まえて、全国での取り組みに生かしてほしいと同時に、できなかったことが明確になったことを踏まえて、そのことの内容を国と共有し、連携した取り組みを行ってほしいということ、この三点です。

それから補足的にもう一つはどういうことかというと、アプローチが弱いなと感じたのは市町村に対してです。資料調査にしても、市町村が保管しているものの中に関連している資料がないかどうかも、地方自治体の文献があると思うけれども、県がリーダーシップを発揮して取り組みの裾野を広げていただきたいということです。このことは資料調査の問題だけではなくて、特に重要な当事者の被害回復につながる啓発活動についても、市町村行政に対してもっと積極的な働きかけも必要であると思われるという点です。そして、市町村行政が今回の流出事件をどれくらい自らの行政的な課題として受け止めているのかも、今後も把握して、その結果に対する的確な対応を求める。まず、今回の知事報告を市町村への通知等で説明を即刻丁寧に行ってほしいという、大きく三点プラス一つということが受け止めです。以上ですが、今後の取り組みに向けて一つだけ私からの意見です。それは「壬申戸籍」も同じようにヤフーオークションで出されていますから、その取り組みと連携していく必要があるのではないかと思っています。

遠藤　ありがとうございました。今の第一点のところにもありましたけれども、三点目も少し関わるかもしれませんが、この台帳の流出は最初の決して長野県だけの問題ではなくて、内務省調査で全国的にやっているはずだということを国にも申し入れました。いま、統一交渉団と市民学会が厚労省との間で検討会という名前だったような気がしますけれども、もうすでに二回行われています。

その中で私たちは全国調査のはずだということを問い合わせております。国はそれに対して明確なお答えは出さなかったのですが、先ほどの平林さんのご報告の中に群馬県の調査の資料が出ております。群馬県の資料の中に、内務省が第一回に行った全国調査であるということが載っておりました。ここで明らかにこれは単に大町警察署だけではないし、長野県だけで行った調査ではない、全国で行った調査だってことがほぼ明らかになったわけです。

そうなりますと当然、これは長野県だけの問題ではなくて、他県の人たちにとっても人ごとではない話になります。同時に先ほど高橋さんが言われたように、これは県だけの問題にとどまらず、市町村の問題でもあって、長野県が調査をされたことが他人事《ひとごと》のように感じられては困るということになります。そういう意味で、厚労省に全国調査をしてほしいということを申し入れております。

長野県知事の記者レクでも、この全国調査を厚労省が行なうに当たって。長野県が今回した調査について協力して国に対しても働きかけをするということもお約束してくださいました。長野県内だけではなくてほかのところにもあるはずです。それが実際にどういう形で保存されているか、されてないかということについても調べるという必要が当然あります。これについては、継続してこれからも私たちの中で明らかにできるところまではやっていきたいと思っています。

『明治三十二年調』の性格についても、またこれははっきり証拠はないわけですけども。これについても、なぜこの時にこうした調査が行われたのかについても明らかにしてほしいと。内務省の調査でしたので、内務省は戦後三つに解体されましたから、厚労省だけではなくて、当時内務省だった他の省庁と協力して継続して調べて欲しいという申し入れをしております。

ここまでが一部でみなさまにお話ししたかったことです。いま長野県の方に調査報告のお話もいただきましたが、その前の高橋さん、藤崎さんからも話してくださったこの事実経緯につきまして、さらにみなさまの方からご質問等がおありではないかと思います。その事実経緯についてもう少し知りたいこと、それから長野県の調査についてご質問がございましたら、今から一〇分ほど会場質問の時間を用意してございますので、会場のみなさんから何かご質問あれば、お手をあげていただけたらありがたいです。お願いいたします。

発言者　上田市から参りました。〇〇と申します。今日の会に敬意を表しまして、今日の発表大変丁寧に教えていただきました。私は畑谷さん、それから島田さんの紙面の記事等をいつも拝見して、その時の感想や疑念をいま端的にぶつけます。それは決してその責任の所在がどこだというのではなくて、この全体の差別の問題につながった部分でもうちょっと知っておきたいなということで、責任の追及ではありません。むしろ今日のご説明、先ほどの遠藤先生のまとめでひじょうによくわかりましたが、一つ永年保存という赤いハンコは大町警察書で押したのでしょうか。あるいは他のものにポンポンポンポン押されて、すると、どこか県か何かに集めた時に、そういうものを押したんだろうか。そうすると、大町警察署のものからポンと盗まれたのではなくて、何かを集合させている中で、もれていったんじゃないかという世俗の質問ですけれども、犯人捜しではありません。

続いて市民団体が大変苦労されたということなんですが、世俗な質問です。二〇万円で相手が何とかしてくれたからよかったけれども、相手が頑強にはね返したり、もっと高額だった場合に市民学会がやる仕事でしょうか。私の心の中ではこれは、県警本部なり、県なりが特別予算、緊急避難的な予算でそっくり買戻していくという動き、討論はなかったのか。これは責めているわけではありません。よく市民やってくれたなということで、そういう二つの部分なんです。総合的には、流れとしては、今日の会議でひじょうに新聞記事と県の動きがよくわかって、やっぱりどこかにあるんだろうなという、この二七日の群馬県前橋市の記事は前橋の記事も貴重だったんですね。群馬県前橋ということは、長野県長野市にもあったんだろうと。内務省というのが戦後なくなりましたけれども、警察官の記事にいくと行政一貫ですから、その辺の流れをわかる範囲で、それから差し支えるってことであればかまいません。読みませんということでも結構です。

遠藤　それでは、平林さん、長野県のほうからお答えいただけますか。

平林　ご質問ありがとうございました。まず、一点目の永年保存押のお話ですが、確かにいまの県の文書規程ですと保存区分っていうのは永年ですとか、十年ですとか、五年ですとかっていう規定がございますが、私どもその明治の時代にどんな規定に基づいて、その当時県でやっていたかってことなので、ちょっと私も把握はできていません。まったく確認できていない状況ではありましたので、推測ですが、おっしゃるとおり作成したものに永年保存というような表記は県の、だから大町警察署なり、県のほうでやられたのではないかなと思います。そこは確定としては申し上げることができません。大町警察署とある以上、県が関与して作成した文書であるというところは、否定はできないのではないかなと思っております。

それから二点目の買い取りの話ですけれども、私どもも今回の事案が発覚して、翌週にはもう埼玉の古書店のほうに担当職員が出向いて、人権侵害に当たるので、出品はやめていただきたいということと、県のほうで回収させていただきたいというお話をさせていただきました。これまでも先ほど高橋さんからも「壬申戸籍」のお話等ございまして、法務局の「壬申戸籍」は対応されていらっしゃいますけれども、回収するというやり方をしているというふうに私も聞いておりまして、ちょっと買い取るというところまでの議論にその時点では。でも、とにかく早急にインターネット上からはそれを取り下げていただきたいということと、しっかり対処しなければいけないということで出向きました。早急に緊急予算的に対応できなかったのかというご意見をいただきましたけれども、今後、どのようなに出てくるかわかりませんね。おっしゃるとおり、高額で何百万もっていう話になった場合に本当に対応できるのかということが課題になると思いますが、これは本県だけの課題ではなく、全国的、他県においても、今回のこういった台帳が出てくる可能性もありますので、国のほうとも協議しながらしっかり検討させていただきたいと思います。すみません。お答えになっていないかもしれませんが、受け止めはさせていただきました。ありがとうございました。

遠藤　高橋さんのお話で、もう一つ戦前の資料が戦後になぜ長野県に残ってなかったのかということが問題としてありますので、高橋さん、それも含めてお話しいただけますか。

高橋　先ほどの報告のとおり、まず戦前の資料がほとんど残っていないというのは、なかったというわけじゃないと思います。資料保存をしていくという認識とか、決まりごとというのはやっぱり県に意識がなかったり薄かったのだと思うんです。だからこそ残っていないっていう点、ここが結構大事なところだというふうに思います。なくてよかったって話ではすまない、あるはずの資料です。それがどこかに流出している可能性もあるからということです。それは今後のことを考える。つまり、これからこの問題をもとにしてどういうふうに保存し、誰がこれは公文書なのかということを認定して保存するかっていう決まりごとを作っていく上でも、過去において、その決まりや認識がなかったことで流出させてきたということを踏まえなければいけないです。結果としての枚数とか、何件ありましただけでは、やっぱり不十分過ぎるという点はもう一度考えていき、しっかりと受け止める必要があるというふうに思います。

もう一点の買い取りという言葉として、コーディネーターの方から冒頭申し上げたとおり、これは買い取るって言葉になってしまうと、その価格を我々が認めるということになってしまいます。なので、それはやはり行くときから買い取りとはしないと。言葉自体もどうしたかというと、仕入れ値を保障するという心づもりでいったんですね。そしたら相手の店主もやりとりの中で、それは二〇万で売りたいわけですよ。だけどそうじゃなくて、仕入れ値をという話の中で落ち着いていく。

それからお金がどこから出るかという話で、県の当時の議論は、バタバタ状態でいろいろな議論が始まりました。一体どこの課がこれ担当するのか、窓口は複数関係するわけです。警察、人権もそうだし、教育委員会、感染症対策課もあるし、それぞれ横断していて、どこが窓口になるのかというところから始まって、それじゃ具体的に回収にかかったときに相手が応じなかったらどうしようかとか。二〇万円でないと渡さないって言われたら、お金はどこから出すんだ。行政の仕組みというのは予算化されてないと、お金の出どころは無理な話です。だから、そういうやりとりの中で、私どもが入って、お金のことは仕入れ値を保障する形で出すから、もっと言えば最悪の場合、私個人で出すからっていうことも出ていました。その対応についても検討しなければいけない課題です。ご指摘どおりだと思います。

遠藤　ありがとうございます。補足いたしますと、さきほど高橋さんが言われたように、高橋さんはとても厳しい交渉をされたと思いますけれども、現場に立ち会った際、他のメンバーも買い取るのは絶対できないという方針で臨んでいたわけですね。しかし、古書店との交渉のなかで、仕入れ値と言う形で二〇万という額で収めるしかないということだったとのことですけれどもお話いただいたように、書店の言い値が高いとかの問題になってきたときには、どういう対応ができたかというのはさすがに私たちも苦労したと思います。
こういう人権侵害の文書を売り買いということ自体がそもそも許されないのではないかという問題があるのですが、いまの法律では残念ながら対応できておりません。そういう形で本来だったら、人権侵害の書類に関しては、売買という形で表にでること自体が問題だというような、法律の詰めを今後していかなくてはならないという問題意識自体は私たちも持っております。

発言者　つくば市の人権ふれあいセンターの○○と申します。今回、たまたま富山県の住職の方が、サイトにこういうものが載っているぞということでご報告があってわかったわけですけれども、いまのお話にも関連するんですけど、ヤフオクだけではなくて、いまネットの上ではいろんなフリマサイトがありますよね。ですから、そういうもののチェックっていう、本来、売買の対象になるものではないんですけれど、まあ、今後もそういうことが出てくる可能性があるということで、それに対する対応、あるいは法的規制っていうものに対するアプローチはこれからどんなふうにやっていけばいいだろうか。そこら辺についてのお考えなり、見通しなりありましたら教えていただきたいですけれども。

遠藤　今回も法務省がこの問題に関しては強い関心を持たれているのですが、法務省にできることは、古書店にこういう古書は販売しないようにという形での行政指導までしかいまの法律の中ではできないのだと思います。ですから、ネット販売で人権侵害を法的にどのように防ぐかという問題は間違いなく、今後の問題として、これからたくさん出てくる可能性はありますので、至急対応していただく必要がある問題だと自覚しております。少しでも私たちの協力できることがあればしていきたいと思っております。

発言者　高頭町から参りました○○と申します。先ほど県の方で調査をしていて、各市町村との温度差があったということでございますけれども、そんなに市町村は協力しないものなんですか。

高橋　県の代わりに私が答えるわけではありません。市町村の調査は、県はしてないのです。だから、これからが課題になろうかと思います。正直思うんですけど、例えば今回、市民学会でこの分科会を設けているじゃないですか。それぞれの行政職員たちが想像力を発揮し、考えてみる必要があると思うんですよ。絶対に全ての市町村に関わる調査がされてるわけですよ。自分のところの住民たちの中に、そこに関わる台帳が一覧で載っているわけですよ。もし出てきたらどうするのか。どれだけ当事者たちが、とその気持ちを考えればわかることです。そうすれば、せっかくこういう機会があるのなら自らが実費でも出てくるぐらいの意識を持っていないと、と本当に思います。

今回、私が事務的にもこの集会のこともずっと進めてきていて、市町村が本当にこの問題をしっかりと受け止めようという認識があるのかは私も疑問です。現実に、参加者についても偏りがあったり、来ないところもあったりと、二年前からずっと呼びかけてきてもこういう経過を見ると、やはりもう一度丁寧にやっていかなきゃいけないなと思うわけです。その突破口になるのは、まさに今回県が調べてくれたことをきっかけとして、県はここまでやった。市町村はどうなのかという呼びかけは、県の方からやっていただくことが有効的だというのが私の意見です。

藤崎　よろしいでしょうか。藤崎です。みなさんの議論に水をかけるようで申し訳ないんですが、国はですね、もちろん、ここに本人の秘密の問題もありますので、個人情報、患者・入所者つまり当事者の問題を国はできるだけ市町村には伝えないっていうのが原則なんです。いまはそれがいつごろからそうなったのかという問題もありますけども、現在も、例えば給与金の対象者の問題も全部県段階にしか、その下にはおりていません。だから、市町村は知らないっていうことが多いんですよ。逆にいうと、そういうこともあるぐらいだから、あんまり市町村には僕は期待してもしょうがない。期待できないんじゃないかなって気がしないわけでもないです。

今、国のやり方、そういうやり方してますから、県どまりで終わりって感じですね。ですから、それはみなさんの議論に水をかけるようで申し訳ないと思うんですが、いまの国の方針というかやり方がそういうことなので、市町村が預かり知らぬってことも結構多いんですよ。そういうことを含んで調査してもらうんだよって。それはいつからそうなったかわかりませんから。それ以前の話とすれば、当然市町村にもあるっていうことは考えてもいいんじゃないかなと考えられるというふうに思います。

遠藤　藤崎さんありがとうございました。じゃあ、あと一人だけ。手をあげてくださっています。

発言者　ハンセン病首都圏市民の会の〇〇と申します。質問になるかどうかわからないんですけど、今までうかがっていて、やっぱり内務省時代のものってことは当然全国に関わっている問題だと思うのですが、そういう意味ではこれはやっぱり長野県の問題じゃないなって、とても強く感じました。そういうわけで本当によく調べてくださったと思うんですけど。その意識がまた足りないとかいう市町村の意識っていうレベルの問題じゃなくて、これはやっぱり虐待につながる人権問題なんだ。そういう個人情報を売り買いすること自体が、もう犯罪なんだっていう、やっぱりそういう法制化を、市民学会として立ち上げた方がいいと私は思いました。じゃあ、ハンセン病の議員懇談会の先生たちにも話して、その法制化のために動き出してほしいと私は思いますし、動き出したいと思いました。

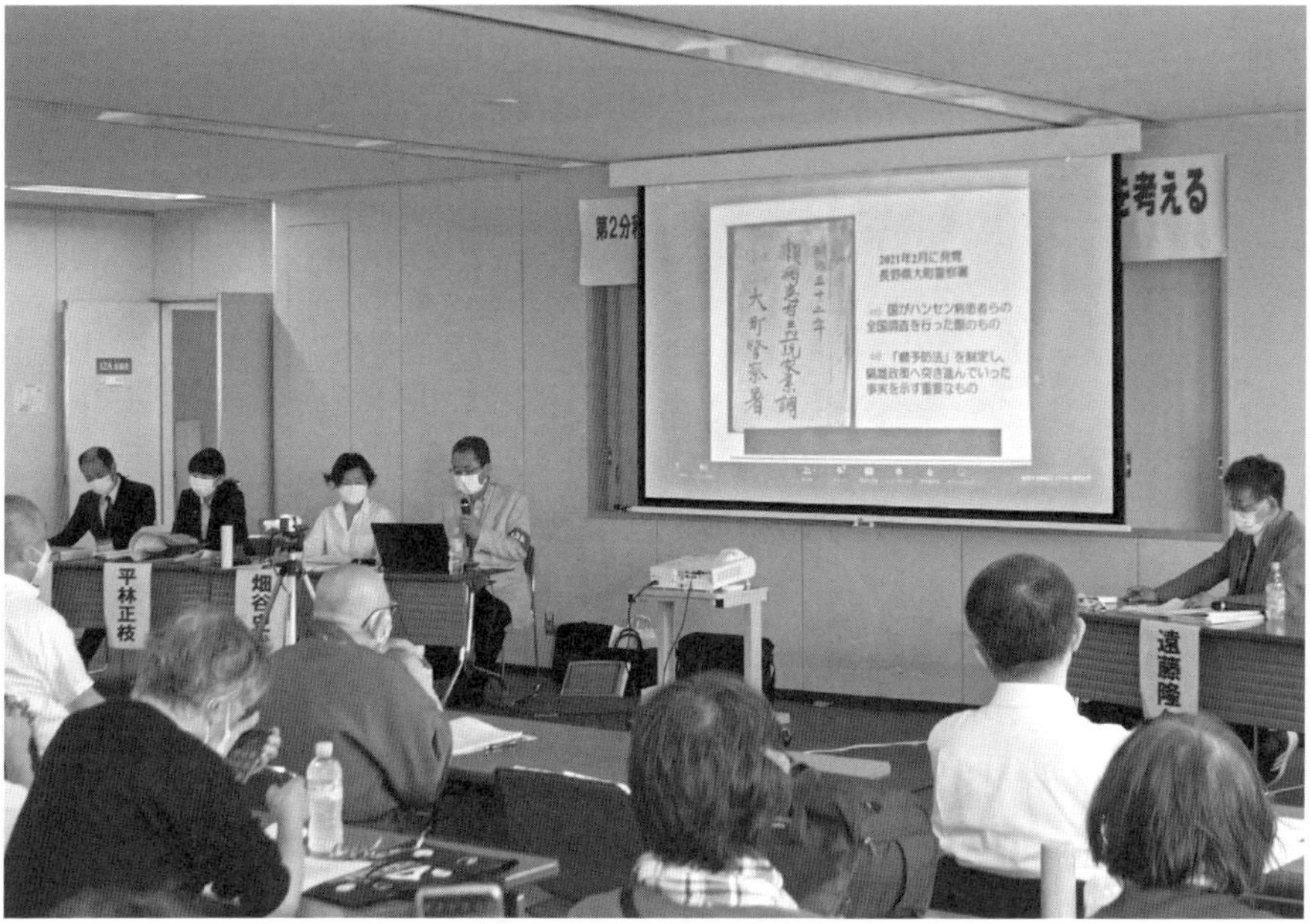

遠藤　長野県自体は戦前の資料が残っていないんですけども、たぶん他の県は残ってる可能性はあるんではないかと思います。長野県がその資料を残さなかったっていうだけであって、他県で調べた際にこの調査が資料として残っている可能性は十分あると思います。長野県がせっかく調査してくださったこの調査の方法でこれから全国調査を積極的にやっていただきたいと思っております。また第二部の方でもご質問の時間を設けておりますので、一応ここでご質問の時間を終わらせていただきます。

遠藤　それでは第二部を始めさせていただきます。第二部は第一部を受けて、『明治三十二年調』というこの台帳が流出したことを、どう受け止めたらいいのかという課題に移りたいと思います。まず、最初に、『明治三十二年癩病患者並血統家系調』について、どのような資料なのかということにつきまして、藤野豊さんに一五分ほどご意見をいただきたいと思っております。藤野さんよろしくお願いいたします。

藤野　それでは、この資料がどういうものかだけ説明いたします。ハンセン病の隔離政策というのを考えるときに、全体の政策の一環であったという認識を持たなきゃ間違うんですね。つまり、個人がやった隔離ではない。国家がやったわけだから、その時点の国策がどういうものだったのかと全体像を踏まえないと見当違いな判断が出てくるんです。それで、その政策は医療関係の政策はもちろんですが、それだけではなくて、軍事、外交を含めた国策を前提にして考える。

今回の流出した資料の元になった調査についても、そういう政策全体の中でなぜこういう調査がなされたかってことを考えていかないと、この資料の持つ意味が理解できなくなると思います。それで、日本でハンセン病の隔離が始まったのは一九〇七年の「癩予防ニ関スル件」という法律ができてからになるわけですが、なぜそのような法律が出てきたかってことは、やっぱりその時代の政策全体が背景にあるわけですね。

今日資料に別に入っている年表を持っている方はご覧になっていただきたいんですが、一八九四年から一九一五年、この二〇年ぐらいの日本の政策全体の中で考えなきゃいけないと思っています。一八九四年にイギリスと「日英通商航海条約」という条約が結ばれます。何でこの条約がハンセン病にかかわるかっていうことなんですけども、この条約で日本はイギリスとほぼ一〇〇%ではないけれども、ほぼ対等な外交関係を樹立します。このイギリスとの条約に続いて、アメリカやフランスなど当時の帝国主義列強とほぼ同様の条約が結ばれて、日本は、条約上は欧米とほぼ対等な立場に立つわけです。

これを背景に日清戦争という侵略に飛び込むわけですけれども。その条約が発効するのが一八九九年になるわけです。この新しい条約が一八九九年から発効していきます。この意味っていうのがあまり一般的にはハンセン病と結びつけて考えられていないんですけども、実に大きいんですね。これによってかつてあった居留地制度が廃止されます。以後、欧米人は日本国内どこに住むのも自由。どこに旅行するかも自由になります。そういった新しい状況を踏まえて、政府はさまざまな法制整備をするんです。それは外国人の商業活動が自由化するとか、外国人が学校をつくることもどんどん進むだろうとか、キリスト教の布教も進むだろう。いろんな新しい状況に向けて、さまざまな法制整備をします。その一環として、「癩予防ニ関スル件」という法律が出てくるんです。この「癩予防ニ関スル件」という隔離をすすめた法律だけを捉えてしまうと、理解ができないかもしれないですが、この当時さまざまな法整備をする。その法整備の中身を検討していくと理解できます。

特に「癩予防ニ関スル件」と深く結びつくのが「精

神病者監護法」です。精神障害者を座敷牢に監禁するという、まさにハンセン病患者の隔離と同じような発想なんですけども、この二つの法律すなわち「精神病者監護法」と「癩予防ニ関スル件」という法律はいってみれば、欧米と対等になった国家にとってまずい問題、外国に見られたくない問題を隠蔽するという、そういった意味から出てきたものであるという共通点があります。で、「精神病者監護法」は一八九九年の内地雑居が始まる年までに何とか作ろうとしたんですが、やや遅れて翌年にこれは成立をします。

また、「癩予防ニ関スル件」も本来はこの年に、つまり内地雑居までに間に合うように隔離をしたかったんですが、これも時間がかかってそれが一九〇七年になるわけなんです。そのために何をやったかというと、まず精神障害者を監禁。次にハンセン病患者を隔離する。どれぐらいの設備が必要かっていうことで、患者数の調査が始まります。精神障害者に対しては、一八九七年調査が行われました。つまり、座敷牢等に監禁するべき患者がどれぐらいいるか、一八九七年に調査がありました。ハンセン病についても、同年第一回調査が行われました。これで二万三〇〇〇という患者がいることがわかったわけです。こうして患者の実態を把握しながら、それに向けた隔離や監禁が準備されていく。そして、欧米に対して恥ずかしくない国家をつくる。欧米に見られると、文明国として恥になるような人々は排除する。これが進んでいくわけです。今回問題になっている流出した文書というのは、第二回目の調査、一九〇〇年に行われた第二回ハンセン病患者調査そのときの長野県の調査の一部だと思います。

ですから、これは長野県が単独で行ったものではなく、国が内務省衛生局のもとに全国の府県に対して行ったものになるんだと思います。そして、この調査の結果、三万を超える患者がいるということで、つまり前回は二万三〇〇〇だったのが今回三万に増えてるわけですね。一層これで、隔離をしなければという議論で、隔離に向かって動いていくわけなのです。

先ほどから議論になっていますけれども、この調査というのは全国でやるわけですから、短期間でできないわけです。この一九〇〇年、明治三三年にこの調査が公表されたわけです。でも、その前にすでに調査をやってるわけですから、この長野県の資料は一八九九(明治三二)年ですよね。一年前から全国の調査をして、それを翌年集約して国がまとめたということになります。当時のこういった調査は、どういうふうになされているかといいますと、これはハンセン病だけではありませんけども、警察行政の一環でやってるんです。

当時は、医療行政は警察行政の一環でした。ですから、長野県においても、長野県警察部の中に医務課あるいは医事課という課が置かれ、そこで行うわけです。つまり、警察行政の一環だったということです。

内務省から通達があり、長野県は長野県警察部に調査を行わせる。長野県警察部は、それを管轄下の各警察署におろす。今回、大町警察署のことですね、その結果、警察署は今度その調査を、各地域を分担する現場の巡査に任せるんです。ですから、現場の巡査たちが自分の管轄しているエリアに向かって、患者の調査をした。それを大町警察署に報告した。各警察官が送ってきた資料を綴じたものが、今回の流出した資料になります。ですから、これは各警察官現場で患者を調べ、それを大町警察署に報告し、それを大町警察署が一つに綴じて、それを県に提出した。そして、長野県警察部がそれを各県下の警察署から受けてまとめ統計を出し、それを内務省に報告したという。そういうことになります。ですから、市町村が関わってるというよりは、これは県直轄で県警察部直轄の事業であったということになります。永久保存という判をしたのも、それは取りまとめた県警察部、県の中央の判断であると考えていいと思います。これは、他の資料を考えてもそのことが言えます。

問題なのは、これはただ患者の調査だけではなくて、血統調査をしてるってことですね。つまり、ハンセン病患者とその家族親族まで調べてるということです。これがその後の患者の隔離及び断種の強制につながってくることになります。そういった意味では、この大町警察の調査っていうのは、現場の警察がどういう視点で患者を見て、どういう視点でハンセン病という病気を理解していたか、どういう視点で取り締まったかが自動的にわかる資料だと思います。まさに当時のハンセン病患者に対する警察側の視点、差別的な視点が明確に示されているという資料になると思います。そういう意味で今後この資料をどう調査研究し、そして人権啓発、人権教育に活用していくかということは大きな課題であると考えております。

こうした調査は今後もまた何度も定期的に続けていくわけなんですけども、今回の問題っていうのはどこで入手したか。今、確かに僕は長野県のみなさまのご努力があることはわかりますが、どの段階でどう流通して流出したかってことについて、突き詰めるのはかなり難しいと思います。実は、こういうことよくあるんですね。私も資料調査をしていて、村役場の文書が、公文書が、かつて村長をしていた方のお宅にあったとか。つまり個人的にその村長が村役場の公文書を自宅に持ち帰りそのまま保管していた。で、その村長が亡くなった後、遺族の方が発見し、それが古書店に流れる。よくあるパターンなんですね。ですから、そういった意味では恐らく長野県の今度の資料も大町警察署もしくは県警、県警察部の関係者が自宅に持ち帰ったまま保存され、ご本人が亡くなった後、遺族や関係者の方から流出したという可能性が一番あると思います。古文書の場合には、よくあり得ることなんです。そういう意味では、他の資料も流出してる可能性が十分あるということは、本当にこれは否定できないと思っています。ですから、国あるいは県等がですね、本当に流出資料についての調査、特に人権に関わる資料です。「壬申戸籍」もそうです。そういった資料が流出することについて、重く受け止めて、より積極的な取り組みをしていただけるようにお願いしたいと思います。

あるいは最近ですね、部落差別をめぐって鳥取ループと称するグループがですね、被差別部落の土地の地名とか人名まで公表する、ネットに公開する、こういうことを平気でやっていて、何度削除されても繰り返しやっている事実があります。したがって、今回のネットにこうした資料が出たということは、いまは回収されましたが、この資料のネットに公開されてる最中に、それをコピーして流布させたりするようなことがあり得るかもしれません。そういう意味では、やはり人権に関する資料の流出ネット公開については、今回の事例も含めて、かつての「壬申戸籍」の流出もそうですし、いま申し上げた鳥取ループの一連の行為もそうですが、何らかの法的な規制なりしていかなければ、本当に人権侵害が止まらなくなると思います。

そういった意味で今回の問題は、ただ長野県の一例にすぎないのではなく、全国的な人権問題を考える、特にハンセン病をめぐる人権問題を考える上での重要な事件だと思いますので、今後の取り組みをさらに期待したいと思います。指定された時間過ぎましたので、これで終わります。

遠藤　藤野さんありがとうございました。それではこの台帳流出問題に対して、当事者の側の受け止めについて藤崎さんお願いいたします。

藤崎　いま、藤野先生のお話を聞いてなるほどという部分もあるんです。これをちゃんと調べようと思ったら、私はやっぱりあの発信元であるね、内務省の書類がどうなってるのかってのはひじょうに興味があってですね。興味というか必要だというふうに思うんですが、内務省が戦後解体してしまうんですね。その時にこういう類いの書類がどこへどういってしまったのか。それが一つ必要。それは、その指令を受けたほうで、長野県の例でもわかるように、なかなか見つけるのは難しいというんであれば、そういう指令を出した元の書類をですね。それとそこには報告もあるはずでしょうから、出した以上は報告を受けてるわけで、それをやっぱり探るっていうことも一つの方法だし、大事なことかなという気がしています。ただ、やっぱりこんなことをうやむやにできるわけないので、徹底的に調べてもらう。

それとやっぱり私は、この問題を私どもはいまのところ厚労省に対していろんなもの言いをしてるわけですが、やっぱりね、法務省に働きかける必要がありまず。情報によりますとね、法務省ははっきり言ってやる気十分だと。ただ、厚労省から何も言ってこないのでっていう話を聞きましたので、やっぱり法務省に働きかけしなきゃいけないということは間違いないというふうに思ってますので、これからの動きとして対法務省ということを重要視しなきゃいけないんではないのかなというふうに思ってます。

いずれにしても、これは単に長野県の大町警察署だけの問題じゃないってことだけは、みなさんおっしゃるように間違いないんだろうから、全国的にやっぱりあるんだ。あるもんだというふうに考えればですね、やっぱりそれを相当な労力が必要になってくるし大変な仕事であるのですが、だからこそ余計やる必要がある。先程の藤野先生の話のように、どこで出てくるかっていうことはわからないという状況でね。心配は尽きないわけですね。ですから、そういうことのないようにするためには、やっぱりきっちりその辺を調査する必要はあるというふうな思いでおります。よろしくお願いしたいと思います。以上です。

遠藤 その問題もそうですが、この『三十二年調』が流出されたことについて、要するに当事者という立場では、こういう文書が出るということについての不安と言いますか受け止めについて、一言お願いできますか。

藤崎 やっぱりね、こういうものがでるっていうのは、それは先程から言われてるように人権問題でしょ。人権問題が広がりを見せるとね。それは私どもにとってはいたたまれない状況になることは間違いないですよ。一番そこんとこはやっぱり、『調』が出たというふうに情報を得た時に驚きと同時に、やっぱり心配と怒りですね。どうして、こんなものが出てくるんだと怒りも含めて、やっぱり精神的なダメージ。もしこれが自分のものだっていうふうなことだったら大変な問題。あるいは人によっては自死したくなるような状況になるんじゃないかなという心配もされますよ。
それ程やっぱり大事な重大な問題だという認識を私どもは持っていて、これは解明しなきゃいけない最も大事な問題です。ただ、他の書類、公文書なんかもいろいろな問題もあってですね。これが出たために、そっちのほうにも思いがいってるというのは、ある意味では一つの起爆剤になったことは間違いないというふうに思います。ただ、今、遠藤先生のおっしゃるように我々の思いとしてはやっぱり、これは一日も早く解明してもらいたいということと、簡単にそのヤフーなんかに出てくるっていうシステムなり、やりようがね、もうこれはそこに対する驚きと怒りは、常につきまとっている気がしてます。

遠藤　私は補足する立場ではないですけども大町警察署が作成していたことから、大町警察署の「調」になりましたが、ご自身につながる内容が書かれているかもしれないというご家族親族のご心配だけではなくて、全国のみなさんが長野県の資料だけではなくて他にもあるのではないかと思えば、当然、長野県にお住まいではなくても。いつか自分の身に降りかかってくるのではないかという心配をお持ちになったはずだと思います。長野県に今お住まいになっていらっしゃる退所者の方がこれについてコメントされている映像がありますので、今からこれを流した上で、その方のお人柄も含めて取材をしてくださった畑谷さんからコメントをいただきたいと思います。

以下映像の音声

山形弘喜　まずは、昭和一五年九月二八日。だから、先月八一歳になった。茨城県から草津の電車に乗って来たわけです。だけど、その時にはもう姉さんも二人入っているし、そしていとこもいて、うん。いっぱいいたんです。ばあさんもいたし、いやな思いは、うーん。草津に正門があって、そこへの学生の場合は、正門通らなくても外から回って行けたもんでね。まあ、買い物してくるんだけれども、やっぱり石やら何やらぶつけられたことがある。相手は子どもだけどね。

畑谷　子どもが投げてくる。

山形　そうそう。そういうことはいっぱいあります。ありました。

畑谷　石とか投げられたりそういう時に、どういうふうに対応したんですか。

山形　逃げるほかない。そういうこともあったけどね。

畑谷　そういうことだんだんわかってくると、その社会に出ていくことが、大変だなとか。そういうふうにお感じになったことはありますか。

山形　そうだね、社会出ていくときにいつも「お前は『らい病』じゃねえか」って言われるような気がした。うんうん、それが怖かった。足がブランブランしてるからね。私自身はあれだね、自分の人生、五八でやめたんですよ。だってみんなの闘争の中で僕自身が社会に出られたんだから。俺はそう思ってるんです。

畑谷　社会に出たものとして闘うんだ。

山形　そうそうそう。そうしなきゃ、俺の人生がないよね。

畑谷　あの裁判、ハンセン病違憲国賠訴訟はとても厳しくて、名前を出せなくて原告になった方がほとんどでしたけど、山形さんは名前を出されたんですね。

山形　そう。もう私はひじょうにかあちゃんに怒られた。

畑谷　ハンセン病の裁判にずっと関わってこられてあの勝訴の裁判から、二〇年が経って、またその大町で名簿がでたって言って、それで問題になっている。この状況どう思いますか。

山形　あんなものを燃やした方がいいじゃないですか。なんで今更掘り出してね、とっておくとかやってるけども、燃やしゃええじゃないですか。腹が立ってしょうがない。なぜそんなことが。実はあれ掘り起こしたやつも俺許せないよ。

畑谷　昔、自分のおじいちゃんハンセン病だったんだよねって普通に言い合えればいいのになってすごく思うんですよ。うん、そして名簿を燃やす必要もないじゃないですか。そういうふうにいずれなってほしいと願い続けてきたんですけど、まだ二〇年じゃなかなか難しいのかななんて思う。どうすればなるのかなってずっと考えてます。

山形　いまの若い人たちは、うちの息子が、こう言う「なんだ親父はハンセン病だったのかい」

畑谷　いいですね。

山形　そういうふうがしゃっきり。

畑谷　さすが山形さんの息子さん素敵です。それが普通です。

山形　普通だよな。そうなってほしいな。

畑谷　なってほしいですね。

山形　だからこう何て言うかね。そんな悪い病気じゃないんだよ。でも人は、特にそういうふうにみるんです。それを変えなきゃいけないと思うんだけど。そりゃあ時間かかるよ。

映像音声以上

畑谷　あの今の映像は去年ですね、実行委員会で勉強会のために山形さんのところにインタビューに行った時に、私がボランティアでじゃあインタビューしますということで伺っていて。その前にも私は伺ってるんですけれども、その時もこの名簿のお話を聞いているんです。その時にも同じようなことをおっしゃっていたんですけども、その時のノートをひっくり返すと燃やせばいいんだって言ってて。頭にきちゃうって言ってて、その名簿に載っている人たちは死んでしまっているんだろうけど、隠し通して生きている人がたくさんいるんだと、公にされたら困る人がたくさんいるんだからさっておっしゃってました。

その後ですね。隠すことがいいとは思わないんだよ。だって、単なる病気でしょってておっしゃってました。その「燃やせばいいじゃないか」って、何か例えば書いてある原稿とかで読むとものすごく恐れているとか思われるかもしれないんですけれども、ひじょうに複雑な感情が混じっているんだなと私は思っています。それで、山形さん自身はいま見ていただいたように生きてきた方ですから、やっぱり最終的にはその単なる病気になってほしいと願っていらっしゃると思うんですね。

問題提起を続けていいですか。これから問題提起につなげていきたいと思うんですけども。今回の台帳流出問題では、今までのご報告の中で分かったように、人権センターながのをはじめ、市民学会さんや全療協さんとかですね、関わったみなさんが回収に尽力されたことがよくわかります。この回収には、スピードが求められる上に、本当に誰がどう動くんだとか、回収した台帳をどうするんだとか、お金も求められたとか、さまざまな葛藤があったことと思われます。

ハンセン病をめぐる差別は、国の政策、国策によって作られたという点がやはり大きな特徴ですので、その点を念頭に置けば公文書の流出はあってはならないことです。今回、やはりこの公文書の出元で行くと、その作った長野県の責任というのは大きいと言わざるを得ません。

ただ、先ほど藤野先生もおっしゃってましたけれども、日本は戦争を挟んで公文書を燃やしたり、焼却したり、燃やしたり処分したりということがかなりたくさんやられたと。あと、代替わりとか建て替えの際に、いろんな貴重な資料が散逸したりしていて、私どもでも取材をしていて、その戦時中の貴重な資料を個人が持ち帰っておうちにあって、それがたまたま発見されてというようなものが貴重な記録になるということは、新聞の取材をしていても多くあります。こうしたことが今後起こらないとは限らないというか起きると思うんです。で、今回の件でもわかるんですけれども、残念ながら善意の人ばかりではないということがわかります。そうすると、仮にこういう資料が流出した場合、いかに速やかに回収に動くのか、窓口はどうするのか。じゃ、金銭の問題が出たときにどうするのかということと、そもそも流出させないということについて、やはり厚生労働省と都道府県かなと私は思っていたんですが、先ほどの藤崎さんのお話だと法務省がやる気だということなので、じゃあ法務省と一緒にですね、当事者意識を持ってやはり仕組みを整えていく必要があるということは言えると思うんです。

その先で法律を作ったほうがいいというようなこと、あるいは法的な規制ということがあるんですが、これは実はなかなか難しい問題があるかなと私自身思っています。法律を作ればよくなるってほどシンプルではないのかなと思うので、またこれからの意見交換の中でみなさんのご意見を聞きたいと思います。

もう一つ私が問題提起をしたいのは、今回のようにハンセン病関係の文書、特に個人の情報が含まれた文書はですね、外に出さないということはもう大前提なんですけれども、ゴールを固めるだけではですね、偏見差別を防ぐことはできますけれども、それはとても大事ですけれども、そこだけに力を注いでは偏見差別の解消にはつながりません。誤解を恐れずに言えばですね。守ろう守ろうとすることが、隠そう隠そうとすることが、むしろ偏見と差別を固定化し、強化する方向に行きかねないという危うさもですね、たぶん、みなさんもお感じになっていると思います。

今回の台帳流出問題が突きつけたものは、何なのか、私自身が思うのは、私は名前だと思います。元患者さんたちの名前です。この二〇年余りの間に、私は関わった元患者さんたちを見送ってきました。長野県出身の元患者さんたちは、多くの方が隔離政策によって故郷を追われ、家族に差別が及ばないように名前を隠して療養所の中で生きてきました。俺たちには苦しんだ誇りがあると言われたことは忘れられません。家族を守るために、顔も名前も生きていることさえ隠しぬいて亡くなっていった元患者さんたちがいます。

でも、そこから二一年が経ちました。判決からですね。いつまで隠すことを強いられるのでしょうか。あの裁判からこれだけ時間が過ぎて、この先も隠し続けることをやめようがないのでしょうか。私たちが目指しているのは、根底は隠さないで済むことであるはずです。そのことを今回改めて確認しておきたいと思うんです。名前を、あるいはハンセン病元患者であったことを言える、そこを本気で私たちが目指せるかどうかが今回問われたんじゃないかと思うんです。

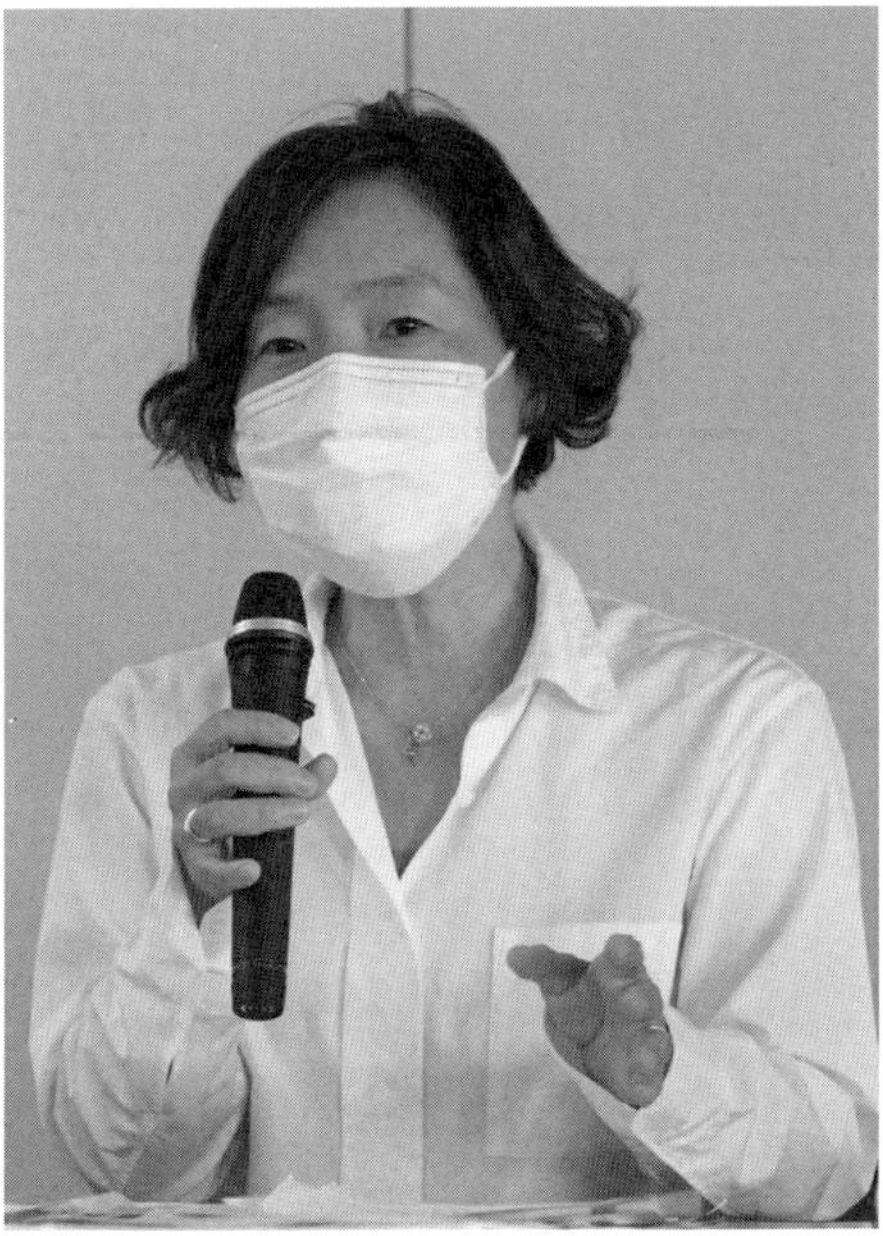

先ほどの山形さんとのやりとりの中でも、私も申し上げたり、山形さんもおっしゃってましたけれども、実はうちのおじいちゃんがねっていうふうに言える日が来る。極論すればですね、台帳が出たってもう平気なんだよと。元患者さんたち自身が心の底からそう思えるように、私たちがいま何をすべきなのか、今回の台帳流出問題をそういうことを念頭に置いて、これから意見交換をしていただければと思うんです。

　偏見差別の解消が一朝一夕にいかないことは、みなさん身に染みて感じていると思います。私自身もそうです。元患者さんやご家族のことを考えれば、一刻も早くと思いますけれども、世代をまたいでの努力が必要になると思うんです。じゃあどうするのかということを今日、ここに来てくださったみなさんのお知恵をぜひお借りしたいと私自身も思ってます。なので、ぜひ質疑や意見交換に加わっていただきたいと思っています。今回、山形さんのご体調への心配もあったために、市民学会の出席を見合わせましたけれども、電話でお話をした時にこんなお話をされていましたので、みなさんへのメッセージとして最後にお伝えしたいと思います。

　「かつて患者たちは、草津の町はずれにあるんですけど、地獄谷に置き去りにされたんだよと、それを救いに行ったのが楽泉園の者たちだった。憲兵あがりの職員と闘ってきたんだ。僕は小さい頃、あそこにいたから知っているんだよ。連れて来た患者たちを、日の当たる場所へ名前だけでもいいから出してやりたい。でも偏見差別が解消されないかぎりできない。そういう闘争をしてほしいんだ。願いよ。これは」とおっしゃっていました。この問題提起をもとに、みなさんで意見を言っていただけるとありがたいと思います。

遠藤　ありがとうございました。あとで、みなさんのご意見をおうかがいしたいと思いますが、まず、今の畑谷さんの問題意識を、まず藤崎さんはどう受け止められましたでしょうか。

藤崎　あのね、実は私ね、私ごとで申し訳ないんですが、私の孫が学校でハンセン病、全生園の話をした時に私の孫がですね、うちの爺ちゃんここにいるよって堂々と言ったって言うんですね。こういうような状況を作ることが大事だなっていうふうに思ってます。いま、畑谷さんの話のように、自分はかつてこうだったんだってことを堂々と言える社会、世の中がやっぱり望ましいんだろうなっていうふうに思ってまして、そのために我々の仕事として頑張らなきゃいけない部分だと思うんですね。ですから、そこはいまのご報告のとおりだというふうに思います。

遠藤　次にですね、長野県がこういうお話も含めてですけども、今度のこの流出問題を受け止めたあと、長野県としての取り組みが今後どのように発展していくのかについてご説明をいただけたらありがたいと思います。

平林　畑谷さんのご報告ありがとうございました。山形さんのお話聞かせていただきまして、この台帳が見つかった時に燃やせばいいと思った、腹立たしいと思ったというひじょうに重い言葉を私どもは心の中にいま受け止めたところでございます。長野県では、昨日も知事のほうから会の冒頭のところでご挨拶申し上げましたが、二〇〇五年にハンセン病問題の検証会議というものを設置しまして、ハンセン病問題について過去の隔離政策ですとか「無らい県運動」といった事実、実態について今後の教訓とするための検証というものを行ってまいりました。

この会議、検証会議からいただいた提案を踏まえた上で、私どももやはりハンセン病問題に対する正しい知識、理解を深めなければいけないという思いで、これまで取り組みを行ってきましたが、従来から行っていた職員による療養所の訪問事業や入所されている方のための里帰り事業といったものに加えまして、県民のみなさまが直接療養所を訪問して、入所者のみなさまと懇談をしていただく、そういった訪問交流事業なども実施しているところでございます。これ、なにが重要かといいますと、やはりしっかりとハンセン病問題に対する理解を深めて、その差別や偏見の解消に努めていくこと。これが目的で行っております。

このような中で、今回のような台帳の問題が発生してしまったところではございますが、先ほどの遠藤先生の方からも知事が会見のところで県民のみなさまに呼びかけを行ったということをご紹介いただきましたが、やはりハンセン病に関する情報をインターネットに掲載したり売買したりするということ。これは絶対にあってはならないことだと思っております。

ですので、知事のほうからもこのような文書を保有していたり、あるいは今後こうした文書を発見したりした場合は、他人に見せたり、売買したりすることなく、まずは私どもの県のほうにご相談いただきたいということを知事自ら訴えかけさせていただきました。そして、古書を取り扱っている事業者のみなさまに対しましても同様にご協力をお願いしたところでございます。すでに県としての調査結果を報告させていただきましたが、国の方からも今後全国的な調査を検討されていらっしゃると思うんですけれども、私ども県のほうにも今回の調査に対する照会、問い合わせをいただいているところでございます。

国と情報共有しながら、県が行ったこの調査結果というものが、全国的に調査が展開する場合には、何らかの参考になるのであれば、私どもは協力していきたいと思っております。やはり人権問題を担当しております課の課長といたしまして、本当に今回の事案、ひじょうに重く受け止めております。この事案を教訓といたしまして、県民のみなさまにハンセン病問題を正しく理解していただくこと。これは絶対に私たちがやらなければいけないことだということを強く感じております。また、インターネットによる人権侵害、これは本当に防ぐべきだということで、必要性を強く痛感しているところでございます。

やはり私どもができることと申し上げましたら、正しい知識の普及・啓発、これに努めていくことが何よりも重要だと思っておりますので、こういった問題に真摯に向き合いながら人権が尊重される長野県づくり、長野県をつくるということに関して、より一層取り組みを強化してまいりたいと考えております。

遠藤　ありがとうございました。事前の打ち合わせにはありませんでしたが、この畑谷さんの受け止めについて、高橋さんにこれはぜひ答えていただきたいなと思います。突然振っても申し訳ありません。

高橋　ありがとうございます。予定のない質問されたので、ドキッとしていますが、畑谷さんの問題提起ってかなり勇気を持ってすごいことを提起していただいたというふうに私は受け止めています。つまり、本人が言える社会、世の中をつくっていくという、違う言葉で言うならば、差別の中にあってもその中を生き抜くんだという力。それにはどうしたらいいかっていうと、ずっと思っていることがあって、その闘いを当事者だけに任せていいのかということなんですね。私も含めて一人ひとりが、いろんな思いを抱えて、時には隠したい。家族のこと、家族のために隠したいとか。

常にそれを持ちながらも闘い続けてきたし、当事者たちだけの闘いに任せていいのだろうか。私自身がそこに責任を持って、その闘いにその場に自分もいるという、そういう取り組みをしていかなきゃいけないのだろうと思っています。

実は、私は被差別部落に生まれて、ずっとその部落であることが嫌で嫌で仕方なかったんですね。何にもありがたいことがなくて、部落ってそうはいったって差別される。私にとって部落というのは嫌な存在で、認めたくない存在というか触れてもほしくない。そんな時期もあったんですね。で、いろいろな出会いの中で、大事なものを見つけたつもりです。部落の人たちは、その差別の中を生き抜いてきた人なんだという。苦しみながらも、いまも苦しみながらもそこを生き抜いてきたという。そこも私にとって、すごく大事な誇りなんですね。

そう考えたとき、私が立つ位置とすれば、ハンセン病問題に関わるというのは、私は差別する側の人間として、ハンセン病問題にはその立ち位置を突きつけなければいけない、自分に。間違いなく突きつけられてきました。なぜかといったら、一九〇〇年代の後半に国会で部落問題の解決の法律制定をめぐって、何回も足を運んでいたときに、そこで座り込みをしているハンセン病回復者たちの姿を見てきました。だけど、私はその当時、全く気にとめませんでした。ああ、やってるなってくらいでしか。ハンセン病問題、それを気にとめない私が、あの「らい予防法」を一〇〇年近くまで廃止を延ばしてきた加害者だということを突きつけられたんですね。

だから私はそこに立って、闘いの一線に加わらせてもらっていくというふうな自覚を常に自分に問いかけなければいけないと思ってるんです。正しい知識って絶対必要だけど、その取り組みと同時に、行政自身も当事者の闘いと一緒に歩むべきであってほしい。行政も、一人ひとりの人間だから、その一線に加わるべきだし、加わってほしいというそんな願いを持っています。

遠藤　高橋さんにお願いして正解でした。私は、山形さんのこのインタビューを事前に拝見しておりまして、この山形さんがおっしゃってることと、谺雄二さんがおっしゃってきたことを重ね合わせて聞かせていただきました。谺雄二さんは、栗生楽泉園に本名を明らかにした、人権の礎《いしじ》という碑を建てたいということをずっと言われ続けられてきました。その谺さんの思いを受け止めて、栗生楽泉園で市民学会の交流集会を開いたのですけども、そのときには、谺さんはそこ

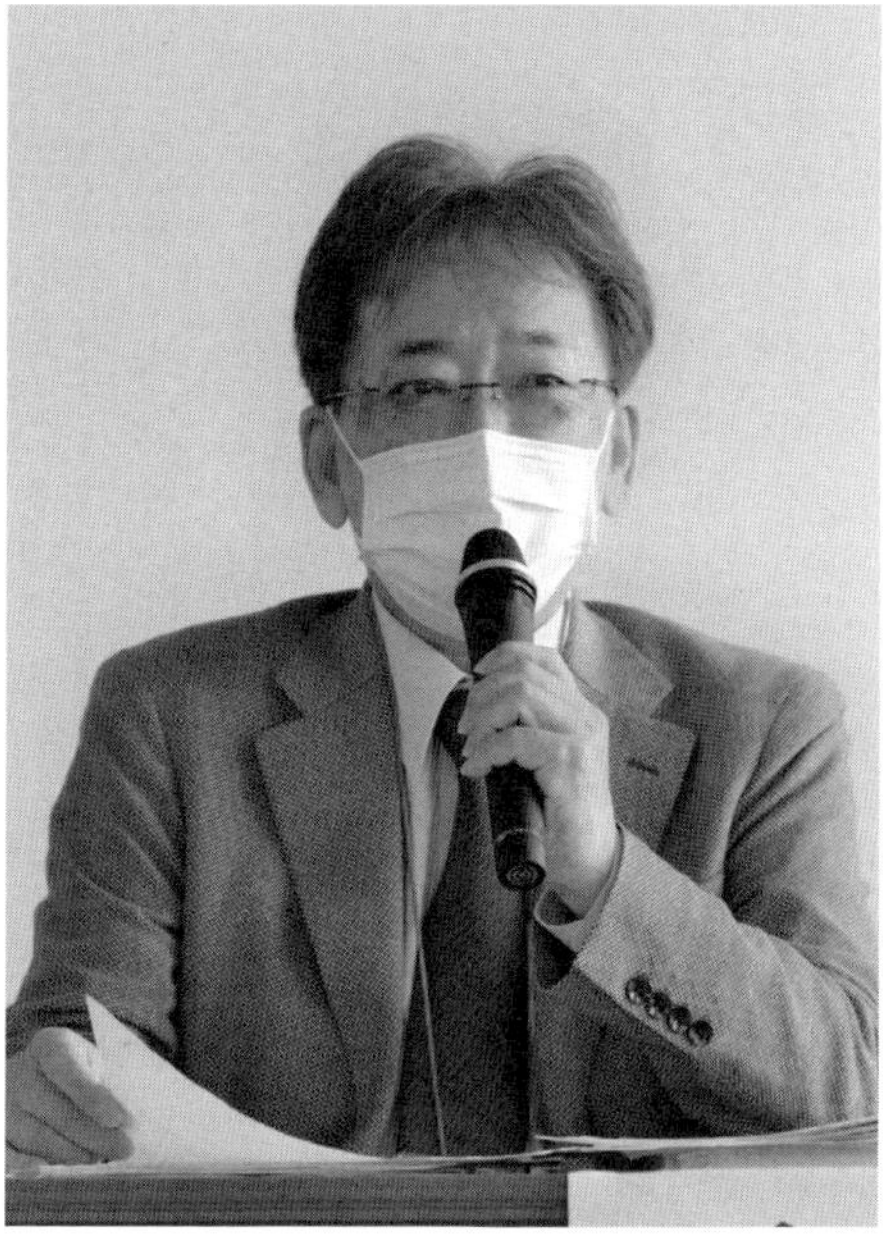

に参加するだけの体力がなくて、交流集会を開いている時に亡くなられました。覚えておられる方もいると思います。私はあの時から、谺さんの思いをずっと個人的にも受け継いできたつもりでおりましたので、こういう形でまた山形さんから言葉をいただくことは、私にとってとても勇気づけられたという思いが致します。それでは、ご質問をいただきたいと思います。では会場からご自由にご発言ください。最初にお名前よろしくお願いいたします。

発言者　富山から参りました濱野と申します。先ほどから藤野さんのほうからもお話がありました。藤野さんのほうにネットで掲載されているっていうふうなことを電話でお伝えをさせていただいた者であります。そういう立場からは今日この日を迎えているということに、ひじょうに感慨深いものがあります。昨日、実行委員の一人である○○さんともちょっと話してて、一年延期されたけれども、延期されてよかったねっていう話もちょっとしておって。

　たまたまその流出問題が長野県の問題であったということもすごく偶然なんですけども。いや、本当にこの日を迎えられてよかったなという思いでマイクを握らせていただきました。そういう意味では、まずこの間、それぞれのお立場で、この問題解決のためにご尽力いただいたみなさんに本当に心からの敬意を表したいと思います。ありがとうございました。

　私、いわゆる第一発見者ではないんですけれども、発見したのは、私の友人の兵庫県の本願寺派の僧侶である○○さんという方です。ちょっと○○さん変わったところがあって、一日中、パソコンの前に座っているような、ちょっとオタクな感じの人なんですけども、しょっちゅういろいろなところでこうハンセン病問題に関しての検索をなさっておられる。ヤフオクも当然検索しておられたんです。ずっと長島愛生園のほうとかにも関わりをもっておられて、そういう意味ではその情報を目にした時にハンセン病問題に対しての理解がある人と、そうでなかった人では、もう全然そのことの受け止めも違ってくるだろうな。その古書店のほうのお話もありましたけども。私は○○さんから連絡を受けた時に、とにかくみなさんお感じになられたと同様に、出品者にこの出品をやめさせるってことをまず第一にしました。二番目に、その文書の回収をしなくちゃいけない。出品者と何らかコンタクトをとらなくてはいけない。三番目に長野県及び長野県警のほうに通報しなきゃいけないっていうことをぱっと思いつきました。単純に電話番号とか分からなかったりとか、一個人としてそういう通報をしてどれだけ影響があるのか、実際に対応していただけるだろうかというふうなこともひじょうに不安に思ったので、そういうことを全部ひっくるめて藤野さんに相談という形で電話したんですね。

藤野さんのほうでは、人権センターながのと、それから信濃毎日の方に連絡してくれました。ああそうだ、それがあったなと私は思いました。長野県の職員のみなさんには大変失礼なんですけども、もしあそこで一面記事にならなかったらとか、あるいは市民学会及び人権センターながのが実際にその申し入れ等をなされなかったら、果たしてこれだけの対応がこの間できていただろうかというふうなことも思いました。

なぜそう思ったかというと、私の住んでいる富山県では、長野県のようなこういう対応は望めないだろうなというふうにも思ったのです。何がというと、例えば富山県でいうと、そういう人権の部署がないんですね。富山県庁内に人権の部署がない。それは、早い話が同和対策事業がなされていない県だからですね。同和地区はあるんです。同和地区はあるけれども、同和対策事業がなかった故に、人権担当の部署がないというのがずっといままでこの間続いてきています。それで、マスコミもハンセン病問題についてはもう最近は本当に取り上げなくなってしまいました。かつて記者会見なんかを私も開き、たくさんテレビも新聞も来てくださったんですけども。最近は本当にハンセン病問題って何ですか、みたいなことを記者に一から言わなきゃいけないようなそういう実態がいまでも続いてます。

ちょっと公文書の公開的なことで、私の経験で苦い思い出が一つあるんですけども、二〇一四年にこれはちょっと詳しく申せないんですけども、栗生楽泉園のほうに一九五七年にですね、富山県健康課が出した多磨全生園に対する文書。これは、どこどこのなにがしがハンセン病患者であるので、そこの多磨全生園のほうに送りますと承知します、みたいなそういった内容の公文書があるというふうに、藤野さんから教えていただいて。それを私たち実際にそこを見てきて確認して、そして富山県庁の記者クラブでそのことを記者会見したんですね。結構取り上げられたんです。それから何日かして、ある療養所の富山県出身者の方が支援者の方を通じてですね、こういう記事が掲載されるというのは、富山県にいる私の残された家族と親戚等に、迷惑がかかるんじゃないかっていうことを心配しておられるっていう、そういうことが私の方に伝わってきました。私たちとしてはその公文書を特にあの富山県は「無らい県運動」の公文書があるはずだ。そのことについて調査してくださいということを、私たちハンセン病問題ふるさとネットワーク富山という団体でずっと申し入れをしていたんですけども、もうずっと暖簾に腕押しでですね、もうわからないの一点張りなんですね。そういう経緯の中で何とかそういうことを動かしていきたいという思いで、記者会見を開いて、記事になったということだったんです。結果としては回復者の方から、そういう反応が出てきたということではある意味、ちょっとこう苦い思い出なんですけれども。

ただ、やっぱり問題を動かしていく、問題に取り組む、問題に何らか取り組みを進めていくということでは、マスコミさんの力というのは大きいですし、そのことはやはり最終的にはその啓発っていうふうなものにつながっていかなきゃいけないなというような思いは今でもあります。

何か話があっちこっち行って申しわけないんですけども。先ほどから本人がなのりを上げられるっていうふうな、それは高橋さんもさっきおっしゃったように、結局加害者である私たち市民の問題であるということは間違いのないこと。だから、その市民がその意識を変えていけるっていうことは、啓発なくしてはできない。だから、いろいろなことが今回の流出事件で、私自身すごく学ばせていただいたんです。

また、いろいろなことを動かしていくっていうことを、本当にいろいろと考えながら検証しながらやっていくっていうことを今回のことで、個人的にも学ばせていただいたということがあります。先ほどからお話に出ているように、長野県だけの問題ではない。全県的にやってほしい。そのことでは、その公文書の調査ということと、それから啓発を促進していくということと、法制化していくということも含めてですね、国の責務は大きいなということを本当に深く感じている、そのことを市民学会の方もやっぱり強く意識して今後展開してほしいなということを個人的に思っていま す。長くなってすいません。

遠藤 あちらにもう一人いらっしゃいます。

発言者 群馬県から来ました○○と申します。私はこの流出の問題があった時に、一番最初に考えたのは、あの統一交渉団、四団体ありますけれども、家族の原告団に対する攻撃だというふうに直感したんですよ。というのは、これは二月一三日の夜にヤフオクに出されてるんですけども。その日は何があったかというと、「感染症法」の改正ですね。罰則はないけども、過料を課して、それで一〇日間告知して、それでこの一三日の日に実施されてるわけなんですね。実は統一交渉団の中に家族原告団の方が入ったのは、家族訴訟が勝ってからですね。その後、ずっと一年半ぐらい三省交渉っていうのが、厚労省、文科省、法務省とあって、その都度ですね。家族の方が二人ずつ副大臣とか参事官とかという人に対して発言をしてたんですねで、その都度、国の方の対応者は変わってるっていうこともあったんですけども。ところが二〇二〇年の一二月二二日の三回目の交渉以降、それはなくなったんですよ。それは今、施策検討会というのが進められてて、一年半ぐらい経つんですけども。その間ですね、家族の方たちの話を聞く場がなくなったんですね、法務省と文科省は。厚労省の方では聞いてたけども、せっかく文科省と法務省が家族の話を聞くっていう機会が、それから今のところ一年半なくなっているんです。

実は、その最後の三回目の三省交渉が終わった一月に感染症の法律の改正が閣議決定されて二月の一三日に施行されたと。即、その晩にヤフオクに出されたと。それで、三月の年度末には三省がそろって全国のみなさんにお詫びしますっていうハンセン病に関してね、お詫びしますっていう全国紙に出されてるんだよね。だからこの資料が出たというのは、個人が出したとか、あるいは県がね、県から誰かが流し去ったとかっていうのはあるかもしれないけどね。個人的なそれぞれがあるかもしれないけども。全体的な流れから言えば、統一交渉団をこう無力化するということですね。全原協も全療協もどんどん亡くなってる方とかいる。残ってて若い人が残ってるというのは家族原告団なんですね。だけど、もうほとんど匿名です。

こういう文書というのはこれから出てくるんだと思うんですよ。要所要所で。これから闘って、中心になってくる家族原告団の人たちというふうに考えないと、これからいくら手だてをして、文書が出ない方にしても、全体の流れの中でね。私は厚労省とか国だと思ってるんですけども。そういうのを出してくるという可能性があるなというふうに考えながら対処していかないと。個人の問題、古書店の問題とかそういう問題になっちゃう。それはまずいんじゃないかというふうに思います。

遠藤　すでに時間が来ていますけれども、畑谷さんがみなさんに投げかけられた問題提起があります。ぜひ畑谷さんの問題提起に答えてくださる方がいらっしゃいましたらあと一人、二人おられませんか。ご発言があるようです。ありがとうございます。

発言者　佐久市にあります中野小学校の○○と申します。先程畑谷さんがおっしゃっていたこと、すごく響きました。昨日の奥田先生の資料の中の三ページにハンセン病をおそろしい病気であると理解している割合っていうところで、そう思うという人たちが三四パーセントいる。この割合が教育環境にあるんですよね。三四パーセント。我々が差別問題、ハンセン病差別だということで啓発を進めてきたつもりでしたが、正しく理解していない教員がまだこんなにいるのかってことをきちんと受け止めて、県と一緒に教育委員会もハンセン病って何なんだということから、まずやっていかなきゃいけないなってことをもう一度自覚させていただきました。ありがとうございました。

遠藤　もう一人だけ最後にお話ししたいって方はいらっしゃいませんでしょうか。はい。

発言者　埼玉県から参りました○○と申します。大学院で歴史の研究をしております。畑谷さんの、名前という問題ですね。個人名の問題。患者の氏名という問題ですが、私、研究をしていく中で、よく行政に対して資料の閲覧の請求をどんどんするんですが、僕、個人名、個人情報ということを理由に見せていただけないということがひじょうに多くあります。中にどのような内容があるのかすら分かりません。タイトルしか知ることができない。場合によっては、どんな体系の資料があるのかすらわからないケースがあります。

先程の長野県の調査の話でも何点にこういう資料があったと件数は分かっても、どのような内容のタイトルすらも公表してもらえないということがよくあったりします。その中でですね。ちょっと研究という分野に限定されはするんですけども。特に藤野先生なんかにお答えいただければと思うんですが、研究の中でですね、個人名というものの扱いというものは、どのようにお考えなのかということ。そしてもう一つはこの今回の流出した資料についてですが、活用というふうにおっしゃられていましたが、どのような形で活用というのが可能なのかということをお答えいただければと思います、お願いします。

遠藤　藤野さん、藤野さんに対する質問をいただきましたので、手短にお返事いただけますでしょうか。

藤野　○○くんお久しぶりです。元気ですね。あのね個人名の問題っていうのは、それを著書に書く場合は当然、本人もしくはご遺族に了解を取ります。そして必要があれば書く。ただし、個人名を書かなくても差し支えない場合は、名前出さずに書くということに私はしています。ですから、状況次第なんですけども、名前書かなければ前後の事実関係が分からない場合には、ご本人もしくは遺族に了解とって、了解が得られなければ書かない。名前書けなくても、それこそ事実関係の理解に問題なければ、もう名前を最初から書かないってふうに考えています。

この資料の活用については、私の個人の判断でできるものではないですけども、やはりここに当時の国側あるいは警察のハンセン病に対する差別意識、それが警察官の記録としてかなり書かれてるんではないか。それをやはり検討することによって、ハンセン病に対する差別感がどういうものだったかを考え、それを現在の人権啓発に活用できるんではないかと考えています。そういう意味で、これは多くの方々の議論の上でどう活用するかは決めてもらいたいというふうに私は個人的にはそう考えています。

遠藤　先ほど藤野さんに対する第一情報提供者の濱野さんがお話しくださいましたが、ハンセン病市民学会は、コロナ禍のために二年ほど延長になりました。コロナ禍が起きる前、すでにプログラムの内容のほとんどは決まっておりました。しかし、コロナ禍の間に、こういう問題が起きて、予定していたプログラム内容をほとんど全部もう一回洗い直してですね、変更して今年を迎えました。そういう意味ではこの二年間、みなさまには申し訳なかった時期なんですが、こういう形で日々起きてくるテーマに関して、ちょっと口幅ったいですけども、市民学会が的確に背を向けないでやってきたことが、今回こういう形で実を結んだことはとてもいいことだったのではないかと個人的には思っております。今日、オンラインも含めてお時間をとってご参加いただきましたパネリストのみなさまには改めてお礼を申し上げます。ありがとうございました。また、今日、会場に集まってくださったみなさま、貴重なお時間をありがとうございました。これで終わらせていただきたいと思います。

療養所における喫緊の課題

分科会第三

●パネリスト

森和男（ハンセン病市民学会共同代表／全国ハンセン病療養所入所者協議会会長）

青木美憲（ハンセン病市民学会運営委員／国立療養所邑久光明園園長）

山本直美（国立療養所邑久光明園総看護師長）

小林洋二（ハンセン病国賠訴訟弁護団）

原田寿真（国立療養所菊池恵楓園社会交流会館学芸員）

●コーディネーター

山本晋平（ハンセン病国賠訴訟弁護団）

山本晋平　みなさま、おはようございます。ハンセン病市民学会分科会第三「療養所における喫緊の課題」をＪＡ長野県ビル一二階からお届けします。会場とオンラインによるハイブリッドということで進めます。

まず、簡単にパネリストをご紹介します。みなさまから向かって一番右側が邑久光明園園長、青木美憲さん。それからオンラインで大島青松園からご参加の全療協会長、森和男さん。

森和男　おはようございます。よろしくお願いします。

山本晋平　次いで会場ですけれども、弁護団から小林洋二さん。そのお隣が邑久光明園の総看護師長、山本直美さん。それから向かって一番左側が菊池恵楓園社会交流会館学芸員、原田寿真さん。私はコーディネーターを務めさせていただきます弁護団の山本晋平と申します。よろしくお願いいたします。

お手元に資料があるかと思います。この資料集の三三ページからが青木さんの資料、次に三五ページからが原田さんの資料、それから三七ページが国立ハンセン病療養所の入所者数、平均年齢の今年五月一日現在の数字が入っておりますので、こちらもご参照いただきながら進めさせていただきたいと思います。

それではさっそくですけれども、この分科会は「療養所における喫緊の課題」ということで、大きく前半と後半と一応考えております。前半は療養所入所者の今の生活に直接関わる問題、後半が療養所における資料の保存などの問題となります。まずその前半のいわばこの分科会の基調報告的なご報告として、青木さんからお願いしたいと思います。どうぞよろしくお願いいたします。

青木美憲　みなさん、おはようございます。私からは「療養所における喫緊の課題」ということで、五点ほどお話をさせていただきたいと思います。資料集の三三ページをご覧になっていただければと思います。

まず一点目。コロナ流行下の感染対策と入所者さんの自由ということです。二〇二〇年二月、今から二年ちょっと前から国内の新型コロナ感染症流行が始まり、二年以上が経過しております。この間にウイルスは変異を繰り返して、弱毒化傾向にあります。また、ワクチンが広く国民に普及したことによって、人の免疫獲得が進みました。しかしながら、依然として感染力が強い状況ですし、高齢者等で重症化リスクが高いということも、まだ変わっておりません。また、なかなか簡便な治療薬が開発されていないということもあります。従って、今なお対策に注力の必要な感染症と位置づけられています。

療養所においては、この二年間、さまざまなことで入所者さん、あるいは外部の知人のみなさん、ご家族のみなさんには、いろいろな面で我慢していただいたところです。入所者さんの感染防止、これはやはり第一に考えないといけないんですが、一方で外出や交流、交流というのは今申し上げました来園者の方とか、それから入所者さんが外に出て里帰りされるということも含めてですけれども、その自由をどう両立させるかということが常に問われていると思います。

例えば、私ども邑久光明園では、この四月から流行期、これまでは岡山県内の感染者数が増えた時は、一時的に買い物バスを中止して入所者さんが外に買い物に行くという機会がちょっともう維持できないということになっていたんですけれども、それではあまりにも入所者さんにとって酷だということで、流行状況が多少あったとしても、買い物バスは継続して、園から車で三〇分くらいのところにスーパーがありますので、そこに買い物バスを定期的に出すことを続けましょうということにしております。

また、園内に検査の機械がありまして、これまでは感染した可能性のある入所者さん、あるいは職員は、その機械を用いてコロナの検査をしていたんですけれども、今後はそのコロナの検査を面会者の方にも広げて、検査を受けて陰性であれば入所者の方と比較的自由に、例えばマスクなしで食事をしていただいたり、マスクなしの食事は一番感染のリスクの高い行為ですけれども、もう検査で陰性が確認できればそれも必要ないだろうということで、いま検査を組み合わせることで入所者さんの面会交流の機会を確保しようとしております。感染防止はもちろんこれからも基本になると思いますが、入所者さんの生活の質をできるだけ保つようにしていくことが必要で、日々私ども、どうしたらそれが確保できるかなと頭を悩ませている状況です。

二番目に、入所者自治と人権擁護委員会についてです。全国の入所者数は、資料にもありますが、もう九二〇人を割っている状況です。平均年齢は八七歳代で、四捨五入すると八八歳ということになっています。入所者さんの人数が減少して、高齢化が進むという状況ですが、入所者自治会の活動の維持が、一段と難しくなりつつあると言えると思います。しかし、療養所の中で入所者さんの人権が守られる、そのような運営がなされるためには、お住まいの当事者である入所者さんが、療養所の運営に参加することが不可欠と考えます。これは歴史的な経過を見れば明らかなことです。入所者さんたちの活動によって今の療養所があると言ってもいいと思います。従って、入所者さんの意思を代表する自治会は、なくてはならない存在ではないかと思っています。

自治会活動をバックアップするための組織として、自治会が推薦する外部委員が参加する人権擁護委員会が各療養所に設置されるようになりましたけれども、この人権擁護委員会が果たしてきっちり役割を全うしているかというところは、ひじょうにまだまだ疑問だと思います。将来的には自治会の機能を引き継ぐぐらいの能力を身につけることが求められると思いますけれども、自治会は今まさに入所者さんにとって人権の砦と言っていいと思いますが、この人権擁護委員会がその役割をちゃんと引き継いでいけるかどうか。まさに今、正念場ではないかなと思います。そのためには委員会、特に外部から来られている、自治会の推薦を受けておられる方々には、入所者さん、自治会の考え方、療養所の入所者さんの状況をしっかり学ばれて、自治会だったらどう判断するかなっていう、これね、療養所の職員としてもそうなんですが、外部の先生方にもしっかりこういうことも身につけられたらと期待しています。

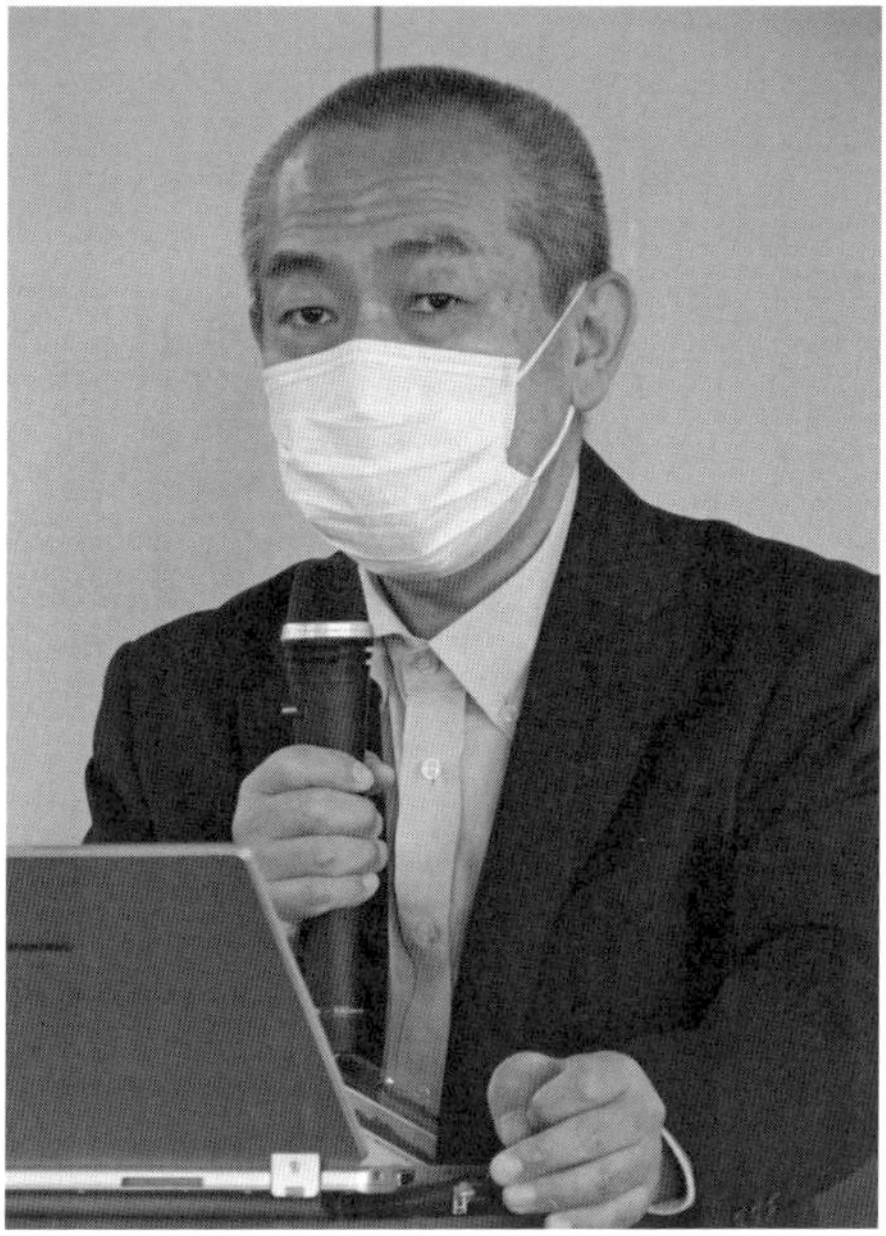

三番目。看護職員の削減について。療養所は職員削減が毎年進んでおります。

全療協がハンストを辞さない構えで厚労省と闘って職員削減をストップさせようという運動を二〇一四（平成二六）年に行い、合意書を結ぶに至ったわけですが、この合意書では今後五年間は定員は減らしませんというひじょうに画期的な約束が取り付けられました。けれども、もうその約束の期限の五年間は過ぎましたので、二〇二〇（令和二）年から定員削減が再開されております。

例えば、私どもの邑久光明園では看護師の定員が二〇一九（令和元）年には一〇〇人おられたのが次の年には九五人、その次の年は九〇人、そして今年の春は八五人。毎年五人ずつ減っております。これはね、入所者さんの減少に比べるとひじょうにゆっくり減っているから問題ないようにみなさん思われるかもしれませんが、ひじょうに問題でして、このまま続いてまいりますと、看護師の夜勤が持たなくなってまいります。看護師が三交代制の夜勤を組もうと思ったら、一人夜勤のためにも、最低その部署に八人の看護師を配置する必要があります。二人夜勤の部署では一六人の配置が必要になります。ですが、いま申し上げたように、どんどん看護師が減ってまいりますと、夜勤が維持できなくなってくる。そうすると、必然的に施設を集約しないといけないことになります。しかし、入所者のみなさんは引っ越しに対しては大変強い抵抗感をお持ちです。いま住んでいる所から、もう二度と引っ越したくない。これまで施設の都合でだいぶ引っ越しを強いられてきました。今となってはここから動きたくないとおっしゃるのは当然だと思いますが、その入所者さんの意に反するような引っ越しを防ぐためにどうしたらいいのかを、本当にこれから毎年考えていかなくちゃいけない状況です。

看護師が減っていく分、夜勤を介護員さんの三交代制にすることで看護師を補うという方法もあることはありますし、いま六つの療養所だったかで、もう三交代って始まっていると思いますけれど。しかし、それは昼間の介護員さんが減るという問題がありますし、もう一つは、今まで夜勤をしていなかった介護員さんが夜勤になると、労働環境として相当悪化します。結構もう年配ですよ。五〇代、六〇代とか、結構年配の人たちにこれから夜勤してくださいっていうのは身体的な負担は相当大きいと思いますし。今は介護に当直制をとっているんですけれども、当直制の人たちを夜勤体制に変えますと、給料が下がるという問題がありますす。夜勤手当は少しずつ上がってきてはいるんですけれども、まだまだ全然足りません。労働環境は悪化して給与が下がる。これは私ども職員にそれをお願いするのはちょっとできない状況です。やっているところもありますが、うちはそこはできないなと思っています。

四番目、医師確保について。二〇二〇年一二月、今から一年ちょっと前ぐらいに全療協の有識者会議からの提言というのが取りまとめられました。この提言では、療養所の医療はプライマリケア、入所者さんの日常的な医療あるいは健康管理、それから認知症とかがんの緩和ケアの対応が求められるということで、専門的な医療については外部の医療機関に委託をするということで対応されているということが報告されています。ただし、やはり療養所の医療を担う医師確保はもう不可欠の問題ということも指摘されております。現に全国一三の療養所の医師定員は一四六人のうち、現員が一一四人。今年の五月で一一四人ですから三〇人以上の欠員があります。しかも、まだ一三のうち四つの療養所で副園長が不在です。医師、特に高齢者の全身管理ができる内科医、それから後遺症の治療、後遺症に関連した外科傷の治療というのはどうしても外科医とか整形外科医になるわけですけども、その内科医と外科医、整形外科医の療養所への配置というのは不可欠のことだと考えております。また、療養者の将来構想の実現にも大きく影響する問題と考えています。

例えば、私どもは医療を地域開放して、地域の住民の人たちにも療養所の医療を利用していただく、それが入所者さんと外の人たちとの交流につながるということで、そのような構想を掲げてはいるんですけれども、医師確保がなかなか安定的にできない。多い時はいいんですけども、本当少ない時はもうギリギリの状態になってしまって、とても外の人をいま安定的に受け入れられるという状況ではないということで、まだ実現できておりません。また、他の療養所でも外来とか入院とか地域の人たちを受け入れていた療養所もあるんですが、やはり医師がもう激減してしまって、やむなく断念してしまったっていう療養所もあります。

どうやって医師を確保するかなんですが、今は医師確保の方法が大体三つあります。一つは大学からの派遣、もう一つは他の療養所とか他の省庁からの異動、三つ目は個別の募集、この三通りが大体メインです。大学からの派遣は、大体若手の医者が早ければもう一年で交代、長くても数年で交代していくということです。これは、光明園とか療養所に行きますと、海外留学できるという国が作った制度を利用できます。これが大学からの医師派遣にひじょうにプラスになっております。留学できるということで療養所に来てもらうと、留学している間、当然二年間空白になるわけですが、その間は必ず後任の先生に来てもらうという約束で、大学から途切れなく医者が派遣されるということで、うまくいっているところもあると思います。

それから、医師の研究活動に対する補助というのが今年から少し出るようになりました。学会の参加費、年会費が一部、国から補助が出るようになっています。このように少しずつ条件が整ってきているところもあるんですが、それでもやっぱり大学が遠い所にある場合、なかなか来てもらえません。例えば、駿河療養所とか奄美和光園とか、大学がすぐそばにないとなると、本当に遠くから、なかなか大学も医者がたくさんいるわけじゃありませんので、どうしても近い所から優先されてしまうから、遠くまで来てもらうというのはなかなか大変です。

大学によっては本当に医師が全然少ない、抱える医師が少ないために派遣したくてもできない。例えば大島青松園の近くに香川大学ってあるんですけど、小さい大学なんですよ。もう派遣できる人がいないと。もうメインの病院に送るだけで精いっぱいというふうに断られたこともあります。なかなか大学から派遣してもらうのは本当にもう頭を下げても下げてもなかなか難しいです。途中で大学の都合で引き揚げられてしまうこともあるんですよ。せっかく来た医者がちょっと大学の都合で人がいないから、もう来月から引き揚げますとか言って、いきなりそんな話が来たことがあって、本当にこっちは立場が弱いですから、もう仕方がありません、それを受け入れざるを得ないような状況です。

次、他のところからの異動ですけれども、大体中堅からシニアの医者が、外務省大使館の医者がね、療養所に異動で来てくださるっていう例もありますけれども、これは結構いい医者が来てくれる場合もあります。長くいてくれることもあるんです。ただこれはね、安定していません。たまたまそういう人がいてくだされぱうまくいくんですが、いつもうまくいくとは限りません。

最後に三つ目の個別の募集ですけれども、これはやっぱり給与の問題が大きいんですよ。医者が年を取れば取るほど、一般の病院との給与格差がどんどん開いていきます。多分もう六〇歳ぐらいになると、かなり大きいです。それ聞いたらもうやっぱり給与を聞いてせっかく応募してくれた人が逃げちゃうっていう事例は、多分どこの療養所も経験していると思います。

五番目、これはちょっと資料にはないんですけれども、家族との関係修復について申し上げます。どうしてもこの問題は付け加えないといけません。一九九六年に「らい予防法」が廃止、そして二〇〇一年には国賠訴訟熊本地裁の判決を経て、二〇〇九年には「ハンセン病問題の解決の促進に関する法律」、通称「ハンセン病問題基本法」も施行されまして、ハンセン病療養所は、かつては隔離のための施設でしたが、今は性格が一変しています。隔離によって受けた被害を可能な限り回復するための施設へと性格が一変しました。そして現在、療養環境も昔に比べれば飛躍的に改善したといっていいです。これはさっきも申し上げましたが、入所者さんによる命をかけた闘いのおかげだということは間違いないです。

しかし、これで十分と言えるかというのは、私はいつも疑問に思います。それは特にお葬式の時に感じます。通常の病院であれば、患者さんが亡くなられたらご遺体はご遺族が引き取って、ご自分のおうちでご葬儀をあげて荼毘に付してお墓に納められるということだと思いますが、療養所ではご葬儀は園内であげるケースがほとんどです。その場にご遺族が参列されるとは限りません。参列されたとしても、ご遺骨を持って帰って自分のお墓に入れてくださるケースは実はそんなに多くありません。当園では、年によってばらつきはありますけども、遺骨の引き取りが一割に満たないという年もあるぐらいです。光明園に昔おられました中山秋夫さんが詠まれた川柳「もういいかい骨になってもまあだだよ」。これを詠まれたのはもう二〇年ぐらい前だと思いますが、それから今の状況は全く変わってないと言ってもいいぐらいです。入所者さんが亡くなって骨になってさえも里帰りできないという状況で、療養所にお住まいの入所者さんは心の底から「生きてきてよかった」というふうに思えるのでしょうか。この状況を変えるのは入所者さんがご存命の今しかありません。もう毎年ね、本当に大勢亡くなっていかれています。本当に待ったなしの問題じゃないかというふうに私は思っております。私からは以上です。ありがとうございました。

山本晋平　青木さん、ありがとうございました。まず資料にある四点ですね。コロナ感染の問題と入所者の自由の問題、それから入所者自治・人権擁護委員会、それから職員削減の問題・医師の確保、そして最後のご葬儀・ご遺骨の状況からもうかがえる家族関係の問題ということでお話しいただきました。この五つの点につきまして、青木さんの報告を踏まえて全療協会長の森さんのほうから、その立場から現状などをお話しいただければと思いますがいかがでしょうか。よろしくお願いします。

森　おはようございます。全療協のほうからですね。いま青木先生から療養所の置かれている喫緊の問題についてお話しいただきました。私は五項目全部についてお話しできるかどうかはちょっと時間的な関係もあると思いますが、まず療養所の現状ですね。資料では五月末の人数で九二〇人となっていますけど、今日現在ではおそらく九二〇人を割っているんじゃないかと思っております。といいますのも、この一年間に再入所された方が調査で六人ぐらいいらっしゃったんですね。それを加えて九二〇人という数字を出しておりますから、実際はもっと減っていたはずです。そういう状況で平均年齢も八七・六歳ぐらいになっているんだろうと思いますし、本当にだんだん不自由度が増してきています。問題はやはり認知症で、最初は軽い認知症で対応できていたんですけど、それが進みますとひじょうに看護、介護は大変だなと私も周りを見て痛切に感じているところなんです。

自治会そのものも、この三年の間に支部長が三人ほど亡くなるということで、その支部がどう自治会を維持してもらえるのか危惧しておりましたけれども、何とか後任を作っていただいた。しかしながら、やは

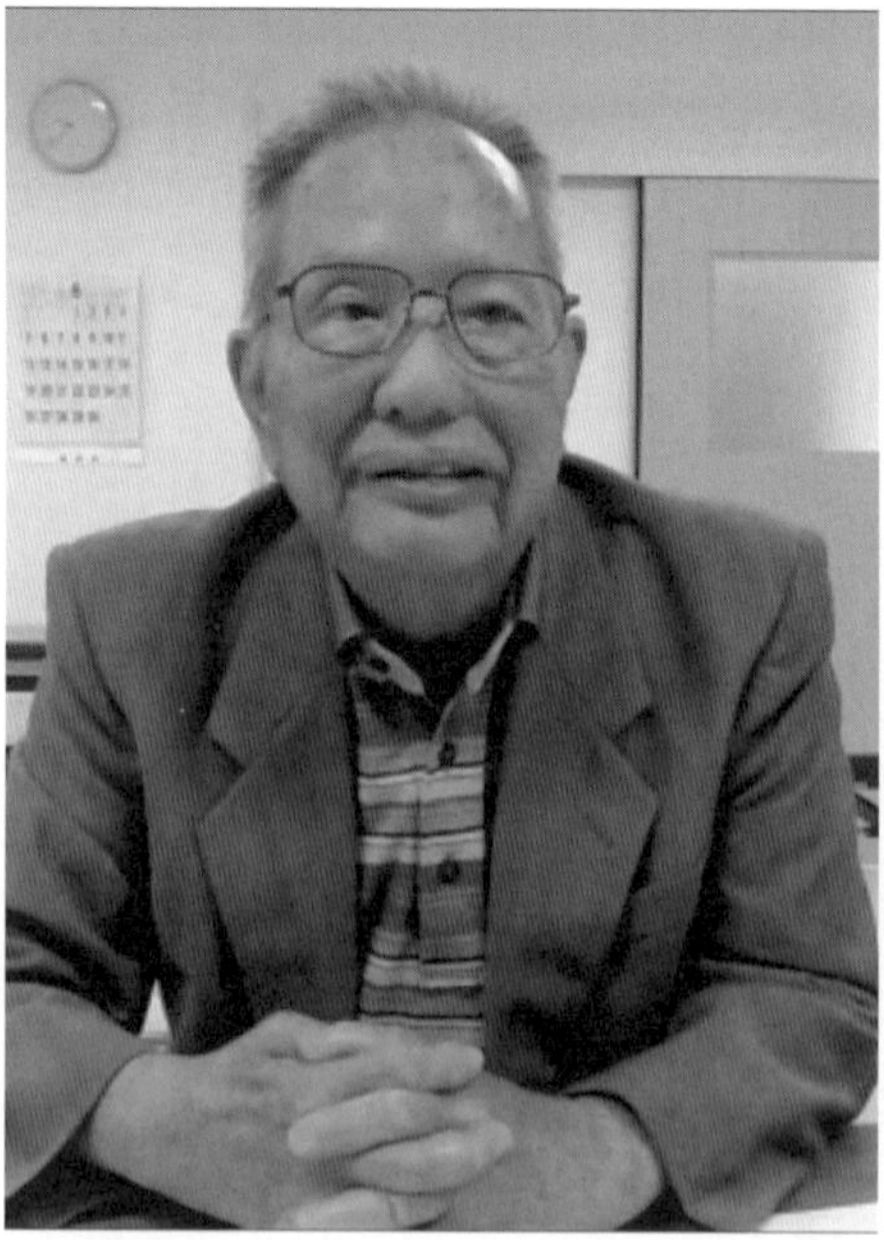

り後任の方も私と同じようにがん系統の病気を抱えているということで仕事ができないところもあり、自治会の活動が前のようにはできないようになっておりま す。私どももコロナが二〇二〇年の初めに始まってから対面で自治会の代表を集めた協議も行えなくなりました。昨年からオンラインを使って会議を行えるようになりました。国に対する要請を行うためにはどうしても二回、三回と会議が必要なんですね。ですので、去年の秋と今年六月に行いました。そういう状況で、厳しさがますます増していっています。

私どもとしてはやはり医師の確保の問題、これは青木先生に言っていただいたようにひじょうに重要であります。副園長のいらっしゃらないところが四支部ほどあります。私どものところも今年の四月まではおられなかったんですね。四月からは就任していただいて何とか助かっておりますけれども、内科が長い間欠員です。これはひじょうに我々としては不安ですけれども、私も内科的な診療のために大学病院に毎月通わなければいけないということで、検査もありますし。そういう状況ですから、委託で何とかしのいでいるのが実情です。ですから急に体に異常が感じられた時には、担当の師長さんに連絡して大学のほうとも連絡を取って緊急入院ということも多くなってきております。

コロナも三年目に入って自治会は自粛をせざるを得ないような状況にあります。ワクチンはほとんど三回どこの園も行っておりますし、四回目ももうスケジュールに入っているところもあるようですが、私どものところではまだです。だから療養所はちょっと我慢をせざるを得ない状況であります。ただ面会に来ていただく場合には感染の予防対策をしていただいて、部屋へ直接訪ねてっていうのはひじょうに難しい状況ですので、どこか個別で会える場所で面会していただく形にしております。私も、この六月から子どもたちが交流をしたいということで、うちの園にどうしても来たいということですので、島の中でオンラインでお話をして、後は施設の中で見学していただいたり、社会交流会館で学芸員からお話しをしていただくことで、私もお話をしたりと交流の再開は徐々に始めているわけです。

一番の問題は、これから全療協としては、職員の定員の問題について、公務員の定員削減があります。おそらく来年度には、こちらの方は政府において定員削減に向けての協議が始められるんだろうと思いますし、そこにおいて我々ハンセン病療養所の職員の削減もある程度あるんだろうと覚悟しております。けれども、やはりこのまま先ほど青木先生も言われたように、私のところも四人ぐらい削減が毎年行われていくようになりますと、三年後には集約化という問題は避けて通れないと思っております。そうすると認知症がより一層進むことも考えられますので、ひじょうに苦慮するようになるのではないかと思っているわけです。

それから、医師確保の問題ですけれども、全療協としてはいま国会議員の先生方への要請はできておりません。我々が上京することができませんので、この三年近く直接お会いしてお願いすることもできていない状況です。医師確保の問題については、ハンセン病療養所の状況を考えていただいて、法改正をして法の中できちっと配慮していただく方法で考えなくては根本的な解決にはつながっていかないなと思います。私も全療協会長になって取り組んでおりますけど、やはり何ら変わらない状況が続いていますので、これからお願いをしていかなければと思っております。

それから二〇一九年に家族訴訟があり勝訴したわけですけれども、我々入所者と家族との絆の回復ということは、我々が勝訴してからも徐々に進められてきていたわけですけれども、なかなか完全なといいますか、今までのような家族関係、絆がですね、完全に回復という、そこまではいっていないと言わざるを得ないのかなと思っています。

私どものところでは、遺骨は分骨して親族の方が持って帰っていただくことになっているわけで、これは園によって事情が違うんじゃないかと思います。各園の平均をとりますと六四～六五パーセントは納骨堂に納められて、残りの方々が遺族の元に引き取られて、故郷の家族の眠っている所に一緒に葬っていただくことができているんじゃないかと私は理解しているんです。けど、この問題もまた我々にとっては長い歴史の中で、徐々に偏見差別が解消されていかないと、そうそう簡単に遺骨が故郷に全部の方が帰れるようになるには、まだ遠い時間がかかるのではなかろうかなと思ったりもしているところです。時間も参りましたので、全療協の考え方、立場ということでお話をさせていただきました。ご質問がありましたらお話しさせていただきます。ありがとうございました。

山本晋平　森さん、ありがとうございました。森さんのお話の中にも自治会長さんが亡くなるというニュースがありました。今年の四月に出た一番最近のハンセン病市民学会ニュースの最後のページには、沖縄愛楽園の自治会長だった金城雅春さんをしのんでという宮良さんの文章も載っています。我々もこういうニュースを耳にするたびに今の厳しい現状を改めて感じたりしています。コロナ禍後の子どもとの交流再開という良い話もいただきましたけれども、厳しい現状、それからコロナ禍で上京ができなくて、運動が、国会への要請が滞るという話もありました。最後の、家族との関係回復は本当に難しい課題だということですね。ありがとうございます。続きまして邑久光明園総看護師長の山本直美さんに主にそのコロナ対策と入所者の行動の自由の観点、それから看護、介護の課題なり、現状、工夫など含めてお話しいただければと思います。よろしくお願いします。

山本直美　よろしくお願いします。私は看護の立場からですね、コロナ流行下の感染対策と入所者さんの自由というところと、看護職員の削減っていうことを先ほど青木園長が話されましたことに加えて、少し話をしていきたいと思います。よろしくお願いいたします。

まずコロナ流行下の感染対策と入所者さんの自由というところですけれども、新型コロナウイルス感染症の流行が始まる二〇二〇年の二月までは、園外からの来園者との交流であったり、里帰りやバスレクなどの外出等、自由に園内と園外を行き来されていた入所者のみなさまにとって、コロナウイルス感染症流行以降は本当に不自由を強いられる状況でした。楽しみの一つであるカラオケ大会ですとか、夏祭り、里帰り事業も中止となっております。感染拡大時には地域の買い物バスでさえ中止を余儀なくされました。高齢となられた入所者さんにとって、重症化リスクが高くアレルギー反応が強いためにワクチンを接種できない入所者の方もいらっしゃいます。その中で、感染対策をしながらどのように入所者さんの生活の質を上げていくかを悩みました。

まず看護師、介護員の入所者さんへの訪問回数を増やし、感染対策を実施した上で、センター内でできるレクリエーション、園内でのスポーツ観戦でしたり、映画鑑賞の実施、あとは県内の感染症が減少すれば、すぐに買い物バスを出すという再開と中止、これを繰り返してきました。これまで一日かけて遠出をされていたバスレクも隣の長島愛生園のカフェに行ったりと、本当にとにかくコロナ下でできることを考えてきました。

昨年末からはうちに人生サポートチーム、人生サポート担当看護師長という者がいるんですけれども、その人生サポートチームを中心に里帰りの個別対応にも取り組み始めました。いかに効果的に感染対策を実施して、入所者さんの意向に沿って実現できるか何度も話し合いを重ねました。この人生サポートチームには多職種が関わります。看護だけではありません。そして現在まで三件、五人の方の里帰りが実現しました。今も検討中であります。

昨年は花火大会しかできなかった夏祭りですけれども、今年はコロナ感染の流行前とはいかないにしても、少しでも入所者さんに夏祭りの気分を味わっていただこうとアイディアを出し合っています。

先ほどの人生サポートチームというのがあるんですけれども、人生サポート担当看護師長に里帰りでしたり面会のことまで全て関わらせておりまして、そこから報告が上がってくるような形になっています。五月の中旬以降はですね、先ほど園長も言っていましたが、感染の流行の縮小が見られたり、政府がマスク着用の緩和を決定したことから、今月より感染対策を緩和しております。六月二日に園長と私で各不自由者棟と一般舎を回りました。入所者のみなさんに説明会を実施していきました。これまで入所者さんや職員を対象としていた抗原定量検査を、面会者にも実施することにより耳元での会話ですね、近くの会話だったりとか、ついたてなしに会食、長期滞在をしたりということも可能としております。説明会以降、本当に思った以上に反響が大きくてですね、入所者さんより面会の問い合わせが多く寄せられ日程が決まってきております。面会に来られた方で検査をされて会食もっていう方もおられます。本当に長い間我慢されていたんだということを改めて申し訳ない気持ちになりました。今後も入所者さんへの感染対策は、感染リスクを最小限に抑えるために、感染防止対策はきっちり実施しながらも、入所者のみなさまが楽しく心豊かに生活できるように検討を繰り返していかなければいけないと思っております。

二点目です。看護職員の削減です。先ほど園長も申しましたけれども、二〇一四年に合意書がまとめられまして、定員維持が約束されてから五年、二〇二〇年より職員の定員削減が再開されて、看護師の定数は毎年五人ずつ削減されて、邑久光明園では二〇二二年に

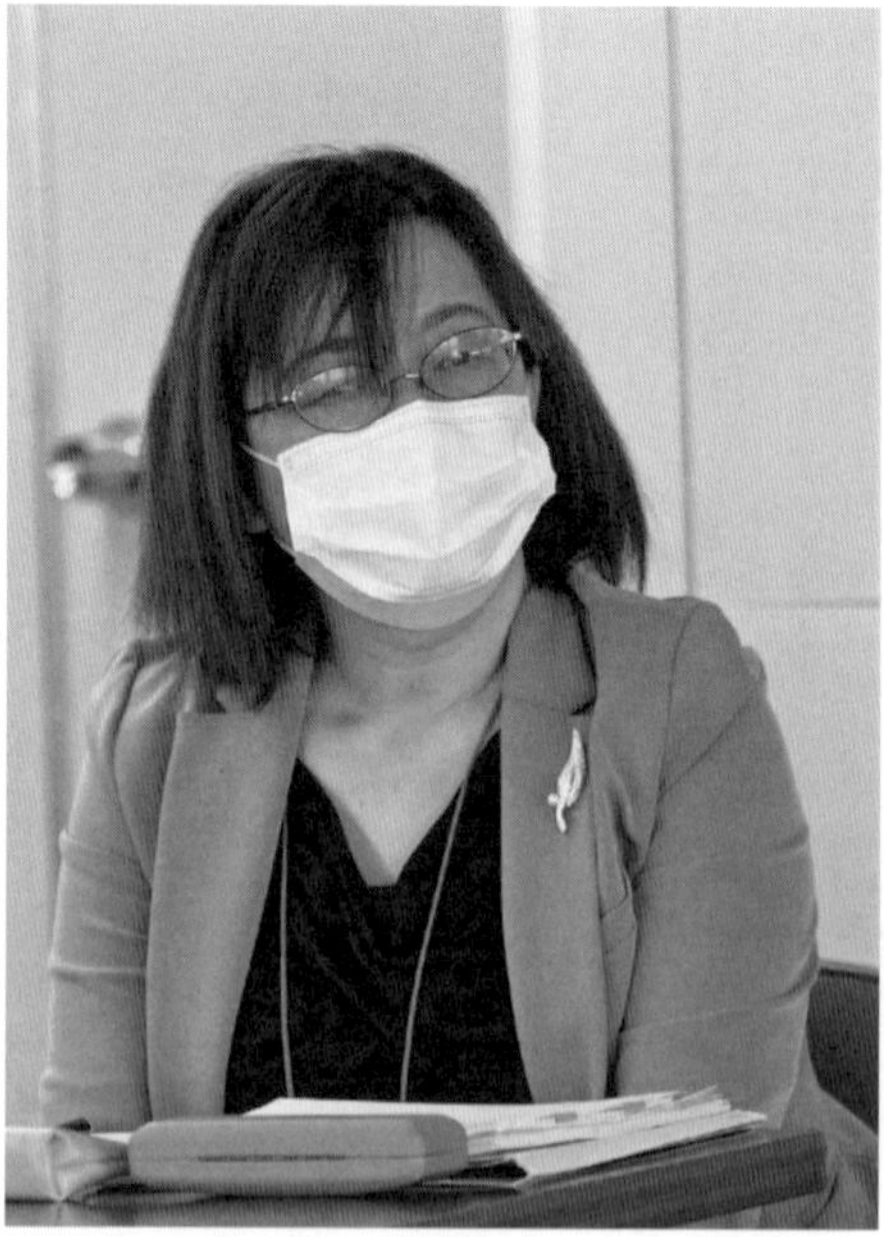

八五人となっております。ただこの中には看護師長など私たち管理者の人数も入っておりまして、現在、夜勤免除者であったり、長期病気休暇者もいます。現在、邑久光明園では病棟部門と不自由者棟の三カ所の四看護単位で三交代勤務をしておりますが、夜勤可能の実人数は六九人です。平均夜勤回数は七・二回。もうギリギリの状況で、看護師の複数人、二人以上ですね、複数人の夜勤体制を維持しておりますが、今後さらに看護師の定数が削減されれば不自由者棟を含む部署の集約、夜勤人数の縮小というところを検討せざるを得ないと思います。

入所者さんの高齢化が進む中、認知症状の出現された入所者さんや医療処置の必要な入所者さんも増加している現状です。また最後まで居室で過ごしたいというご希望により、不自由者棟での看取りも増えておりまして、二〇二〇年度より九人の方が不自由者棟での看取りを行っております。病棟とケア中心の病棟がもう一つあるんですけれども、そこでは五人になっておりますので、不自由者棟での看取りのほうが多くなっているのが現状です。

また、入所者の方にとって住居である不自由者棟からの移動は本当に困難を極めておりまして一般病院のようにはいきません。集約っていうことに関しても簡単にできるものではないと思っております。このような状況の中で、入所者さんの引っ越しを伴う部署の集約をどうにか回避して、入所者さんの思いに沿った看護サービスをいかに維持していくかが本当に大きな課題だなと思っております。私からは以上です。ありがとうございました。

山本晋平　山本さん、ありがとうございました。コロナの状況を踏まえて入所者の方への説明会を実施されたっていうことで反響が大きかったと、その説明会自体はひじょうに貴重な取り組みの一つかなというふうにもお伺いしました。また看護体制、職員削減の影響は本当に切実になってきている状況もお伺いしました。それから不自由者棟での看取りっていうのは多分以前の療養所ではしないということでしたけれど、現在は邑久光明園以外も含めてだと思いますけど、不自由棟での看取りっていうのを実践されている例も増えてきているということかなと思います。ありがとうございました。以上、三人にお話しいただいたことを踏まえて、小林さんから現状の課題を含めてコメントをいただければと思います。よろしくお願いします。

小林洋二　弁護団の小林です。青木さんが提起していただいた五つのテーマのうち、三番目の看護職員の削減と四番目の医師確保というのは療養所医療の充実ということで、我々弁護団としては全療協、全原協、家族原告団とで統一交渉団っていうのを作って厚労省と交渉しているんですが、統一交渉団でも一貫して取り組んできた課題ではあります。原点を確認すれば、二〇〇一年に熊本地裁で国賠訴訟の判決が下りた後、その年の一二月にハンセン病問題対策協議会で一三の国立ハンセン病療養所入所者が在園希望する場合には、その意思に反して退所転園させることなく在園を保障するとともに、社会の中で生活するのと遜色のない水準の確保、入所者の生活環境及び医療の整備を行うよう最大限努めることが確認されているんですね。

ただハンセン病療養所のみならず、公務員全体の定数削減の問題、それから医師についていえば研修制度の変化とか、ひじょうに大きかったのは国立大学の独法化などで、療養所に限らずこれもひじょうに地方のですね、特に公立の病院は確保が難しくなっているといった状況があって、いま青木さん、山本さんが苦労されてるような状況があります。これではちょっと大変だなということでですね、あの「ハンセン病問題基本法」、「ハンセン病問題の解決の促進に関する法律」っていうんですが、我々は「基本法」と言っていますが、これは二〇一九年に改正をみました。そこで、「国は、医師、看護師及び介護員の確保等国立ハンセン病療養所における医療及び介護に関する体制の整備及び充実のために必要な措置を講ずるよう努めるものとする」という条文を作ったんですね、作っていただきました。議連の方々にですね。ただ現状はなかなか思う通りにいかない。これに関してはもうお二方のお話の通りでありまして、単に基本法が改正されてそれでいいということではない。やはりもっと具体的に、雇用条件の改善とか、そういったことを求めていま協議事項、要請事項を作っているところであります。

私の立場としてというか弁護団の立場、私個人としてはどうでもいいんですが、一番強調したいのは最初のコロナ流行下の感染対策と入所者の自由、この問題ですよね。まずこの難しい問題の最前線でご苦労されてきた青木さん、山本さんに心から敬意を表したいと思います。コロナ禍の中で行動が制限されたのは、もちろん療養所のみなさんに限らないですね。ただ療養所のみなさんは長年にわたって隔離政策の下に置かれて、その誤った政策による被害回復の一環として社会との交流を回復するという過程にありました。みなさんご存知だと思いますが、谺雄二さんという栗生楽泉園におられた方が、彼は社会復帰したかったんですよ、したかったんですが、判決後の社会復帰支援策でも比較的後遺症の重かった彼は、この支援策では自分は社会復帰できない。その時言ったのは「分かった。俺は自分個人が社会復帰することはあきらめた。方針転換をする。療養所ごと社会復帰するんだ」って言われました。その療養所ごと社会復帰っていう目標にどれほど近づけてたかは別にして、それに向けてやはりみんな努力してきてたんですよ。ところがそのプロセスにおいて、コロナによる行動制限というものがかかってきてしまった、この打撃は極めて大きいと思います。私はやはり療養所における喫緊の課題というのは、この打撃をどう回復していくのか。社会との交流をどう回復していくのか、ということになるのではないかと思っているところです。

これと密接に関係するのが、二番目に示されましたテーマですね。この人権擁護委員会のテーマですね。この人権擁護委員会というのはもともと青木さんの邑久光明園での取り組みがありまして、それを全国に広げていこうという市民学会での問題提起が発端になって、各園に設置されました。統一交渉団では年に一回、関係の施設長と人権擁護委員会のあり方についての意見交換の場を持っています。全国一三の療養所に設置するようにはなったんですが、その位置づけは各療養所によって結構異なっていて、我々はとにかくまずは定期的に開催してくれと。テーマがない、とか言うけれども、テーマはあるんだと。その療養所の内部の人がテーマじゃないと思っていることがテーマだったりするわけなので、まずは定期的に開催をしてくれ。そのことによって外部委員が療養所内の問題を認識し、本当にその人権擁護委員会としての役割を果たせるように、人権擁護委員会が成長していく必要があるんだという話をしてきました。

もう一つは、この人権擁護委員会というのは園長に対する諮問機関なんだから、委員会のトップは外部委員にすべきだと。療養所の所長が人権擁護委員会の委員長であるというのは、やはりこれは役割を十分に果

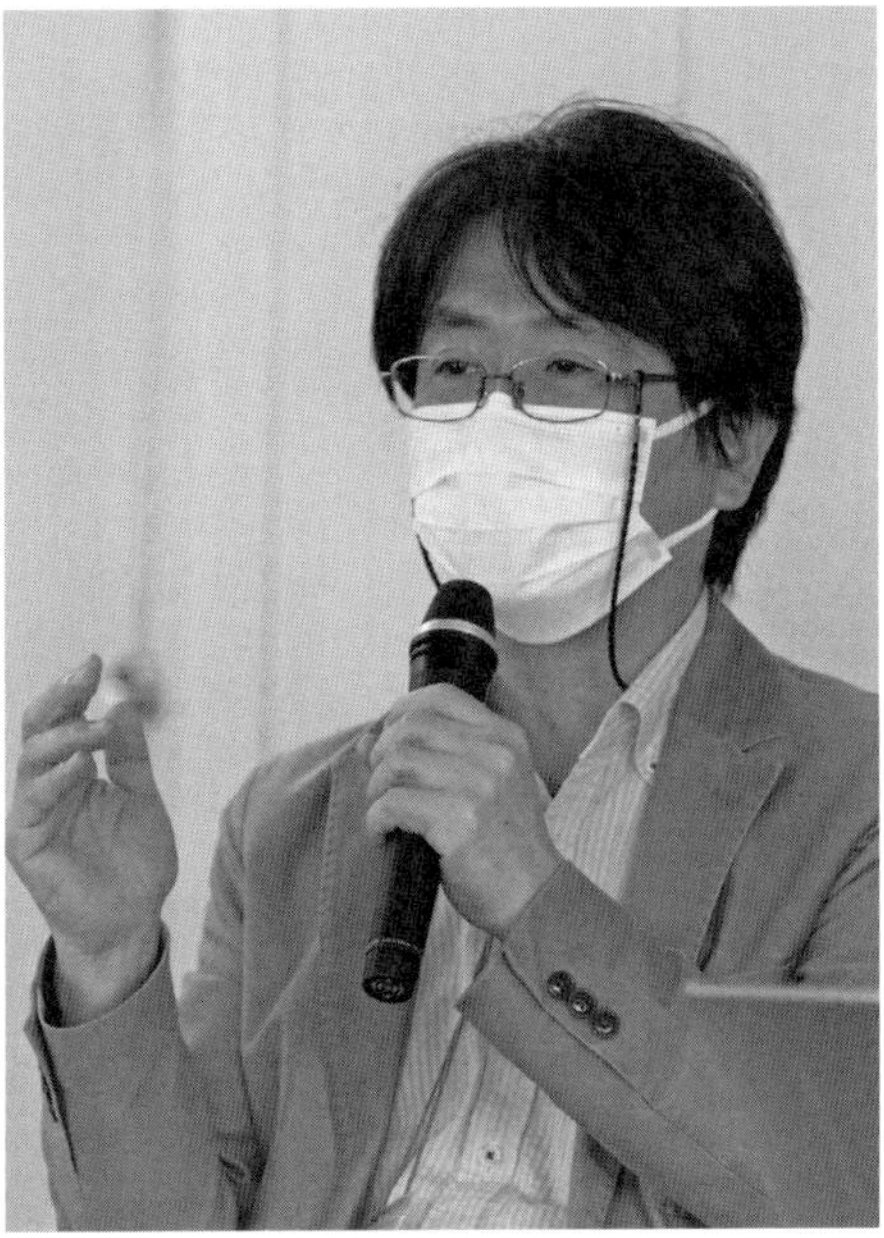

たせない。そこのところをきちんと理解して外部委員から委員長を選んでほしい。こういったことを施設長との意見交換会ではずっと言ってきました。やっといくらかそれが理解を得られてきたかなと思った頃に襲ってきたのが二年前のコロナ問題でして、なかなか療養所に外部委員が行けないということで、活動がかなり停滞をしました。施設によっては特に制度がなかったので、わざわざ来てもらうのもどうかということで開きませんでしたという人もいたわけです。

　しかし、コロナ禍でどういった行動を制限するのかというのは極めて重要な人権課題なんですよね。それこそ人権擁護委員会を開催して、外部の意見を聞きながら進めるべきことであったと私は思っています。これはやっぱり感染防止対策だから純然たる医療の問題で、人権擁護委員会のテーマではない。テーマがないから人権擁護委員会を開かないということであれば、我々の問題提起は届いていなかったなと、極めて残念に私は思っています。ただコロナ禍も下火になったこともあり、定期開催にしようという園も出てきていますし、これまで施設長が委員長をしていた療養所でも、外部委員から人権擁護委員会の委員長を選任しようという動きが出ていると聞いています。いくらか良い方向性が見えてきたように思いますので、今後も働きかけを強めていきたいと考えています。

　五番目のテーマ。これは家族との絆の回復ですが、もちろんこれは統一交渉団でこのテーマに取り組んでいるところです。これは本当に療養所のテーマではあるんですが、療養所からの働きかけ、療養所での努力ということではもう本当に限界があるテーマです。いま家族原告の集まりで「あじさいの会」というのがあるんですが、これは全国の療養所を訪問しようといったような企画が進められているように聞いています。そういったことを通じて、いくらか青木さんが言ったような課題が出されるというかね、これかなり大きな課題なんですが。時間になりましたので、後で機会があればもう少し補足します。以上です。

山本晋平　小林さんありがとうございました。一通り、前半のスピーカーとしてお話しいただきましたけれども、これまでのことを踏まえて、特に今後の課題、あるいはどういう取り組みが求められるか、制度なども含めてですね、ということを少し意識したコメントをちょっと短くて恐縮なんですけど、五分程度ずつお話をいただきたいと思います。まず青木さん、お願いできますでしょうか。

青木　私からは最後に申し上げた家族との関係修復のことを少し申し上げたいと思うんですが、なぜ骨になっても里帰りできないのか。おそらく二つ理由はあると思います。一つは、家族裁判で明らかになりましたように、国の隔離政策によって入所者さんと家族との関係がかなりダメージを受けてしまったということだと思います。お互いに多分いろんな思いがあると思います。入所者さんの中には、やっぱり家族に対して複雑な思い、ひじょうに気遣って家族に被害が及ばないようにと思っている方も大勢いらっしゃるし、昔ご家族から受けたいじめをずっと引きずって、「絶対面会しない」っていうふうにおっしゃっている方もいらっしゃって、複雑だと思います。多分お互いそうじゃないかと思いますが、過去にそのようなひじょうに厳しい状況に置かれたのは、国の隔離政策が原因なんだというところですので、やっぱりそこは誤解っていうか、実は隔離政策のためにそのような状況に置かれたということをお互いに知っていくっていうのは、きっと意味があるんじゃないかなと思いますし、お互いの思いを伝え合うということも大事なんじゃないかなというふうに思います。なので今、小林さんがおっしゃったように、ご家族の方に療養所に来てもらって、その実際の入所者さんのご家族ではないですけれども、ご家族の立場の方に来ていただいて、お互いに入所者さんと思いを伝え合っていただくというのは、きっと関係修復にすごく意味があるんじゃないかなと思っています。

それともう一点は、ご遺族の方が骨を持って帰れない理由は身内の方に自分の肉親にハンセン病の回復者の方がいらっしゃったということを隠して結婚されたり、家庭を作ったりっていうことがあるんじゃないか。それは全然珍しくないことだと思います。これはやっぱり今でも隠さざるを得ない状況、自分の身内にハンセン病の人がおられたという、それだけのことをね、やっぱり今でもそれを公にすると被害を受けるんじゃないかっていう心配がある状況だということだと思います。この状況を変えないことには入所者さんのご遺骨を持って帰ってもらえるどころか、関係修復も進まないいんじゃないかなって思います。これはまさにこの社会がね、そういう状況を作っているわけです。もちろん国に責任があるけれども、その状況を作ったのは、社会の一人ひとりと考えれば、この市民学会あるいは市民の一人ひとりがこの問題にちゃんと取り組まないといけないいんじゃないかなというふうに思います。ありがとうございます。

山本晋平　青木さん、ありがとうございました。続いて森さんから全療協としての取り組み、特に重点課題としてお考えになっておられること、それから市民学会なり我々へのメッセージなりを五分程度でお話しいただけたらと思います。森さん、お願いいたします。

森　はい。先ほども言ったことにちょっと重複するんですけれど、全療協としては医師の確保の問題。医療ですね。看護・介護がきちんとできていないと安心して療養生活ができないということになりますから、どうしても会員の要望はそこに尽きるだろうと思うわけです。先ほどから青木先生におっしゃっていただいたように、医師確保の問題は我々が長い間取り組んでもなかなか進まないという状況があります。少しずつ改善されてはいるんですけれども、基本的な問題はハンセン病療養所の先生方の処遇の改善が十分でないということなので、先生方の処遇改善のために法的なところでの処遇改善が何とかならないかと思います。全療協としてもこの辺りに注力し、議員懇談会の力をお借りしないといけないわけですけれども、金子恭之先生が総務大臣になられて、ご挨拶にも上京できなかった状況であります。これらの問題の政治的な解決をしていかなければならないのじゃないかなと思っているので、これからの全療協の大きな運動、いつまでできるか我々も分かりませんけれど、最後まで努力しなければいけない問題だろうと思っています。

その次には職員の問題ですね。看護師、介護員の定員削減の問題ですね。五年後には、これまた閣議決定されるわけですから、それに向けてハンセン病療養所についてはできるだけ削減しないようにお願いすることに尽きるかと思います。

それからコロナが収束に向かえば、我々も残された時間は少ないですから、これまでのように体力のある間に自由に買い物に行ったり、それぞれが思っていること、故郷に帰れる間に帰りたいと、そういうことをできるだけ実現していただけるように自治会も施設とともにサポートしていきたいと思っています。私ども徐々にそういった故郷訪問みたいなことを、感染が落ち着いている間に実施している状況です。また再度、感染がひどくなるとそれも控えなければいけない状況になるんですけれども、早く元のような状況になることを願っているわけなんです。私の方からのお話といいますか、これまでの話の上に特別付け加えることはありませんけれども、全療協としてこれから重点的に取り組まなければいけないと思っている問題について、私が思っていることをお話しさせていただきました。長くなりましたけど終わります。

山本晋平　森さん、ありがとうございました。全療協としてはまず医師確保の問題、医師の待遇については

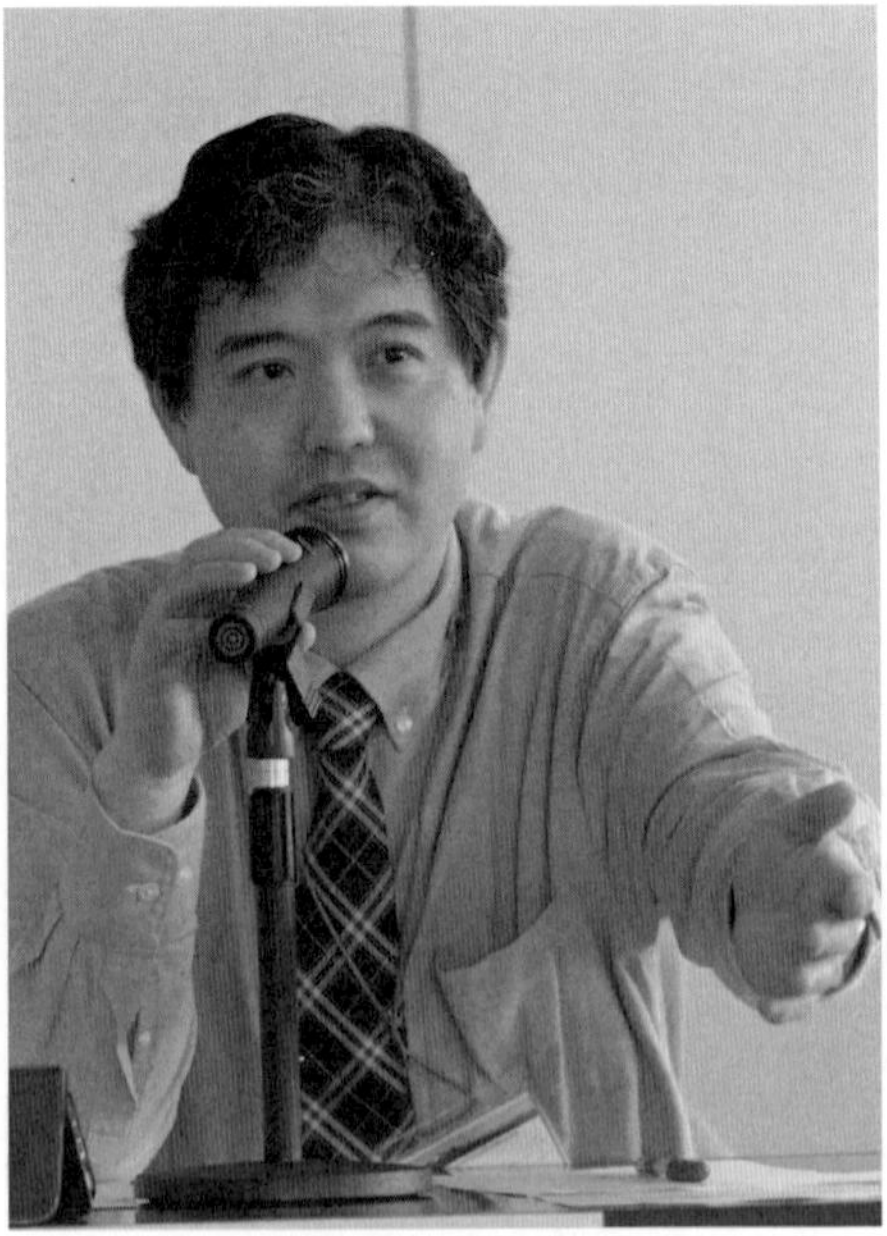

法制度の改正が必要であると、これは政治的解決が必要であると、国会での対応が必要な課題であるということですね。それから職員の削減の問題については閣議決定っていうレベルでの話なので、やはり政治的な解決が求められる、国会対応が求められるということで、我々市民学会、市民としても、この動きを支持すべきではないかってことになるかと思います。それから家族関係の回復、外部との交流などについても、療養所の職員と入所者の方だけが努力すればいいという問題ではなくて、私たちの課題でもあるというふうに考えるべきかなと感じました。すみません、山本直美さんから、現状を踏まえた今後の取り組みなど、あるいは現場だけでは難しい問題も含めてどうすればいいのかということも、もしあればお伺いできればと思います。

山本直美　いま森会長さんのコメントをお聞きしまして、本当に看護介護体制がちゃんと維持できないと安心して生活できないというふうにおっしゃられました。本当にそうだなと思っております。やっぱりそうですね、繰り返しにはなりますけど、本当に今の状況でどうにか維持していけるように。これ以上、削減をされずにというか維持できるように、私の立場から言いますと、本当にどうやったら入所者さんの安全と安

心を守れるかっていうところを考えていきたいなというふうに、もちろん思っております。

コロナ禍に関してのことは、先ほど小林先生が言われました人権擁護委員会の中ででも感染対策について検討する。うちも本当に人権擁護委員会を定期的に開催させていただいて、感染対策に関してもお話しさせていただいている現状ではありますけれども、やっぱり感染対策等に関しては多職種といいますか、いろんな方で検討していくことが本当に大事だなというふうに思いました。ですので、これを継続させていただいて、入所者さんが自由に買い物であったりとか里帰りであったりとかっていうことを思われた時に、ご本人が思われる状況で実現したいなというふうに思っております。以上です。

山本晋平　山本さん、ありがとうございました。それではひとまず前半の最後のコメントということで、まとめ的なことも含めて小林さん、お願いできますでしょうか。

小林　はい。医療の充実の課題についてはコーディネーターの山本さんのほうが適切にまとめていただいたと思いますが、みなさん方にはより一層のご支援をお願いすることになろうかと思います。先ほど言葉足らずであった家族との関係回復について若干お話しさせていただきたいと思います。これが妨げられているのは、まさしく青木さんご指摘の通り、家族自身が差別の対象になってきたということです。その解消が本質的な問題だと思います。家族訴訟の中では、社会学者の福岡安則先生とか黒坂愛衣先生のご意見を伺いまして、国は何をすべきだったのか、どうすれば偏見差別の解消に向かうのかということで、社会と当事者の出会い、ふれあい、語らいっていう話を主張したんですね。その前提となるのが、当事者に対するエンパワーメントです。

ちょっとこれから先は誤解を招く言い方になるかもしれませんが、私は偏見差別のない社会っていうのは、理念や目標としてはあり得ても、現実には存在しないんだと思っています。日本にはアメリカと違って人種差別はないっていう人がいるんですが、その人は本気でそう思っているのかもしれませんけど、幻想ですよね。それはその人がいろんなことに気がついていないだけですね。我々がやっぱりできることというのは、今そこにある偏見差別に気づくことであり、それを解消することに努めることであり、それを繰り返すことで、偏見差別のない社会という理念に一歩一歩近づいていくことなんだろうと思います。

この問題もやはりそうで、多くの人はですね、ハンセンの元患者さんとか家族に対する差別を認識していない。感染症を怖がるのは当たり前のことだとか思っている、とかね。差別じゃなくて区別だ、それは必要なことだ、とか思っていたりするんですよ。そういう人が、これは差別なんだ、これを解消すべきことなんだっていうふうに気がつくためには、その差別された人と直接触れ合って、差別されたことによってどれほど傷ついていたのかっていうこと、それから傷ついた人たちが自分たちと同じ普通の人間であって、そんなひどい目に遭ういわれのない人たちだっていうことに気づくこと。それが重要なんだと思います。

でも、差別されてきた人たちは差別を恐れて、そういった触れ合いにはなかなか積極的にはなれません。自分が差別されてきた人間であることを明らかにできない。だからなかなかその偏見差別というものが解消の方に向かっていかない。こういった悪循環を断つためには嫌な、酷な言い方になるかもしれませんが、差別をされてる人が勇気を持ってカミングアウトすることが必要で、それを支えるのは周りのエンパワーメントなんですね。ここにお集まりの方々はもちろんハンセン病の患者さんとか家族に対する偏見を持たない人たちであろうと思います。それを周りの人に広げていくためには、いろんな言葉でそれを語るということも大切なんですが、一番効果が大きいのは、差別されてきた人を勇気づけて、一般の人たちとの触れ合いの場を、語らいの場を作っていくこと、そういう場を増やしていくことだと思います。これはですね、この市民学会に集まってくださったみなさまができることではないかというふうに思っています。私たちも一緒にそういう場を作っていくよう頑張りたいと思いますので、ぜひ今後そういうことでエンパワーメントに努めていただきたいと思っています。とりあえず以上です。

山本晋平　ありがとうございました。ここまでが前半ということになります。質疑応答は後半の資料保存などの問題も含めて最後に時間を設けたいと思っておりますのでお願いいたします。主催者からはこの辺りで休憩をというふうに言われていたんですけど。私は実はノンストップで時間の限りやりたいと思っていたんですけど。一〇時半から原田さんに第二部の基調を始めていただく前に、ちょっとだけ休憩なりトイレに立ちたいっていう方もおられるでしょうから、少しだけ数分休みましょうか。三五分まで休憩にしてくださいっていうことなので。はい、よろしくお願いします。

（休憩）

山本晋平　後半を再開させていただきます。後半は菊池恵楓園の社会交流会館の学芸員の原田寿真さんに基調的なご報告をいただきます。どうぞよろしくお願いいたします。

原田寿真　よろしくお願いいたします。私からはスライドショーを用いて「療養所に収蔵される文書群に今どのように対応するべきか～菊池恵楓園歴史資料館の事例から～」ということでご報告させていただきます。国立療養所菊池恵楓園歴史資料館から参りました学芸員の原田と申します。よろしくお願いいたします。

レジュメのほうでこちらの内容についてご案内しているんですが、スライドショー、こちらのスライドのほうで発展的にお伝えしていますので、メインは配布資料ではなくてこちらのスライドの方でご覧になっていただければと思います。

先の報告では、前半では、社会の動向、入所者の方々が置かれている状況の変化とともに、療養所がどのように対応するべきかが論じられました。これはもう眼前の明瞭な喫緊の課題であったかと思います。一方、こちらの報告では、文書資料について論じます。先のテーマと比べると、緊急性に乏しく感じられるみなさんもいらっしゃるかもしれませんが、いま対応せねば、入所者の方々の生きた意義が社会から永遠に失われます。なのでこちらのほうも喫緊の課題であると認識しています。

まず文書資料とは何かについてご案内いたします。療養所が運営される中でさまざまな文書が作成されてきました。そのような文書群を大別すると、療養所作成収蔵文書、事務文書やカルテなど。次に自治会が作成していた収蔵文書ですね。作成収蔵した文書群、自治会活動記録など。それから、入所者個人の方が作成されていた文書など、メモや日記などですね。そういった三種類が大まかにあるかと思います。この中で特に重要なのは、こちらの公文書・行政文書ということになります。

療養所作成・収蔵してきた文書群の一例を見てみましょう。療養所から逃走した方の名簿、「無らい県運動」を象徴する「らい予防デー」のポスター、療養所医師による在宅患者を対象とした入所勧奨の記録。これは「無らい県運動」の記録そのものですね。さらに療養所入所を勧めるビラ。かつて作られたけど刊行されないままになっていた療養所の記念誌原稿であるとか。特に重要なのは、入所者の個人情報文書をまとめた患者身分帳、こういったものが菊池恵楓園にもあります。その他には入所者のカルテ。一般にハンセン病の場合、療養所に一度入所すると退所することは困難。

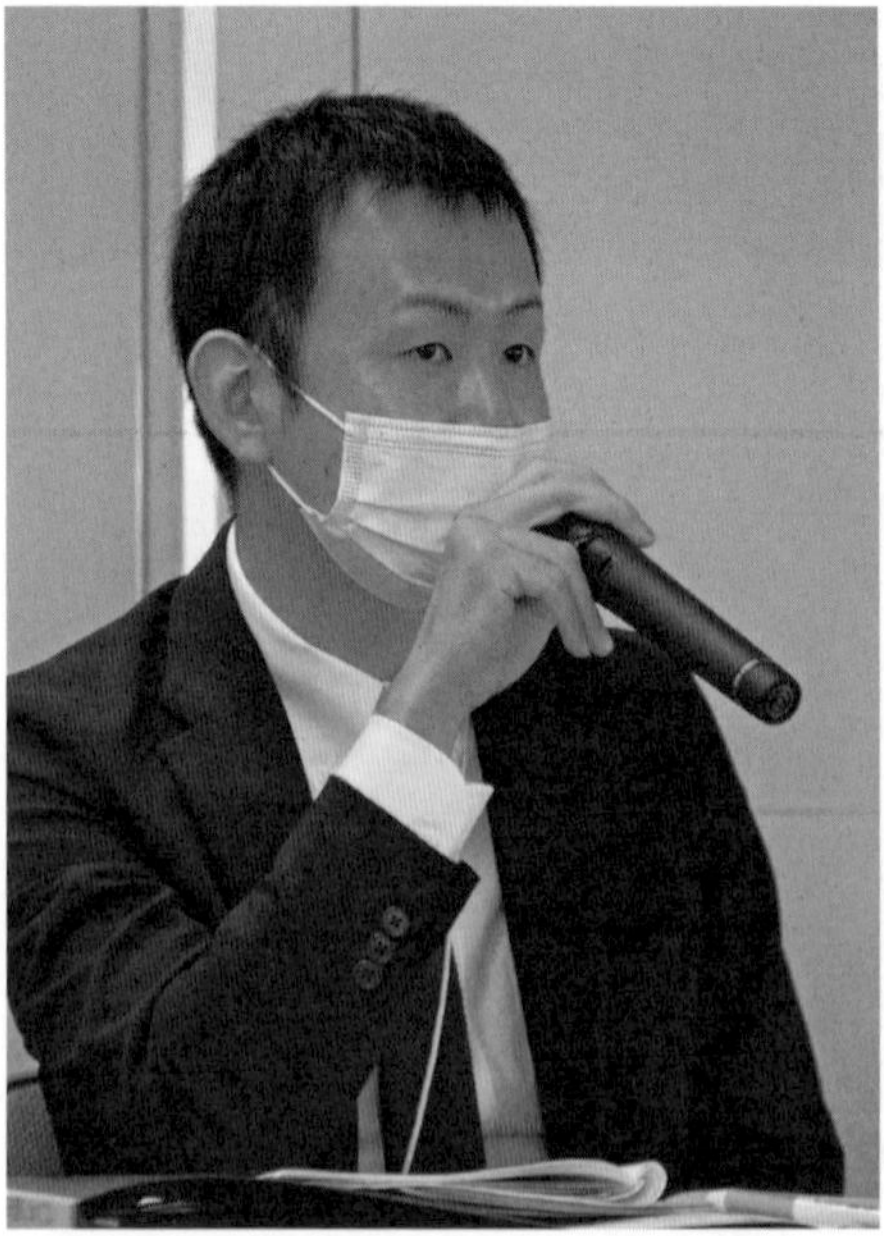

故郷との関係も途絶える。こちらは先ほど青木先生のご報告の中でもありましたが、家族のアルバムに写真はなく、お墓に名前はなく、実家のお寺の過去帳にも名前は載りません。療養所にのみ入所者の方々の生きた歴史は残るのです。これらの文書を読むと、逆に言えばここにしか残ってないわけですから、入所者の人生の大半を追うことができます。

こちらの患者身分帳を一例として見てみましょう。どういったものが入っているのか。恵楓園の場合、明治の開所期から現在に至るまで、全ての入所者に対して原則として一人に一冊作成されたものです。入退所手続きに関連する文書のほか、家族からの手紙などが含まれています。入所者の在籍時期や生活の在り方によって綴じられている文書に違いがあるのですが、例えば、警察が作成した患者送致書。療養所に患者を送りますという警察が作成した文書ですね。その他に、地方在住医師が入所に際して、「天刑病」と書いた診断書。こちらのほうは報道されたりしたので、ご存知の方もいらっしゃるかもしれません。また療養所職員に強いられて、妻の中絶を受け入れる夫の手紙など、そういったものも含まれています。それぞれ全て違う身分帳から持ってきているんですが、こちらの文章の重要さといったものがご理解いただけるのではないでしょうか。

療養所が作成収蔵してきた文書が、ハンセン病問題を論じる上で重要なことが確認されました。これらは一般に公文書や行政文書などと呼ばれます。国が保有管理する文書であるため、その扱いについて法律上の規定が存在します。代表的な法律は、みなさんも聞いたことあるかもしれませんが、「公文書等の管理に関する法律」(公文書管理法)です。現用文書から非現用文書までの統一的な管理について規定した法律でありまして、この中で行政文書についての定義もあります。行政文書とは「行政機関の職員が職務上作成し、または取得した文書、図画及び電磁的記録を含むものであって、当該行政機関の職員が広く組織的に用いるものとして当該行政機関が保有しているもの」とされています。つまり決裁文書のようなものだけではなくて、写真や図面、業務記録なども含みます。例えば恵楓園が保有する特別法廷の写真なども行政文書に含まれ得るということがいえるかと思います。

ここで行政文書について厳しくその定義について追究してきましたが、なぜこれが重要なのか。「公文書管理法」において、行政文書のうち保存期間を満了したものは廃棄するか、国立公文書館等に移管することが定められています。「公文書管理法」第五条第五項ですね。先に示した文書は全て、「公文書管理法施行令」で最長とされる保存期間三〇年を超過したものになっています。厳密に言えば、先に挙げた文書群、これらが療養所内に存在することは認められていないし、また療養所が閉鎖された後にどういう扱いがなされるかも、現状不明瞭です。このままでは文書群は廃棄される、あるいは散逸するかもしれない。そうでなくとも、公文書館など他の施設に移管されることで、現地からハンセン病の歴史が失われてしまいます。

では次に、恵楓園に収蔵される文書の収蔵状態と、恵楓園歴史資料館がどのような取り組みを行ってきたのかについてご報告させていただきます。療養所の文書はどのように作成、蓄積されてきたのか。恵楓園における文書管理の歴史を軽く振り返ってみましょう。恵楓園は「公立九州らい療養所」として、一九〇九（明治四二）年に開所されました。九州七県連合立で監督は熊本県が行っていましたので、熊本県と療養所との間でよく文書のやり取りがなされています。そういった文書は「熊本県公分類纂　衛生」などの形で当園に残っているのですが、こちらの文書の中には療養所において作成される文書についての指定なども含まれています。療養所の文書は熊本県の管理下にあったということがいえます。その後、療養所が運営を続ける中でさまざまな文書が作成されてきます。

これは一九一二年ですね。その時の写真を持ってきたんですが、こちらのほうを見ていただきますと、ここにも文章があるし、ここにも文章があるし、ここにもあるし、ここにも、ここにもある、というふうなことが見ていただけるかと思います。療養所運営を続ける中でさまざまな文書が作成されてきました。

所内でも独自の文書管理規程が作成されるようになります。例えば一九三二年の一二月には九州療養所事務分掌細目といったものができまして、この中で文書の取り扱いに関する規定が設けられていますし、国立に移管した後の文書の整理及び保存ということで規則が作られています。

恵楓園では、文書管理規程が繰り返し出されていたものの、実際には各所に未整備の文書群が大量に収蔵されてしまっていました。文書の管理といったものが法律上しっかりと決められていたものではなかったので、実際には手が行き届かなかったわけですね。文書管理が徹底されてくるのは、こちらのほうも聞いたことがある方がいらっしゃると思うんですが、「行政機関の保有する情報の公開に関する法律」(二〇〇一年四月施行)以降であると思われます。ただし適用は新たに作成される文書に限定されたのか、残されてきた文書九〇年分については到底手が回らない。古い時期の文書は事務本館の引っ越しに伴い、旧事務本館であったり旧給食棟などに収蔵されることとなりました。園内の各所に文書が古い文式の文書が残っていたわけですね。

ここに大きな動きが出るのはやはり国賠訴訟、原告側の勝訴以降ということになります。どういうふうな動きがあったのかといいますと、二〇〇一年から二〇〇三年に熊本県がハンセン病施策関係資料収集事業といったものを行いまして、熊本県がハンセン病の政策に対してどのように関与したのかを調べるために、各ハンセン病関連機関に調査員を派遣したんですね。その時、恵楓園には文書がたくさん残ってるじゃないか、そういったことが言われるようになりまして、当時の園長、副園長であられた由布雅夫園長、野上玲子副園長そういった方々が、資料の整理は続けるべきだというふうなことをおっしゃいました。その後に私も来たんです。私も園の方に派遣されたんですが、その後、園では、こちらも聞かれたことは当然あると思います。骨格標本問題に関する調査、それから特別法廷に関する調査。こういったものをしっかりと回答をしないといけないということで、資料整理といったものが徹底されてきたわけですね。こちらの写真にあるように、職員の方々も一緒になって、十数人の方々が毎週一回、金曜日に集まって作業をするというのを数年間続けまして、何とか資料群に対する整理がついてきました。

二〇二〇年から二一年にかけましては、資料館の旧棟改修工事を実施いたしまして、外光が入らず気密性も高い空調付きの書庫といったものを設置いたしました。文書館に近い設備といったものを目指して設置いたしました。こちらのほうに棚がありますが、その中に文書箱といって一つ二五〇〇円もするひじょうに高い箱なんですが、その中に中性紙封筒といわれる専用の封筒に文章を入れています。作成時期、作成部署、文書の内容に基づき分類を実施し、これに基づく資料管理番号を付与しました上で目録といったものを作っています。当館では現状事務分掌六八三二件、入所者の方のカルテ八九八四件、患者身分帳といわれるものが五六七五件、収蔵管理されています。六月現在ですね。この他にも写真二万四〇〇〇件であるとかさまざまな資料を保管しているんですが、今後ともこういった数は増えていくものだと思われます。

このような現状にあることを申し上げましたが、文書は今後どのような理念・方針の下に管理するのが適切かと、そういったことについて提言しておきたいと思います。当館は療養所に求められる資料調査を実施する中で、文書の内容を把握、整理を進展してきました。近年は家族訴訟判決に基づく入所者家族への補償金支払いのための入所者在籍率調査で作った資料が福祉課の方によく活用していただいています。療養所にとって必要な、まあ資料館は資料館だけで別のことやっているよねという認識をよくされるんですが、そうではなくて、療養所が運営する中で必要となってくる情報を整理・保有する資料参照施設として、こちらの館を運用しつつ、これを「組織アーカイブズ」って言うんですが、資料管理の精度を高めていき、将来的には個人情報管理に配慮しつつ、より開かれた「市民アーカイブズ」への移行を目指していくべきではないでしょうか。皆がハンセン病問題の実態について自分なりに勉強、研究ができるような場所、学べる場所、そういった場所にしていくべきだと思います。

こういうふうなものを仮に「菊池モデル」と仮称いたしましょう。「菊池モデル」とは何かと言いますと、繰り返し申し上げた通り、何かを明らかにするという明確な目標が資料管理状況を向上させます。何かを明らかにする、園のほうで何を明らかにしていったらいいんだろうか。各園の共通の課題といったものも当然あるかと思います。その中の一つが、おそらく隔離政策開始から現在に至るまでの全ての入所者の素性は明らかになっていないのではないか、そういったことが言えると思います。今までこの国は何人の人間を隔離し、その人生を奪ってきたのか。恵楓園の資料調査を実施した結果では、入所者の素性特定にはひじょうに困難が多かった。入所者の方は、本名と園名を使い分けますし、名前を園内で何回も何回も変えています。また入所してからすぐに逃げてしまう方、すぐに他の園に行ってしまう方もいらっしゃいます。また入所者本人による情報の秘匿「私は自分の素性を隠したい」と、園内でも。その他にも資料自体に動きがあったり散逸したりしている。なかなか入所者の方、この療養所に何人の方がいらっしゃったのか判明しなかった。各療養所にある程度共通する事情だと思うんですが、名誉の回復がうたわれながら、その回復対象が現状、今まで明確ではなかったんではないかと思います。
　入所者の生きた歴史を我々が知り、その教訓を生かした新たな社会を作っていくことで、入所者の方々が生きた社会的な意義が回復されます。このままでは誰かがどこかでただ死んでいただけの状態になってしまいます。そうではなくて、彼らのことを我々が知ろうとすることによって、彼らの社会的な意義が回復されます。つまり、入所者の人生を取り戻す真の意味での社会復帰といったものが目指されて実現されていきます。
　こういったもので先行する事例として何があるか。水俣病があります。熊本県水俣市では水銀汚染されたヘドロを埋め立てた後に造成した複合公園「エコパーク水俣」といったものを運営していまして、そちらの一帯が公園になっているわけですね。その公園の中に、水俣病の教訓の先に未来の社会の在り方を提言しているわけです。そしてその公園の中には水俣市立水俣病資料館の他に環境省水俣病情報センターといったものが設置されています。これは内閣総理大臣が指定するところの「歴史資料等保有施設」になっていまして、法律上、行政文書を所蔵し続けることが可能となっているわけですね。この指定を療養所が受けることができれば、資料館は入所者の方々の文書を今後とも収蔵していくことが可能となります。入所者の方々、ハンセン病当事者の方々の生きた意味を取り戻せるか否か。それは今、ここに集まっている我々の行動いかんにかかっているということが言えるかと思います。こういったところで報告を終わらせていただきます。

山本晋平　原田さん、ありがとうございました。いまお話もありましたし、この全体資料の三五ページにもありますが、菊池の社会交流会館が今年の五月一三日に歴史資料館としてリニューアルオープンしたということで、その状況やこれまでの取り組み、今日ご参加のみなさまも初めてこの実情を知った方もいらっしゃるのではないかというふうに思います。これまでの原田さんをはじめとした精力的な取り組みと現状、それから今後に向けてということでお話しいただきました。原田さん、ありがとうございます。以上のお話を踏まえつつ進めていきたいと思うんですが、オンラインで参加の青松園の森会長から、率直に大島青松園の実情など少しご紹介いただきたいと思います。森さん、よろしくお願いいたします。

森　はい。私どもの青松園は菊池恵楓園と同じように公立の療養所としてスタートしております。島であったことで、資料はある時期までは相当残っていたわけですが、建物が古くなって建て替える時期が来て、特に中心となる管理棟が何回か更新されてきました。その際に、園に残っていた古い行政文書といいますか、我々入所者のカルテなども含めて、いろんなものが廃棄されたり散逸したりしてしまったわけです。ひじょうに残念だと思っています。私も三〇年ほど前になりますけれども、今の管理棟が新しく更新される際に以前の管理棟に保管されていたいろんな古い明治以来の資料ですね、貴重な学術的なものも含めて、いろんなものがあったのを見ております。それらが廃棄される寸前に私も拾い集めて保管していたんですが、管理者が変わるとそれらの価値といいますか重要性が全く理解されなくて、訪問者を保管場所に案内して「こんなものが残っているのか」ということでひじょうに興味を持たれていたのを見て、「必要なら差し上げますよ」とその方に差し上げたと聞いて私もがっかりしたわけですけど、そういう施設長がいたわけですよ。そういうことで、いまほとんど重要な資料などは残っていないというのが実情なんですね。私どももそうであるから他の療養所でも菊池のようにたくさん残っているのはまれだろうと思います。ただ、長島の場合は国立としてスタートして、（最初の患者が入ったのが）昭和の六年（一九三一年）からですし、建物も頑丈であったと。鉄筋コンクリートで作られて残されている部分も多いだろうと思います。ですが他の療養所においてはどうかなと思うわけです。

全療協としては、文書の管理について今後療養所の永続化ってことを議論する中で、そういう文書も後世に伝えるためには残していかなければいけないということで異論なく合意しておりますので、できるだけ残すように国、厚労省に対しても要請を続けていくつもりでいるのが実情です。それほど残されている時間はございませんけど、いま残っているものだけでも少なくとも残さないといけないと思っています。

それから付け加えますと、国立ハンセン病資料館の前の高松宮記念ハンセン病資料館に、ある程度自治会の持っているものを、いろんなものを全部持って行ったという資料もありますし、だから手元にはもう残っていない資料もあったんですけど、できるだけ残っているものは保存するように話をして合意したところでありります。そういうことしか私のほうからはお話しできないんですけれども、それでよろしいでしょうか。

山本晋平　はい。森さん、ありがとうございました。各園で状況がさまざまであるというようなことも伺い知れるかなと思います。続きまして、青木さんから邑久光明園の状況、それから施設長の立場からということも含めてお話しいただければと思います。よろしくお願いいたします。

青木　今のお話を伺いまして、菊池では多数の文書が最近の努力でいい状態で保存されている、一方、大島ではもうほとんどなくなっていると、所長の判断によってそういうことが今まであったということのようですね。光明園は比較的残されている方だと思いますが、本当にもう所長によってはこの中で起きた人権侵害について認識が薄くて、やはりこういうものを残すということの重要性、意義を理解できていなかったんだろうなと思うと本当に残念なことだと思います。これからは、そういうことのないようにきっちり、今ある文書は、勝手に所長の判断で廃棄することなく、これからの検討でちゃんと保存すべき在り方を決めて、保存されていく必要があると思います。

私、施設長の立場でちょっと二つ申し上げたいんですけれども。光明園で今、病理解剖の検証を行っています。かつては亡くなった入所者さんのほぼ全員が病理解剖に付されて、その結果というのを全て、それも解剖記録という形で残されてるわけなんですが、この病理解剖というのは一般の病院でも行われることもありますけれども、療養所においてはほぼ一〇〇パーセントの入所者さんがされてきたと。これはかなり人権上の問題があるのではないかということで、かつてどのような状況で行われてきたかということを今、古い文書を用いて検証しております。これは入所者さん、自治会の屋猛司会長、今日も後ろに座っていらっしゃいますが、屋会長から人権擁護委員会の場で「人間の尊厳の問題としてきっちり残してほしい」というふうにおっしゃられましたので、園として人権擁護委員会が今、検証作業をしているところです。

やはりこのように、かつて療養所の中で行われたさまざまな人権侵害、他にもいくつも多分掘り起こされてない問題があるんじゃないかと思うんですが、そのような問題はどれも検証しようと思ったら、当然昔の文書、あと入所者さんの証言など、そういうところから拾っていかないといけないですから、入所者さんの人権回復、尊厳の回復のためには、やはりこのような歴史的な証拠物っていうのは残していく必要があると思います。

また現在、建物の保存ですとか、こういった文書の保存について議論が高まってますが、その目的の一つとして、当然人権を学ぶ場、学ぶ材料として取っておくということはもちろん大事なことなんですが、それと同時にやはり入所者さんの名誉回復、尊厳の回復に結びつける必要がある。それがなかったら、私は保存する意味がないんじゃないかとさえも思います。単に保存する、将来役立てるだけではなくて、いまいらっしゃる、あるいはかつて亡くなった入所者さん、その関係者、ご家族も含めて、尊厳を回復するために資料類を保存していくということを、これは欠かしてはいけないんじゃないかなというふうに思います。

もう一点です。先ほど原田さんの報告で、みなさん感じたと思いますが、かつての文書は個人情報の塊です。その人がどういう生き様だったかっていうことを全て、本当にもう家族の関係から全てが分かる。これは結構大変です。今も他の分科会で議論されていますが、一八九九（明治三二）年に行われた調査の報告が、ネットオークションに出たということで、もう本当に大問題です。今から一二〇年以上前のことです。それと同じように考えれば、療養所にあるさまざまな個人情報ですね、これがもし表に出れば、本当にとんでもないことになってしまいますので、保存して活用する場合にどの時点でどの範囲まで公にするかということは、これは本当に大事な問題で、それはやっぱり入所者さんのご意向を第一に考えていく必要があるんじゃないかと思います。研究のためには、ちょっと公開してほしいという声があるかも分からないですけれども、入所者さんが、もうこれは永久に塩漬けにしてくれとおっしゃれば、当然やっぱりそうすべきだと思いますし、ちゃんとご意向に沿って保存活用の仕方を考えていく必要があるんじゃないかなって思います。以上です。

山本晋平　ありがとうございました。続きまして、ハンセン療養所に勤める職員の立場からということで、山本直美さんにコメントお願いできますでしょうか。

山本直美　はい。私も職員の立場としまして、先ほどの原田さんの講演を聞かせていただきまして、資料を残すことは本当に必要であると思っております。園長も申しておりましたが、いま当園ではその病理解剖の件に関しましても、資料が残っているからこそできることというふうに私も考えるからであります。

しかし、この文書保存に関しまして、先ほどの原田さんの講演にもありましたけれども、すごく大変な作業ではないかなというふうに思っております。これを現在の職員で実施できるだろうかというふうに考えると、なかなかそこは難しいのではないかと。ましてや文書保存に関しましては、やっぱり専門的知識というところも必要になってくるのではないかなと思っております。そうなりますと、きちんとした予算立てですね、もうちょっといただいて実施していく。療養所全体でしていくっていうところが望ましいのではないかというふうに思いました。以上です。

山本晋平　ありがとうございます。専門的なスタッフ、人の確保という点も含め、その他、物的な点も含めて予算の確保が必要だということになるかと思います。続きまして、今までのところを踏まえまして、小林さんからコメントをお願いします。

小林　はい。私、この問題にあまり認識がなくてですね、この分科会のパネリストになるということで、原田さんの話を予備的に二回ほど聞かせていただいたんですが、本当にびっくりしました。おっしゃる通りだし、ああいう資料がやっぱりあるんだなと。なんで我々国賠訴訟の時にあの資料を見てないんだろうと思いました。

もう一つ思い出すのは、裁判を始めたのは一九九八年だったですね。その頃から僕は療養所に度々伺うようになったんですが、ひじょうに印象深く覚えているのは、長島愛生園に回春寮っていう患者さんが送られてきて一番最初に入る施設があるんですね。消毒用の浴槽とか残っていて、その頃は実際使われてなくて廃虚だったんですが、そこに行くとですね、いろんな棚にですね、患者さんのカルテが打ち捨てられていました。置き捨てられていたというかね。もちろん黒塗りなんかはされてないですよ。個人名もそこに記載されたまま、カルテがドサドサッと置いてあった。療養所ってよそと違うとこだなって思ったことはいくつかありますが、その、カルテの扱いというのもひじょうに印象に残ったことの一つです。それはその患者さんがどのように扱われていたかということを想像させるものでもありますね。

本当に記録の保存活用が重要であること、極めて大事であることはご指摘の通りだと思います。難しい問題があるっていうことも青木さんのご指摘の通りで。個人情報の塊なんですが、カルテとかは。いわゆる個人情報保護法制で保護されるというのは、生存している個人の情報なんですね、基本的に。ですから亡くなった方の情報というのは、個人情報としては保護されないというのが原則です、法律上は。ただハンセン病問題でそれでいいのかという問題は厳然としてあるんですね。家族にハンセン病患者がいた、それはそのハンセン病患者個人の問題、個人の情報である、のみならずそれは家族の情報であって、それは家族の個人情報として保護する必要があるのではないか。そういった考え方が必要になってくるのかもしれません。

公文書の取り扱いに関する法律とか準則の中にはで

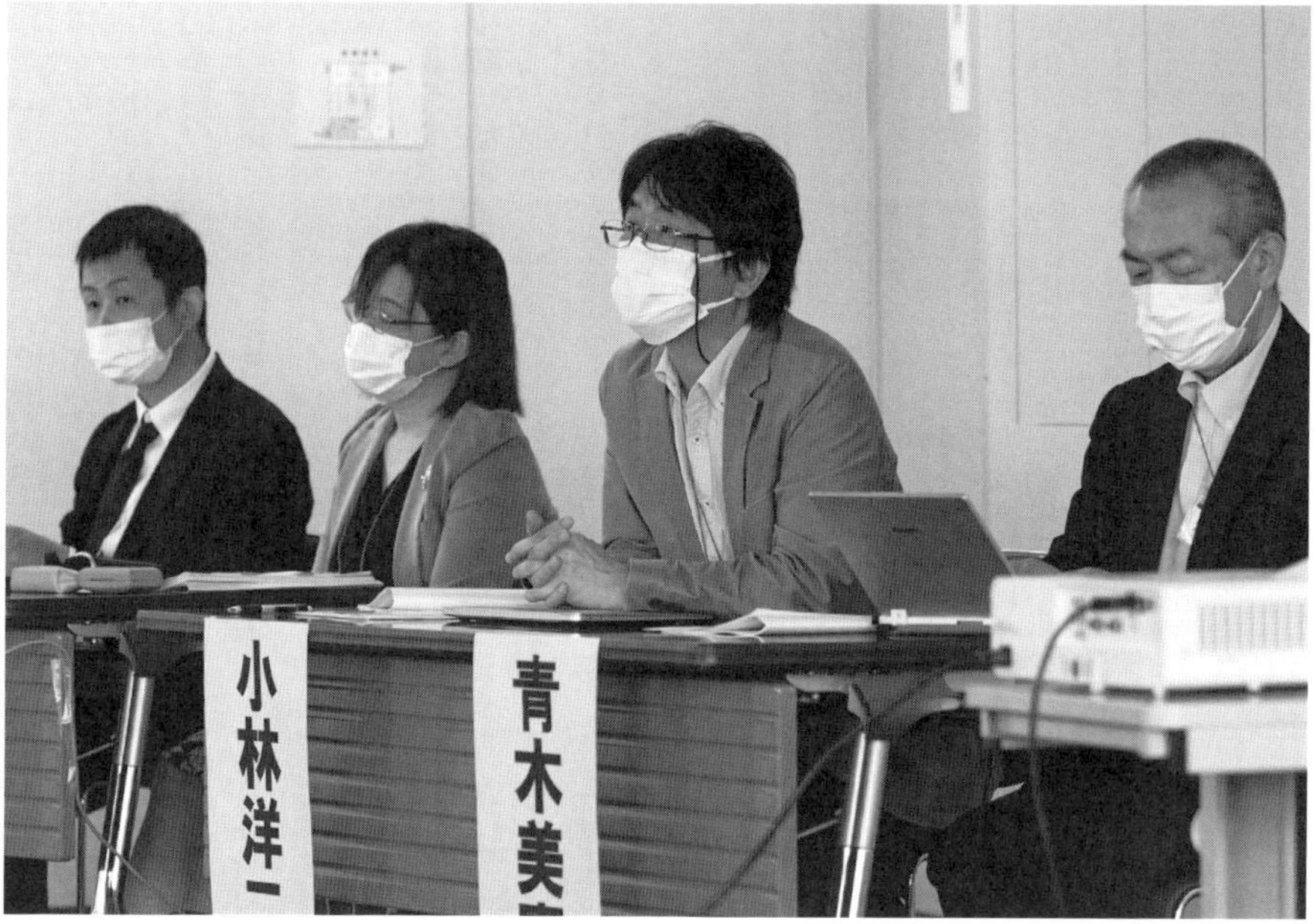

すね、そういった遺伝性の疾患とか伝染性の疾患の個人情報、亡くなられた方の個人情報に関して、そういった家族のことまで考えていろいろ配慮するような考え方は一応含まれてはいるようなんですけどね。いずれにしろこのハンセン病問題、特に家族訴訟が提起した問題というのは、従来の個人情報保護の考え方に収まらない部分があって、そういうことを前提として現在保存されている資料の保存、管理、利活用を考えていく。で、場合によっては新たなルールを設定していく必要があるのだと思っています。

いわゆる台帳流出問題。青木さんが指摘された、そういったものを機に問題が顕在化してきたというのが今の事なんですが、これまでの議論では原田さんのスライドにありました通り、いま歴史的文書等保存施設っていうのがあるんですね。「公文書保存法」でですね。療養所をそういったものに指定しておいて、そのルールを整備していくという方向がありうると、我々の間では大体認識の一致が得られています。ただ実際、各園さまざまな状況であるということも伺っています。一応大きな方向は実際、原田さんのご尽力ですごく整備が進んでいる菊池をモデルとして、パイロットケースみたいにして、歴史的文書等保存施設の指定を求めていく。その中で課題が明らかになっていくことになると思うんですが。各園でですね、まず実情を把握しなければいけない。把握しても山本直美さんの言われる通り、本当に今のスタッフでできるのかという問題もあるんでしょうけれども、各園で状況に応じた取り組みが必要になってくるんだと思います。

先ほど青木さんにご紹介いただきましたが、人権擁護委員会で屋会長が、資料保存の問題を取り上げて、というお話でしたね。あ、病理解剖でしたね。資料保存の問題も大体同じような問題であろうと思うんですよね。名誉回復の問題っていうのはやっぱり療養所の在り方と療養所の入所者の人権にひじょうに密接に関わる問題であろうと思います。宮古南静園では資料保存の問題が人権委員会のテーマとして議論されるようになったということだったと思います。そういった中で、あるべき姿とかクリアすべき課題が明確になっていくということが望まれます。

実際ですね、青木さんは今、療養所のみなさんが永久に資料を封印してくれと言えばそうすべきだっていうお話をされましたがこれなかなかですね、そういう話で済むかどうかは実際には難しい問題だって思ってるんですよ、僕は。だからやっぱりそういう意味では外部委員を交えた人権委員会で、どうあるべきかということを議論していくというのはひじょうに適切なプロセスではないかと思っています。その中で共通の問題、厚労省が果たすべき役割。例えば法律とか、規則が必要になるかどうかっていうのは私は分かりませんが、そういうことになれば、もちろん統一交渉団で全国統一で取り組んでいく課題になるのではないかと考えています。以上です。

山本晋平　ありがとうございます。ちょっとだけすみません。補足というか現在の個人情報保護法制の下でも、その遺伝病なり伝染病を理由とした個人情報の配慮が求められる部分があるというのは小林さんの説明の通りですが、もちろんハンセン病は遺伝病ではなく、いわゆる伝染病というべきでもないわけですけれども、その偏見差別の問題で家族が、例えば入所者の方の情報が明らかになることで影響が及ぶというのは、入所者の方だけでなくてその家族にも及ぶという意味で、何らか類似の考え方ができないか、あるいは新しい何かルールが必要ではないかとそういうことですよね。

小林　そうです。

山本晋平　ありがとうございます。以上のお話を踏まえて、原田さんにコメント、これまで出てきたことへのレスポンスも含めてお話しいただけますでしょうか。

原田　はい。いま、お話をさまざまいただきまして、まず文書がない療養所がどうするかといったことを言われました。次に文書の問題は、入所者の方々の尊厳についての問題でもあるといったことも言われました。また個人情報はどうするかと。また現在の状況で実施できるかどうか、資料整理ですね。そういったことについてもみなさんおっしゃいました。これについて一つ一つご回答していきたいと思います。

まず、文書がないということなんですが、この文書がないという問題は、文書が入所者の方の尊厳と深く関わっているという問題とも関わります。屋会長が解剖に関する調査を実施する際に、これは入所者の方の個人の尊厳に対する問題なんだと、そういったことをおっしゃったといま言及されまして、また小林先生のほうからは、文書が長島のほうだとカルテが打ち捨てられてるようにして置かれてることに対して衝撃を受けたといったこともおっしゃいました。こういったことを考えますと、まず文書がなくなっているのはなぜか。文書がどの期間どの程度の範囲でないのかといったことをまず明らかにするべきではないでしょうか。療養所の中で、入所者の方に対して取ってきた療養所側の態度といったものが、文書の扱いにおいても象徴されますので、こちらの文書の周辺情報といったものを、まずは各園で把握するべきだと思います。

文書がどういうふうな扱いをされてきたのか、この文書の周辺情報といったものを、一般に文書の「メタ情報」と言うんですが、文書に書かれてる内容そのものではなくて、文章に付随する内容ということですね。そういったものを各園ではっきりとしていかないといけないと思います。

ちなみに各療養所において文書がどこにあるのか、一部であるのか、一番知ってるのは誰かというと、恐らく福祉課の職員の方々です。福祉課の職員で課長クラスの方々は数年経つと異動されていくんですが、福祉課の総合職員として十数年、数十年ぐらい働いてる方もいらっしゃるので、そういった方が一番入所者の個人情報を扱ったりしてるわけですね。そういった方にしっかりと文書がどこにあるのか、昔はあったのか、いつ廃棄したのか、そういったことをはっきりと聞くべきだと思います。

どうして私がいま福祉課っていうふうに強調したのかといいますと、こういうふうな文書調査をした場合には、園の幹部職員の方々であるとか、あるいは自分のような資料館の職員が回答してしまうので、福祉課のほうまで徹底されて調査が実施されなかったりするんですよね。ですから園のほうに長くいて、園のことをよく知ってる方々まで含めて、資料の状態といったものを聞く必要がありますし、そういったことで事情を明らかにすること自体が入所者の方々の名誉の回復にもつながっていくというふうに思います。

また、資料がないのであれば、それ以外の方法を模索するという方向性といったものも得られていきますので、文書がないから入所者の方々の著作であったり、エッセイであったりそういったものを大事にしていこうじゃないか、読み解こうじゃないかという視点も生まれてきます。とにかく調査を実施する必要があると思います。

個人情報に関しましては、個人情報をどういうふうに扱っていくかということにつきましては国立公文書館が示しています「独立行政法人国立公文書館における公文書管理法に基づく利用請求に対する処分に係る審査基準」といったものがよく参照されまして、その中で先ほど小林先生もおっしゃいましたが、伝染性の病気に関しては八〇年以上、文書作成されてから八〇年以上経過したものに関しては、公開しても構わないというふうに書かれています。こちらのほうの「個人に関する情報とは、個人（死亡した者を含む）」というふうに明記されていまして、こちらの方は「個人情報保護法」等の関わりをおそらく意識したものであると思うんですが、文書作成から80年経った個人情報で、その方が死亡してるか、生存してるかに関わらず保護の対象にはなってるわけですね。ただ八〇年経過した後には公開しないといけないんですが、こちらの先ほどの国立公文書館の審査基準においても、各事情を参酌するっていうふうに書かれていますので、ハンセン病問題については十分参酌できる内容が多いものだと思っています。

最後に実施できるか否かということなんですが、これは実施しないといけませんし、実施するための目的といったものを皆で持ちたいなというふうに、自分は思っています。入所者の方々の生きた歴史をいま私たちが明らかにしようという、明らかにしないといけないという責任感が、人間の配置や予算の配置といったものを決めていきます。また、自分もこちらの仕事に就くまでは文書資料をほとんど扱ったことがなかったんですが、必要に迫られて一気に書籍関係を二〇冊ぐらい読みまして、また状況と照らし合わせまして、いろんな方から聞きまして勉強して、いまこういった場でみなさんにお話ししているような感じではあるんです。必要があればその能力といったものは各施設によって高められていくものだと思いますので、その必要性のための目的といったものが設定されればいいなというふうに思っています。少し長くなりましたが、こういった形でご回答いたします。

山本晋平　ありがとうございました。森会長のお話にあったように施設長さんによってはですね、長い歴史の中で例えば訪問した方に文書をあげちゃうとかですね、あるいは小林さんが見た、打ち捨てられていた文書を療養所で見たことがあるとか、そういう話もあって、その今日の原田さんの全体メッセージだと思いますけど、文書資料などをどのように扱うかというのは、我々が入所者の方の人生をどのように考えるかっていう態度と深く結びついていると。かつてそれがいわば大切に扱われてこなかった事例はあると。しかし、では我々はどうすべきなのかというのが一番基本になる問いかけであろうというふうに思います。その意味で、いま残っている文書、更には失われたかも知れないけどどのようにして失われたのか、あるいは一部残っているのか、何が回復できるのかっていうことも含めて、まず現状を把握するための調査は必須であろうということになるかと思いますので、この調査には現状の人員予算の体制では恐らく不十分。原田さんからご指摘もあったように現在の療養所の職員でいうと福祉課、あるいは療養所によっては福祉室という名前ですが、そこのスタッフの方がこの文書の現状の調査に関与することはひじょうに重要なことだと思いますけど、恐らくそれだけでも人的には足りない部分があろうと思いますので、まずその点は人的予算的体制も含めて、まず調査するところから必要ではないかというのが「菊池モデル」への道ということになるのかなっていうふうに思います。

ここまでのところで後半一通りお話を伺ったということで、これまでパネリストの方、ご報告もいただきましてありがとうございました。ここからフロアの方も含めて、質疑応答に移りたいと思います。前半の療養所の入所者の方に直接関わる問題、五点の課題を中心にお話いただきましたが、その前半のお話と後半で資料保存などを扱った問題と、その両方についての質疑応答といたします。ご質問あるいはコメントなどある方は手を挙げていただき、お名前などご所属など差し支えない範囲でいただいて、手短に、あるいはどのパネリストにということもあればその点も含めて質問などいただきたいと思います。いかがでしょうか。はい、いま最初に手が挙がった方。

発言者　私、○○と申します。部落解放同盟の奈良県連から来ているんで、部落問題について学習はずっとしました。六年前に教員を辞めたんですが、その後、人権啓発センターに勤めまして県の事業で多磨全生園へ初めて行ってハンセン病の勉強を始めました。センターにあるものでも、部落解放等の雑誌の中からハンセン病の連載等を全部コピーして勉強をやってきました。現在では、仕事を終わって教員も辞めて、長野市の人権教育指導員という立場でコロナ禍になる前、だから三年前にハンセン病の問題を地域の学習会で取り上げました。だから分科会としては第一分科会だったのかも知れませんけど、やはり何と言うかな、入所者の方の現状っていうのがやっぱり一番頭にあったもんでこの分科会に出させてもらいました。これから地域での、昔は学校でできたんだけど、地域での学習会を進めていかなきゃいけないんですが、やはり時間が短いもんで、どういう段階でやるかっていうことは難しいと思ってます。で、今日ここで発表された事柄は、ひじょうに深いところをある程度理解された上での問題というか、今こういう状況だと、難しい問題だと思うので、今後、私みたいな立場で学習会を進める上では、どういう点をポイントにしていったらいいのだろうかなっていう質問になります。

山本晋平　今の質問にお答えいただくのはどなたが一番いいんだろう。青木さんか小林さんですかね、小林さん。

小林　地域で勉強会をするとしてですよ、医療の充実の問題で、医療の問題ってとても重要なんだけれども、その地域の方がそのことを学ぶっていうのはやや難しいというか距離が遠いですよね。でも僕はね、これは偏見差別というものをどう考えていくのかということなんだろうと思います。これはハンセン病問題に限らないですよね。部落問題にも取り組まれてきたんでしょうけど、そういう共通点も見ながら、ハンセン病政策で誰がどのように傷ついてきたのか。それを回復していくために何が必要なのかっていうことが、やっぱり一番僕としてはやってほしい勉強会のテーマですね。そんな答えでいいですか。

山本晋平　ちなみにちょっと私から原田さんに。五月一三日にリニューアルオープンされたこの菊池の資料館は、熊本に行かなきゃいけないんですけど、誰でも行けばいつでも入れるものですか。

原田　こちらの熊本にあります菊池恵楓園歴史資料館では、事前予約をお勧めはしているんですが、来ていただければ、タイミングがよければ、みなさん誰でも入れますのでぜひお越しになってください。いいところです。

山本晋平　他のみなさま。一番手前で手が挙がった方。

発言者　群馬から来ました、「ともに生きる会」の○○です。小林先生にお伺いしたいんですが。全国で家族の人数は合計二万四〇〇〇人だというふうに厚労省が発表しているとのことですが、私、厚労省のほうに電話したんですね。どうやってこれを調べたんだと。そうすると発病率で推計していくとこうなる、個別的に各地にいる人たちを探り出したものではない、こういう話でした。そして一方、大槻倫子弁護士の話ですと、家族訴訟の人数は六九八〇人。小林先生が先ほど言われた、勇気を持ってカミングアウトした人たちだろうと思うんです。ただその対象は弁護士であり裁判所であったと。非公開であり限られたものであったのではないかと思います。そんな際に一般の人との兼ね合いで、ふれあいの場を持つとすると、これまたある意味では飛躍っていうことになる。とすると、ともに生きる会などは、その中間的な役割を負う意味で、例えば先ほどの人権擁護委員会の第三者委員の任命というような場に登用してくるのには、一つの存在ではないかという気もします。と同時に元患者の人たちと家族間のあつれきですね。青木さんが第五の問題として取り上げられたものですが。そういう形で家族間の過去のいろいろな問題点を緩和するといいますか、そういう事でも、ともに生きる会とすれば一つの役割があるんかなぁと、こういうふうにも思っています。そんな際に群馬の場合には、どこにどういう人がいるんだろうか。そのことを詮索する方法自体はひじょうに難しいし、場合によっては人権問題にも関わってくる。どんな観点でどうしていったらいいのか。人権擁護委員会の一般的な選任の仕方の在り方、そして家族訴訟の関連者をそこへ登用していく。まあ委員長というようなこと。現状は園長が委員長になっているのが多いというお話でしたね。そうすると官製のものということになり、あまり見栄えはしない。その辺の展望、家族訴訟原告あるいはその関連者との兼ね合いの中でどういうように取り上げていったらいいのかという観点で、ひと言ご意見がいただければと思いました。

小林　はい。大槻さん、六九〇〇人というのは補償金を受けた人数がということ？

大槻倫子　補償金を受けている人数は、いま七〇〇〇人強です。家族訴訟の原告が五六〇人です。

小林　ということですね。やはりあくまでも二万何千人という推定ですが、推定に比べてやっぱり補償金を受けた人はごく少ない。それだけやっぱり行政に対する申請もひじょうに壁が厚いという実態がそこに表れているということであろうと思います。それで、群馬でそういう出会いの場を作ろうとして、どこにそんな人がいるかわからないと。その通りだと思います。現在のところはですね、弁護団に問い合わせてもらうしかないかなと。「こういう企画があるから、誰かそういう人が来てしゃべってもらうというような企画はできないだろうか」というのがやはり、今は弁護団に問い合わせて相談してもらうというのがありうる方法かなと思っています。

療養所の外部委員の人権委員会の話だと、現在外部委員が委員長になっているのが一三園中、七つまでになりました。半数超えました、このあいだ。これからでも、できるだけ外部委員の人から選任したいと思っていろいろお願いをしているという園もあります。増えていくだろうと思います。ただ、今のところ家族人権擁護委員会の委員長を施設長が務めているところ外部委員になっている人権擁護委員会はないかなと思いいます。退所者がなっているところはあったと思いますが。まさしくそれはこれからの方向性としては、ありうることだと思いますね。基本的に外部って大体自治会の推薦ですよね。自治会の方が家族との関係を作っていって、家族の中から外部委員として推薦していくと。そういう中で人権擁護委員会の中で、家族が役割を果たしていくというのはひじょうにいい方向なんではないだろうかなと私は思います。そんなことでお答えになっていますでしょうか。

山本晋平　他にいかがでしょうか。もう一点ですか、では手短にどうぞ。

発言者　せっかく勝訴しながら、家族訴訟の人たちは請求しない、かなりのパーセントに及んでいると。そんな場合にその人たちと私たち、ともに生きる会の果たすべき役割があるのかないのか、これまた人権侵害に関わってくると思うんですよ。その点はいかがですか。

小林　それは当然あると思うんですよ。いま人前で話せる人はごく一部ですよね。その人たちが不特定多数の人の前で話すということはできないかもしれない。でも、信頼できる人の間では話せるかもしれない。で、そこでパワーをもらったら次はもっと広いとこで話せるかもしれない。で、その話を聞いた人の中には、ひょっとしたら別の家族がいるかもしれない。そういう形で広がっていくのではないかと思います。だから「ともに生きる会」ですかね、そういった集まりというのは、とてもこの問題解決していく草の根として、極めて大事な役割を持っている、というふうに思っています。

山本晋平　今までのところで、もし青木さん、最初の質問も次の質問もいわば市民の取り組み、勉強会であったりですね、あるいは市民の取り組みとして、人権擁護委員の選任の話も出ましたけど、療養所側から見てそういう方たちへの期待とか何かもしあればコメントいただきたいのですが。青木さん、どうでしょう。

青木　療養所から見るとやはり人権擁護委員会はとても大事な組織です。今ねやっぱり大事なことは全部自治会と相談しながら園の運営を決めてるんですけれども、もしそれが難しくなってきた時に園が独自に全部決めていいかと言ったらとんでもない話です。やはり入所者さんの立場でどうかっていうご意見をいただきながら、人権擁護委員会の外部委員の先生方は自治会がこの人っていうふうに推薦した人たちが、外部委員で入ってくださってますので、入所者さんの立場でご意見をいただく、それはやっぱり市民だからできることじゃないかと思います。決して園が独断独善に運営してはいけない。それは間違いを繰り返すことになるだろうというふうに思っています。

山本晋平　徳田靖之先生もいらっしゃるんですけども、星塚敬愛園の人権委員会は委員長は松下徳二さんですよね。だから地元の支援の会で長く取り組んでこられた方が療養所の人権委員会の委員長になっておられますね。もちろん自治会の推薦があってのことだとは思いますけど。そういう意味ではそういう地元の支援の方とのつながり、それからいまお話のあった家族と人権擁護委員会との関係は、今後さらに発展させていく可能性は十分にあるんじゃないかなというふうに思います。他にご質問あるでしょうか。はい、屋会長。

屋猛司　邑久光明園の自治会の会長をしております屋猛司と申します。先生方に、また会場のみなさん、全ての方に言いますけどね、自治会がものを言えるというのも、目いっぱい言うても七年。五年持ったらいいかなと。それと療養所の人間は今、邑久光明園の場合は六二人おりますが一番若い人で七四歳。二〇年もてば邑久光明園は消滅します。もの言う時間は五年から七年。いま啓発講演などは私と副会長の方と二人で、岡山県以外の講演は行っております。また来られた方の啓発もやっております。ただ、いま人権擁護委員会といわれておりますが、これも入所者ができるのは五年かなというような範囲ですね。どこへ出かけるいうても一人では出ていけないというような形になってこようかと思います。

今年のハンセン病市民学会に全療協で支部長が来てるのは私だけという状況になってきております。こういう状況のため、人権擁護委員会をいま大事にやっていただいて、我々の後をやっぱり人権擁護委員会の先生方に運営していただくと、我々の代弁者という形でやっていただくというのが、この人権擁護委員会の本来の目的でございます。こういう話を、当事者の話を聞きたいと思うんであればもう早めに、もう本当に五年もしたらもの言えんようになります。だから全療協としても、厚生労働省と交渉するのもそれぐらいが範囲かなというふうな感じもします。だから全療協でもどれぐらいまでもつか、もてるかというような問題になってきていますんでね。支部長でも一番の高齢者が八八歳。二つの園の支部長は八八歳というような状況でございますんでね。みなさんが生きたお話を聞きたければ、早く聞いていただいた方がいいかなというふうに思いますんで、参考までに申し上げます。

それとね。予算とかいうのはね、全療協統一交渉団で本省交渉をやって、取ったらいいんです。これはやっぱり国の犯した犯罪みたいなもんですからね、その責任は取ってもらわないかんというふうに思います。これは統一交渉団で予算の面は確保したらいいかなと思いますんで、統一交渉団の弁護士の先生方もよろしく。あんまり長い時間はございませんので、早めにこの問題、永続化の問題、公文書の取り扱い、いろんな課題が残ってると思いますが、短い期間の中で収めてもらいたいと。我々が死ぬまで安心して住めるような形にしていただきたいと思いますんで、よろしくお願いします。

山本晋平　邑久光明園自治会の屋会長からのお話でした。今の話からも我々が自治会の果たしてきた役割も含めて入所者の方の人生を含めて、どのように引き継いでいくかっていうこの正念場の今、時期ということで、それに向けての取り組みに力強いお言葉をいただきましたし、私は本日の司会進行を第三者的な司会進行のように努めてきましたけれども、私はハンセン病の弁護団で在園保障を担当しているんで、私自身も今の屋会長の言葉を踏まえて全力で取り組むということは、この場でお誓いさせていただこうと思います。私の話になると司会進行が滞りますね。他にご質問とかあれば。どんどん手が挙がりますね。

発言者　長野県から来ております○○と申します。実は現在のハンセン病とですね、ちょっと違う面から発言させてください。私は今の日本木地師学会という小さな会の会長をしておりまして、木地師というのはお椀や盆を作って、江戸時代の終わりに全国の山々を歩いたんですね。実はその人たちがハンセン病という烙《らく》印《いん》を押されているわけですね。それについては、結局家を追われた人たちが山々を歩いて、それで山にいる木地師の人たちは、ハンセン病というのはうつらないと。そういうことで労働力として彼らを使っていたわけです。それがいま木曽のある地域に木地師の集落がありまして、そしてやはり一〇〇年間、ハンセン病ということで、地域との結婚はなかったわけです。

それからもう一つです、これは「あしなか」という、いま木地師学会の関係で復刻した冊子です。どういうことかといいますと、一八七〇（明治三）年から、木曽の上松町から木曽駒ケ岳の登山道を開いた方がハンセン病患者の「心明《しんめい》」という人だということが、愛知県の大学の女性の先生から分かってきました。それでそのことをちょっと書いてみたんです。それで実は何を言おうかということですが、いま木曽谷は過疎の村で、例の藤村の山口村が岐阜県に行ってみたり、木曽漆器の村が楢川村に逃げてきてみたり、もう木曽は結局有名な木曽ですが、経済的にだめなもんですから、日本遺産っていうのをこの長野県側が作ってくれたんですね。それで私は郷土史家としてですね、心明の開いた木曽駒ケ岳登山道を日本遺産にしてもらいたいと。というのは、日本遺産のテーマは、山を守り山に生きるというテーマだったものですから、行者のことを地元へ頼んだんです。そして驚いたことにですね、担当者が五〇代ぐらいの係長さんでしたけれども「〇〇さん、ハンセン病って何だい」っていうわけです。本当にもういまハンセン病はこれだけ新聞に多く出されてるという、この問題が出たのは二〇一八（平成三〇）年頃ですけどね。いま時代がそういう時代になってるんです。それから事務局もハンセン病に対して知って拒否してる。そこで私は抗議する意味で会の方で復刻をお願いして一〇〇部ほど復刻して配布したり関係機関に配ったりしておるんですが、こういう時代であるということを知ってください。以上です。

山本晋平　はい、ありがとうございます。コメントということですね。あと、徳田先生。

徳田靖之　弁護団の徳田です。これは青木先生に、難しい質問と思うかもしれないんですけども。コロナウイルス感染拡大の中で、施設長のパターナリズムというのが露骨な形で現れてきたのではないかという感じがしてるんですね。園を開放するか閉鎖するかっていう判断を施設長が独断で下す、あるいは結論を出した上で自治会に連絡をすると。その際に結局、入所者の問題は自分たちが一番分かっている。入所者の最善の利益を、自分たちが一生懸命考えてやってるんだから、例えば人権擁護委員会だとか、外部からいろいろ言われる筋合いはないという、こういうパターナリズム。つまり青木先生が人権擁護委員会が必要だという問題を提起された時に一番懸念してた問題がですね、何もない時にはそれほど表面化しなかったんですけど、コロナウイルスの感染拡大の中で、現在の施設長の中に本当になんていうかパターナリズム、もちろん度合いはありますけど、本当に根深く根付いてるってことが露呈してきたのではないかなという感じがするんですね。そのパターナリズムを打ち破っていくために、自治会と人権擁護委員会の存在意義というのが、まさにものすごく重要になってきてるのではないかっていう感じが私自身はしてるんです。そういう意味でこれから先、施設長の中にあるパターナリズムといったものを、私たちが取り組んでいく時、どういう点が大事と思われるか。こういう場ではなかなか発言しづらいかもしれませんけど、もしお考えがあればお聞かせいただけないでしょうか。

青木　私もコロナ対策では、そんなにうまくできてたとは全然思ってないんです。やっぱり、感染を防ぐのに一生懸命やればやるほど入所者さんの外出の自由とか面会の自由、里帰りもできない。本当にどこまでやったらいいのかなっていつも悩みながら。もちろん、僕一人で決めるということは、それは絶対しないです。もう幹部で相談して、看護師長ね、いつも毎日相談したよね。それから、ある程度固まったところで自治会長に必ず相談して、会長の了解を得た上でこういうやり方をしますということで、流行状況に応じて、もう何遍も何遍もそういうことを繰り返してやってきて、それで入所者さんの安全は保てたかもしれません。

ですけれども、先日も自治会長からお話を伺いまして、自治会の執行委員の役員会があったんですね。そこでコロナ対策についてのご不満がかなり出たということを伺って「六月から緩和するように。対策を緩和しなさい」っていうことを会長から言われまして、僕らもできるだけ今の知見とか流行状況に合わせてですね、どこまで緩められるかなっていうのを、本当に慎重に考えてやり始めたのがさっき言った、会食を希望する面会者の方は検査で陰性であれば会食できますっていうやり方でした。その後、やっぱり入所者さんからだいぶご不満があるだろうということで、説明会をさせていただいたら、思った通りね。かなり「緩和します」という話をさせていただいたので、「これでようやくなんか緩んだ感じがします」っていうご意見もありましたし、やっぱりもっともっと「もうちょっと自由にさせてもらえないか」っていうご意見もありましたし。それを聞いてですね、やっぱり僕ら一生懸命考えてきたつもりだったんだけれども、やっぱり入所者さんにとっては結構しんどかったんだなっていうのを本当に感じております。僕のやってきたことが手続きを踏んでやってきたつもりではありますけれども、本当に十分それでよかったのか、正解だったのかどうかは分からないんです。

僕自身の反省を踏まえて申し上げると、やっぱり園が、あるいは園長が独断で良かれと思ってやることってのは、本当に先生がおっしゃったように、パターナリズムということで、やっぱり入所者さんに、知らない、分かってない、気づかないうちに苦しみを、被害や苦しみをもたらしたりってこともあると思いますので、やっぱり当事者、特に自治会、それから入所者さんお一人お一人のお気持ちを、私たち職員としてはもっと大事にしないといけない。こちらからこうしますって一方的なのではなく、お気持ちをよく教えていただきながら、僕らが勉強させていただきながら、やっていくことしかないのかな。これやっぱり謙虚にちゃんとお話を、お気持ちを伺うっていうことしかないのかなっていうふうに、今回のことを通じて思っているところです。ありがとうございます。

山本晋平　司会権限かも知れませんけど、青木さんのお答えは反省も含む誠実なお答えだったと思いますけども。施設長の中にはですね、コロナが療養所にもたらした影響について人権委員会で検証もぜひやらなければとおっしゃってる園長も、青木先生以外にもいらっしゃることはいらっしゃる。ですが、一三療養所の施設長の温度差がずいぶんあって、そのコロナ対策もいわば園長権限で決め、その検証をする気があるのかどうかもよく分からないというところもあると思いまして、そういう意味で人権委員会が象徴する役割、まさに課題が各園いろいろと、我々としては、その違いを各療養所の違いも含めて感じているし、我々も課題として認識していかなければいけないかなと思っているところです。すいません。質疑応答の時間は一一時五〇分ぐらいまでと思っていたので一応時間を過ぎたんですが、最後にという方いらっしゃいますかね。もしいらっしゃれば、いただいた後に最後に一言ずつ今日のパネリストの方に、というのはどうでしょうか。よろしいでしょうかね。どうぞ、最後にお一人。

発言者　こんにちは。ひじょうに緊張しております。人前でこうやってしゃべるのは初めてなんでね。沖縄県石垣島から長野県まで来ました。中学一年と同時に発病して、最初に沖縄県の名護にある愛楽園に入所しまして、その翌年に長島愛生園に来まして新良田高校に入学しました。その間いろいろ、ベル制問題というのがありましてね、高校で職員室に入る時にベルを外で押して職員室に入るという。先生と生徒の壁ができてまして、それを何年か前、三、四年ほど前に「ベルの音が聞こえる」っていう映画を私の英語の先生の山下っていう方がシナリオを書いて映画を製作したんですけど、これが先月、先々月かな、上映できないという話で。この話は大阪の「いちょうの会」の方がいろいろ携わっていて、我々はこの職員室のベル制を廃止する運動を入学当時ずっとしてたんです。そのものを映画化しようと、いうことで先生が動いたんですけど ね。一応、映画はできたんだけど上映ができないということがまず一つ。いま、頭の中で整理しながらしゃべってるんで申し訳ない。

私は修学旅行を新良田高校の時、小学中学は修学旅行は私経験してないので、新良田教室で初めて修学旅行やるっていった時の場所が、いまライブカメラで写ってる大島青松園を宿泊地として、高松の栗林公園とか、こんぴらさんとかを初めて経験しました。これが私の生まれて最初の修学旅行でした。

それから家族の修復というのがあったんですけど、沖縄県は退所者、入所者も結構全国的に多いんですよね。多いけれど、家族訴訟の補償金を取ることが意外と少ないと思う。うちの家庭は、五人兄弟で私は末っ子だ。四人とも拒否してます。いらないと言ってます。僕の家族だけでなく、他にも結構多いと思います。差別や偏見がひじょうに強い地域だと思ってるんです。そして今、全国的にふれあい福祉協会っていうのがあるんだけど、沖縄県にはふれあい福祉協会はなくて、ゆうな協会っていう、まだ復帰してないんじゃないかなっていうような協会があって、沖縄県には南静園と愛楽園にあって、ひじょうにその二つの園だけでも派閥っていうか愛楽園さんは愛楽園さんだけで集まってくださいい、南静園さんは南静園さんだけで集まってくださいっていうような集まり方で、なかなか両方に行きたいけど拒否するって状況に私が実際にあったんです。

そういう中でですね、いま家族の修復というのが、私は結婚してハンセン病がばれて離婚して、子どもはいまアメリカのカロライナの方に留学してるんですけど、子どもは日本で私のところに戻ってくる気は全くないですね。それで亡くなった後に、私の遺骨はどうなるんだろうとか、私はもう全く関係ないので。死んだらもう分からないですから。そういうことで愛楽園の自治会長の金城雅春が生存してた時に相談したんですよ。すると「もう来なさい」と。「愛楽園に再入園するのは可能です」っていう話があって、それをずっと思いながら今日まで来てるんです。ですからそういうね、僕、頭ん中で整理してるんだけど、みなさんに訴えたいというか、そういう現状を知ってほしいと思ってるんですけど、なかなかうまくしゃべれないですね。

ですけど、人権差別の今までのやり方は、パンフレットを作ってばらまけばいいんだという旧態依然のやり方で、それじゃあ多分前進はもうないだろうなという考えが私の中にはあって。あるハンセン病ネットワークの方で沖縄のほうにいて宗教関係やってる方に、沖縄県の人権啓蒙活動はどうしたらいいでしょうかという話をした時に、一番いいのが吉永小百合さんという女優の方を呼んできて、大きい、昨日の結構大きいホールだったけど、石垣島でも市民会館とかがありますね。そこでその方をメインにして、みなさんがこの方だったら来るでしょう。見に来る時にハンセン病の話をして、市民会館一番いいのが、●●さんという専門の医者がいて、沖縄に。

山本晋平　すいません。一〇分ぐらいお話をされているので。時間が一二時までなので、少しまとめていただいても良いですかね。

発言者　ということで、そういうやり方で人権啓蒙活動をしたらいいかがでしょうかというのが私の考えですね。

山本晋平　ありがとうございます。本当はもっと話したいことがあるんだと思って申し訳ないんですけど、ちょっと時間もあるので。最後にもう本当に一言ずつしかお時間がないんですけれども、今日のパネリストの方に。最初に森さん、地域支援の方へのメッセージなども含めて一言お願いできますでしょうか。

森　はい。最後に沖縄の方がおっしゃられたように、私も新良田出身なんです。今は全療協会長として、大島の支部長として兼任しています。私はハンセン病の偏見差別解消ということ、一掃されることを我々は悲願として活動してきているわけですけど、それはひじょうに難しいと思っていて、生きてる間にそれができるかどうかひじょうに問題だなあと思っています。でも生きている間、やり続けなきゃいけないと思っています。だから沖縄の方も、そういう意味で負けないで偏見差別解消のために努めていってもらいたいと思います。まだハンセン病への偏見は日本全国どこでも残念ながら残っているわけで、頑張ってもらいたいなあと思うわけです。そういうことで終わります。

山本晋平　ありがとうございます。青木さん、一言お願いします。

青木　申し上げましたが、やっぱりご家族との関係修復って待ったなしの問題。これはもう偏見の除去、もう本当に今しか、いま本当にやらないといけない。そして市民一人ひとりの取り組むべき課題ではないかと思います。入所者さんにとって、療養所が暮らしやすくて、社会に解放されて、人権が回復されるような、本当にそういう入所者にとって望ましい場所となるために、私たち施設も全力で頑張りたいと思います。

どうぞ市民のみなさんも、入所者さんとともに、入所者さんに学びながらご意向に沿った運営ができるように、みんなで力を合わせていければありがたいなというふうに思います。どうぞよろしくお願いいたします。

山本晋平　ありがとうございました。続きまして、山本直美さん、一言お願いいたします。

山本直美　私の役割としまして先ほども述べましたけど、やっぱり看護・介護の充実をしていくことが、本当にいま入所者さんにとって大事なことだというふうに思っておりますので、それを全力でしていきたいと思っております。ありがとうございました。

山本晋平　ありがとうございました。続いて原田さんですけれど。すいません、私から一言、お願いというかご質問を含めて。リニューアルオープンをして、社会交流会館から歴史資料館ってことになって、これすごいバージョンアップされたってお話があったんですけど、元々の名前が持っていた社会交流という機能が現在どうなのかってことも含めて、最後にコメントいただければと思うんですけどいかがですか。

原田　そうですね。社会交流会館、元々は入所者の方々が講話や施設の案内を通して入所者と外部の方々の交流を図るというふうな目的で運営されていた部分がありますが、入所者の方々もご高齢ですし、それがどんどん難しくなってきました。また、コロナの問題もありまして、現実的に入所者の方は対面での講話を当分の間行わないというふうなことを言われています。どちらにしろ、入所者の方がお話しできない、交流が具体的にできないといった状態になることは予想されていましたので、その次のステージといったものを見据えた上で、歴史をどのように伝えるかということで、現在「歴史資料館」という名称になっています。ただ入所者の方々も、残された時間の中で精いっぱい自分たちの生きた歴史をどのように伝えるか、それを資料館の中でどのように実現するかということを提案、協議してるような状態になっています。

山本晋平　すみません。私の質問だけに答えていただいた感じで。他にもし一言あれば。

原田　そうですね。今回の会に参加させていただきまして、パネリスト、コーディネーターのみなさんはもちろんのこと、今日こちらのほうで発言されたみなさま、参加されてる方々の熱意を対面で感じられたことがひじょうに大きな励みになりました。こういった励みを今後、資料館といった事業の中で具体的な形にし、またみなさん、入所者の方々、ハンセン病当事者の方々が苦悩されていることですね、そういったことの解決に向けて、お役に立てていけたら、お役に立たないといけないんですが、そういったものを実現していきたいなというふうに思っています。

山本晋平　はい、ありがとうございました。最後の全体のまとめ的なことも含めて、小林さんお願いします。

小林　屋会長の発言にありましたが、本当にもう喫緊というのも愚かなくらい喫緊の問題ですね、本当に。予算が必要なことというのは統一交渉団が前面に立ってやるわけですが、それも予算というのは国民の税金ですので、みなさん方の広い支援が必要です。それと同時に先ほど言いましたが、偏見差別の解消のためには、みなさん方一人ひとりの被害者に対するエンパワーメント、これが必要です。みなさん方一人ひとりの独自の行動としてひじょうに必要だと思います。ぜひですね、一緒に頑張りましょう。ありがとうございました。

山本晋平　ありがとうございました。それでは、今日の分科会はこれで終わりということにさせていただきたいと思います。みなさま、どうもご協力ありがとうございました。パネリストの方にもう一度拍手をお願いします。

分科会第四

被差別当事者の声を聴く

―差別解消の推進に向けた取り組みを考える―

●パネリスト

金尚均（龍谷大学法学部教授）

谷川雅彦（〈一社〉部落解放・人権研究所代表理事）

佐藤聡（DPI〈障害者インターナショナル〉日本会議事務局長）

●コーディネーター

内田博文（ハンセン病市民学会共同代表／九州大学名誉教授）

内田博文　コーディネーターを担当させていただきます内田でございます。これから本シンポジウムの趣旨、目的、パネリストのご紹介をさせていただければと思います。

ハンセン病問題をめぐっては当事者の方々のご尽力により二〇〇一年五月一一日、二〇一九年六月二八日、二〇二〇年二月二六日と三度の違憲判決が言い渡され確定しました。裁判史上稀有なことで特筆されます。

しかしこれらの違憲判決によって、ハンセン病に係る偏見差別が解消されたかというと、残念ながらそうではありません。

周知のように、二〇〇一年の「らい予防法」違憲判決が確定した後の二〇〇三年九月には熊本県内で温泉ホテル宿泊拒否事件が発生しております。そこで、二〇〇九年施行の「ハンセン病問題の解決の促進に関する法律」においては、この偏見差別の問題も取り上げられることになりました。この法律の前文で、「ハンセン病の患者であった者等に対する偏見と差別のない社会の実現に向けて、真摯に取り組んでいかなければならない。」と謳い、また第三条第三項で、「何人も、ハンセン病の患者であった者等に対して、ハンセン病の患者であったこと若しくはハンセン病に罹患していることを理由として、又はハンセン病の患者であった者等の家族に対して、ハンセン病の患者であった者等の家族であることを理由として、差別することその他の権利利益を侵害する行為をしてはならない」と規定されることになりました。

ただし、偏見差別の解消の問題がそれ以上深掘りされることはありませんでした。ハンセン病に係る偏見差別の状況も、大きく変化することはありませんでした。

昨日も全体会で、奥田均先生から詳しくご報告・ご紹介がございましたが、社会福祉法人大阪市社会福祉協議会と「福祉と人権」研究委員会が二〇一一年三月にまとめた、『ハンセン病問題並びにＨＩＶ問題に関する市民意識調査報告書』によりますと、熊本県内で発生した温泉ホテル宿泊拒否事件で浮き彫りになったのとほぼ同じ偏見差別の状況が示されております。

報告書によりますと、学校や職場などでハンセン病問題に関する学習を受けたことがあるかについてたずねたところ、全体では「受けたことはない」が六八・九パーセントともっとも高く、次いで「はっきり覚えていない」が一八・七パーセント、「小学校や中学校で受けた」と回答された方が四・七パーセントというようになっております。

そのために、ハンセン病は治療すれば治る病気だという理解は三二・八パーセントにとどまります。ハンセン病はひじょうに感染力が弱い病気だという理解も、三〇・〇パーセントにとどまります。ハンセン病回復者に対する抵抗感について尋ねたところ、近所に住むことという設問では、「とても抵抗を感じる」と「やや抵抗を感じる」の合計は一二・六パーセントになっております。一緒に入浴することという設問では、「とても抵抗を感じる」と「やや抵抗を感じる」の合計は三七・三パーセントにもなっております。忌避感は、家族の方にも及んでいます。ハンセン病回復者の子どもとの結婚に「抵抗感を感じる」というように回答された方は、実に四二・〇パーセントにも達しています。肉親がハンセン病を発病したことを隠したまま結婚せざるを得ない原告家族が今も多数に上るのもやむを得ない、こういう状況でございます。

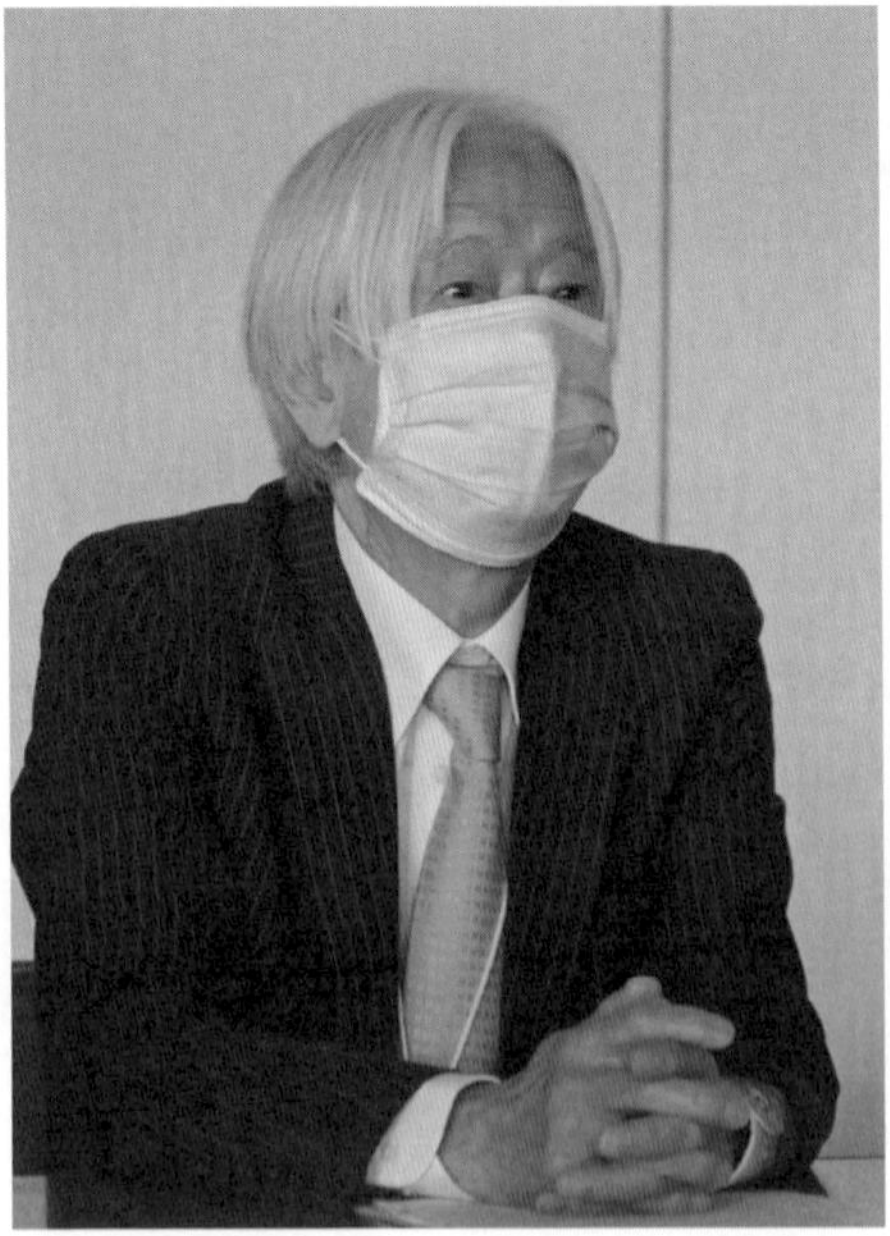

違憲の判決が確定し、国が謝罪したことが充分に浸透しておりません。ハンセン病患者を「療養所」に強制的に隔離してきたのはやむを得ない措置かという設問では、「そう思う」と「どちらかと言えばそう思う」の合計は、三七・七パーセントにもなっております。ハンセン病患者にとっては療養所の中で医療や福祉を受けることの方が幸せであるという設問では、「そう思う」と「どちらかと言えばそう思う」の合計は、二二・二パーセントというようになっております。

当事者の方々の語り部活動の意義は格別なものがございます。深い感銘を多くの方たちに与えておられます。それでもハンセン病問題の教育啓発はこのような現状に止まっています。これには国・自治体の取り組みが充分ではないということ、各界の取り組みも充分ではないということが大きくあずかっています。

他のマイノリティ差別の問題に目を転じますと、ご存知のように、障害者差別については「障害者差別解消法」が二〇一三年に、またヘイトスピーチについては「ヘイトスピーチ解消法」が二〇一六年に、部落差別については「部落差別解消法」が二〇一六年に制定、公布されております。法は、あい異なる二つの顔を持ちます。一つは国民・市民の命と暮らしを守るという顔です。もう一つは国の誤った政策を根拠づけ、当事者に数々の人権侵害を引き起こすという顔です。「らい予防法」が示したのは、後者の顔であったと言えます。これに対し「障害者差別解消法」や「ヘイトスピーチ解消法」、「部落差別解消法」が示すのは前者の顔です。これにより、差別の解消に向けて大きな前進が図られることになりました。

しかし、ハンセン病に係る偏見差別の解消の法的な取り組みにおいて、これらの差別解消法が参考にされるということはあまりありませんでした。「障害者差別解消法」や「ヘイトスピーチ解消法」、「部落差別解消法」を参考にして、ハンセン病に係る偏見差別についての例えば「ハンセン病差別解消法」を制定しようとする動きが出てきたかというと、必ずしもそうではありませんでした。ハンセン病に係る偏見差別を解消するために、「ハンセン病問題基本法」を改正するといった取り組みが顕在化されることもありませんでした。

そのために、「ハンセン病問題基本法」では、今も、「障害者差別解消法」にみられるような「差別解消についての国及び地方公共団体、国民の責務」規定や、「差別の解消の推進に関する政府の基本方針」や、「行政機関等及び事業者における差別を解消するための措置や支援措置」、こういったことに関する規定は置かれておりません。

このような状況の中で、二〇一九年六月にハンセン病家族訴訟判決が言いわたされ、確定することになりました。判決では、一九九六年に「らい予防法」が廃止された後も厚生大臣及び厚生労働大臣、法務大臣、文部大臣および文部科学大臣に、家族に対する偏見差別を除去する義務およびその義務違反の違法があったことも認められました。ただし二〇〇二年以降は差別除去義務及び義務違反が認められませんでした。

しかし、二〇〇二年以降も、ハンセン病差別の解消に大きな前進が見られないことは、温泉ホテル宿泊事件や『ハンセン病問題並びにＨＩＶ問題に関する市民意識調査報告書』などからも明らかなところでございます。

そこで、ハンセン病に対する偏見差別の現状とこれをもたらした要因の解明、国のこれまでの啓発活動の特徴と問題点の分析、偏見差別の解消のために必要な広報活動や人権教育、差別事案への対処の在り方についての提言を行うなど、今後のハンセン病に対する偏見差別の解消に資することを目的として、「ハンセン病に係る偏見差別の解消のための施策検討会」が昨年の七月に設置されることになりました。検討会では、提言の取りまとめに向けて鋭意、検討を進めているところです。

問題は、法規制いかんです。ハンセン病に係る偏見差別について、その法規制を求める声は、当事者においても実はそれほど大きなものにはなっていないように思われます。例えば「ハンセン病差別解消法」を制定しようとする動きが広がりを見せているかと言うと、必ずしもそうとはいえないようです。

差別を法で罰するから法で罰することはそぐわない、法で人生被害を受けたから法で罰することにトラウマがある、差別禁止法を制定することでハンセン病対策への国の責任があいまいになる。こういった意見が多数を占めているのではないかと見受けられます。

それもある意味ではやむを得ないところといえるかもしれません。一九〇七年から一九九六年まで実に八九年間にもわたって、国の制定した悪法によって未曾有の人生被害を受けてこられた元患者・家族の方々が、悪法に対してのみならず法一般に対して強い不信感をお持ちになるのも自然のなりゆきと思われます。

しかし、今も根強い、社会意識となっているハンセン病差別偏見を、このまま放置し続けるということはできません。家族訴訟の原告陳述書の中には「今も怯えて家族であることを隠してひっそりと暮らしている」、こういった記述が数多く見られます。当事者や家族の方々のなかには、自ら偏見差別の実態を語り始めておられる方もおられますが、高齢化で語り部も少なくなり、ハンセン病問題の風化が懸念されるところです。

法規制も一考に値するのではないかと存じます。そこで、本日は、三人のパネリストの方をお招きし、先駆的な取り組みから学ぶことによって、ハンセン病差別偏見をなくすためにはどうすればよいかを、みんなで考えたいと存じます。よろしくお願い申し上げます。

それでは、パネリストの方を順にご紹介させていただきます。

まず、龍谷大学の法科大学院教授の金尚均さんです。専門は刑法で、近年はヘイトスピーチやインターネット犯罪の研究で有名な方です。京都朝鮮学校事件では、当時京都朝鮮第一初級学校アボジ会の副会長をしておられました。最近の主な単著に、『差別表現の法的規制―排除社会へのプレリュードとしてのヘイトスピーチ』という著書がございます。

次は、一般社団法人・部落解放・人権研究所代表理事の谷川雅彦さんです。三重県伊賀市人権政策審議会会長、世界人権宣言大阪連絡会議事務局長、一般社団法人大阪府人権協会理事などを、務めておられます。人権問題、なかでも部落差別問題をはじめマイノリティの差別問題についてお詳しく、各地で講演を行っておられます。近畿大学の非常勤講師も務めておられます。

最後はＤＰＩ（障害者インターナショナル）の日本国

内組織として一九八六年に発足した、ＤＰＩ日本会議事務局長の佐藤聡さんです。国連障害者権利条約にもお詳しく、ＪＤＦパラレルレポートの作成特別委員会の事務局長のほか、国の内閣府障害者政策委員会の委員なども歴任しておられます。「障害者差別解消法」の改正にも尽力しておられます。

市民学会の原田惠子事務局次長の格別のご尽力で、その分野の第一人者ともいうべき、素晴らしい方々をパネリストにお迎えできて光栄に存じております。これらのパネリストの方々には三回、ご発言をお願いできればと考えております。一回目は、短い時間で恐縮ですが、約五分程度を目安に、自己紹介を兼ねて、金さんには「外国人問題と自分」などについて、また谷川さんには「ハンセン病問題とのかかわり」などについて、佐藤さんには「ＤＰＩと自分」などについてお話をいただければと存じます。

二回目は各二五分をめどに、金さんには「京都朝鮮学校事件をはじめヘイトスピーチを許さない取り組み」などについて、また谷川さんには「部落差別解消への取り組み、研究所のプラットホーム機能」などについて、また佐藤さんには「早くに取り組まれた障害者差別解消法の制定とその意義」などについてお話をいただければと存じます。

三回目は約一〇分をめどに、「言い残したこと、最後に伝えたいこと」などについて、金さん、谷川さん、佐藤さんの順でお話をいただければと存じます。それではただいまから、パネルディスカッションを始めさせていただきたいと存じます。どうかよろしくお願い申し上げます。

それでは金さんから、よろしくお願いいたします。

金尚均　おはようございます。ご紹介に与りました金尚均と申します。私は普段は京都にあります龍谷大学というところで、学生とともに勉強させていただいています。本日のコーディネーターの内田先生とはもう四〇年近いお付き合いをさせていただいております。その中で内田先生から、さまざまなお教えを受けたことがあるわけです。

その中でも一つは差別という問題をどういうふうに捉えるかということがありました。私たちの世の中にはいろんな差別というものがあります。内田先生からご紹介いただいたところでも障害者、そして部落、外国人に対するヘイトスピーチの問題などさまざまな問題が私たちの社会の中にあるわけです。本日はこの市民学会分科会のテーマでありますハンセン病の人々に対する偏見そして差別、これをどう解消するかという問題もあるわけですね。

その中で私が今ひじょうに関心を持っているところは例えば障害者の問題、ハンセン病の方々の問題、外国人の問題、そして部落の問題でいろんな当事者そして関係者がいるわけなんですけども、日本の社会、日本のその差別政策ないしは差別に対する解消政策の中の問題というものは、それぞれの当事者がそれぞれの問題には関心があるんだけども、たとえば外国人であれば外国人問題ないしはそのヘイトスピーチの問題については関心があるけれども、ハンセン病の人々に対する関心ないしは関連ないしは協力という関係、そういったものがないんですね。ここがひじょうに問題だと考えています。で、内田先生が縷々《るる》ご説明くださいましたが二〇一六年に先ほど言いました「部落差別解消法」そして「ヘイトスピーチ解消法」、「障害者差別解消法」の三つの法律が施行されたんです。これは日本社会の中で、二一世紀になって初めて差別を解消する法律ができたわけです。いわゆる一九世紀、二〇世紀の問題を二一世紀に引きずった形で法律が制定されたんですけど、それぞれ法律が別々につくられることによって、相互の関連ないし関心をひじょうに持ちにくい状況が生まれていると思います。その意味では本日のお話の中で一つ包括的な差別解消政策というものをやっていかないと、このようなバラバラの法律の中では相互の無関心というものが生まれて、それはいわゆる当事者を連帯させたくない、ないしは連帯してほしくない人たちにとってひじょうに好都合な状況が今あるということを、認識として共有できればと思います。

内田　ありがとうございました。次に谷川さんのほうから、自己紹介を兼ねて少しお話しいただければと思います。

谷川雅彦　一般社団法人部落解放・人権研究所の代表を務めています谷川です。どうぞよろしくお願いいたします。内田先生はじめ今日の報告者のみなさんには、日頃から大変お世話になっているところであります。研究所というところはですね、部落差別をはじめ実際の差別撤廃と人権確立社会の実現を目的にした研究活動及び教育啓発に取り組んでいます。また人材育成、情報発信等にも積極的に取り組んでいる一般の研究機関であります。研究だけでは研究所の運営ができませんので特に人材育成ですとか人権啓発教育の事業に取り組んで、さまざまな機会・場所を見つけて差別や人権の問題を考える、学ぶ、アップデートする、そういう機会を長く続けているところであります。実は本来なら六月九日、一〇日と沖縄で復帰五〇年の節目に差別の問題を考える講座をやる予定だったんですけれども、残念ながらまだ沖縄ではコロナの感染拡大のひじょうに深刻な状況が継続しているということでオンラインになってしまいましたが、全国から一三〇〇人ほどの方が視聴をしてくださいました。今度八月には高野山で、この講座を実施するということになっています。藏座江美さんをお招きして、「菊池恵楓園の絵画クラブ金陽会の作品から気づかされるもの」というテーマでハンセン病問題についても取り上げているところであります。研究活動の成果を『部落解放研究』という研究紀要で発行したり、毎月一回、『ヒューマンライツ』というまさに人権をテーマにした月刊誌を発行したりしています。

私とハンセン病問題の出会いなんですけれども、私が被差別部落出身であるということで部落解放運動に早くから参加し、その中で当然ハンセン病の問題を学ぶ機会というのはありました。しかし本格的にハンセン病問題を勉強するという機会を持つようになったのは、実は二〇〇七年に有志で差別禁止法の勉強会を始めてからです。そして二〇一一年には、差別禁止法の制定を求める市民活動委員会というネットワークをつくりまして、お亡くなりになられた神美知宏さんにその共同代表の一人に就任をいただいたことも、私のハンセン病問題を学ぶうえでひじょうに重要な機会であったと思います。そして今日久しぶりにお会いできると楽しみにしておったんですけれども、二〇一三年に初めて参加した菊池恵楓園でのハンセン病市民学会でお会いした志村康さんに、差別の問題についていろいろ教えをいただきました。

私が部落解放・人権研究所に勤めるようになりまして最初に取り組んだのが、こういった背景を元にした差別禁止法の研究会を立ち上げることでした。二〇一三年、今から九年ほど前に研究所に差別禁止法の研究会を立ち上げまして、その際に今日コーディネーターをされています内田博文先生に研究会の代表に就任をいただいて以降、先生から導かれて差別禁止法についての調査研究を続けてきているということであります。そして差別禁止法を考える、勉強する上でやはりひじょうに大事であるのはやはり当事者の声、差別の現実ですね。禁止法が必要とされる立法事実をしっかりと明らかにしていくということでハンセン病やLGBTQ、外国人、HIV、見た目、部落差別、水俣等々の当事者にお話を聞きに行く、教えをいただくということをずっと続けてまいりました。そういう意味で言うと、研究所が微力ではありますけれどもこういった被差別マイノリティの横のネットワークと言いますか、差別されている者がまず差別を乗り越えて手を繋ぐ、金先生のお話にもあったようなプラットフォームを提供することが私たちの研究所にとってひじょうに大事なことだと思っています。ハンセン病問題についてもお聞きした差別の現実について本を発行させていただいたり、また当事者の集いを二〇一七年、一八年、一九年と続けて全国各地で開催をしてまいりました。そしてこの三月に、内田先生を代表とする差別禁止法の研究会がその研究成果を発表するということで、包括的なあらゆる差別をなくそうということを目的にする、「すべての人の無差別平等の実現に関する法律（案）」という形で法律の案を社会に対して発信をして、当事者やいろいろな方々に今ご議論をいただいているところであります。私からは、以上でございます。

内田　ありがとうございました。引き続きまして、佐藤さんから自己紹介を兼ねてお話をいただければと思います。

佐藤聡　みなさんおはようございます。DPI日本会議の佐藤聡と申します。今日は貴重な場によんでいただいて、ありがとうございます。私、こうやって映ってるとまるで健常者に見えるんですけれども、実は上半身は普通なんですけど腰から下が麻痺しておりまして車椅子に乗っております。今日は東京から参加させてもらってます。今朝のNHKのニュースを見てましたら、このハンセン病市民学会の集会の様子がニュースで流れてました。内田博文先生、徳田靖之先生が映っていらっしゃいました。嬉しいなあと思って見ておりました。

私は今年で五五歳でもともと障害はなかったんですけれども、九歳のときに怪我をしまして、それから車椅子に乗ってます。当時は一九七七年だったんですが、車椅子だと普通の学校は入れてもらえませんでしたので、障害をもってからは、私は新潟出身ですけど、県内に一カ所だけありました障害者だけが通う養護学校、その施設で親元を離れて集団で暮らすという生活を四年間やっておりました。そこが本当に嫌で嫌で何とか出たいと思って、ラッキーなことに中学校の校長先生が受け入れてくれたので地元に戻ることができて、中学二年から普通の学校に行ってました。一九八七年に大学に入る時も車椅子で受け入れてくれる大学はほとんどなく、特に関東は全然なかったんです。関西の大学に電話をして「車椅子の人いますか？」って聞いたら「いますよ」って言ってくれて、それで本当かなと思って見に行きましたら、確かに全部ではないんですけどバリアフリーのトイレとかエレベーターとかスロープがあって、ここには障害者がいるなと分かりました。それで関西の大学に行きました。そこでいろんな障害を持つ学生がいまして、いろんな運動をやっていたんですね。親元を離れて、当時はヘルパー制度はなかったんでボランティアを集めて介助してもらって一人暮らしをするという、そういった活動をしている人たちに出会い、運動に関わるようになりました。
兵庫県の西宮市にあるメインストリーム協会という団体にいたんですけれども、二〇一四年から東京のDPI日本会議におります。このDPI日本会議は障害当事者の世界的な組織で日本では一九八六年にできまして、写真に写っていますが、事務局は一〇人くらいの小さいところなんですけれども、全国の障害者団体九一団体が加盟してくれて一緒に活動しています。活動の柱は三つありまして、一つは「われら自身の声」って言っているんですけども当事者の声に基づいて障害当事者の運動をする。二つ目は、精神、知的、身体の障害種別を超えて一緒に活動する。三つ目が障害者の権利獲得のための運動をするということで、地域生活だとヘルパー制度とかバリアフリーとか教育とか権利擁護とか、そういったさまざまなテーマで活動しております。今日は差別解消法の話をしますが、そのきっかけになったのは二〇〇六年にできた「障害者権利条約」です。この条約をつくる時は、ニューヨークの国連本部にメンバーを派遣して働きかけをしました。世界中の障害者団体がニューヨークに集まって、ロビーイングを一緒に展開しました。では、また続きは後でお話ししたいと思います。ありがとうございました。

内田　ありがとうございました。ただいまパネリストの方から、自己紹介を兼ねてお話しいただきました。それではこれから二五分くらい、各パネリストの方からお話をいただければと思います。金さんよろしくお願いします。

金　私はいわゆるヘイトスピーチの問題を関連させながらお話しさせていただきたいんですけども、まずその前提で、内田先生の最初のお話にあったハンセン病の方々に対する偏見差別ですよね。前提としてもう既に私たちの科学的な知識の中で、ハンセン病っていうものは感染力がひじょうに低いというのは分かっている。そしてまたそれは治癒可能であるっていうことが分かっている。しかし多くの人たちの中に、ハンセン病はうつる、うつりやすい、そしてまた治らない、家族も遺伝するというふうな言説がいまだにあるわけです。で、根強い。これはなぜかということなんです。よく「差別差別って言うけれども差別される側にも理由がある、だって治らないでしょ」とこういうふうに言ってくる人がいると思います。その前提として、誰も「私は差別が好きです」「私は差別主義者です」というふうに言う人はいないわけです。「私は差別しませんよ」っていうふうに言うわけなんです。そこでこの偏見を作り出すもの、これ簡単に言うと嘘なんです。よく最近、世間でフェイクニュースっていう言葉を聞かれることがあると思うんですけども、このように例えば治らないとか感染力が強いとか遺伝する、近づかれると自分たちに影響が及ぶというふうな嘘の情報が私たちの心の中に染み付くわけです。嘘であれば改善したら良いでしょって普通は考えるんですけど、なかなかそれが直らない。そこにはさまざまな意見があると思うんですけども、人の心の中にあるいわゆる上下

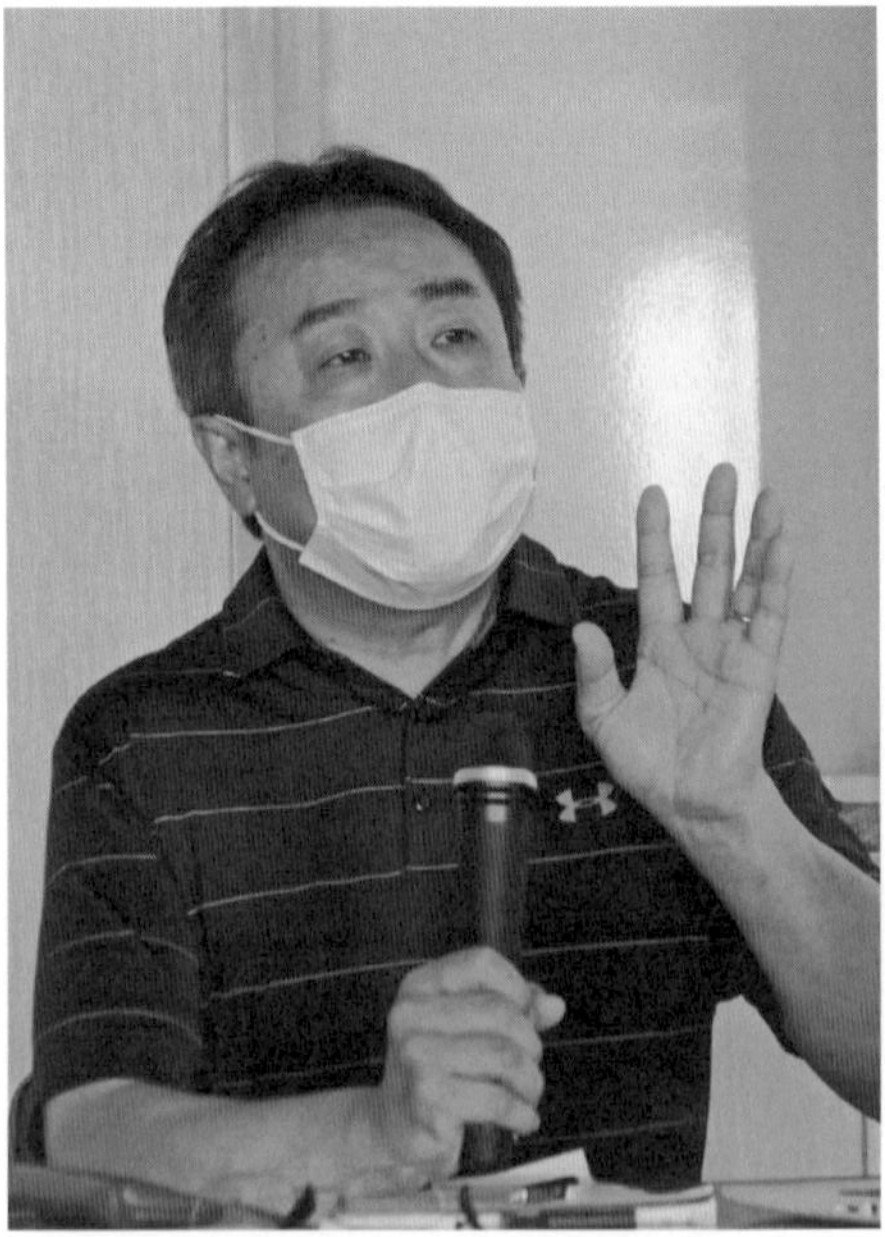

関係を作り出したい、ないしは排除したい思いですよね。ないしは潜在意識ですよね。それといわゆるハンセン病は治らない、感染力が強いというふうな嘘のニュースはひじょうにうまくブレンドされて人々の意識に根付いていくわけです。だからそういった偏見というものは、分かっていてもなかなか、社会の中で修正されないということがあると、私は在日朝鮮人の二世ですけども、思うんです。いわゆる在日韓国・朝鮮人の人々に対して、例えば大学でこういうことを言われたことがあります。「金さんたちって税金払わなくて良いんですよね?」っていうふうなことを、普通に仲の良い職員の方に言われたんですね。「えっ? なんで? 僕、ちゃんと給料明細で天引きされてるやん。だから税金払ってるで」っていうふうに言ったわけです。「いや、そうなんですけど金さんがこの給料の明細を持って伏見の税務署に行ったら、年間一五〇万円までそれが還付される」っていうふうなことを言われるんです。税金が、これ還付されるんですよ!? みなさん年間一五〇万ですよ。これが私が龍谷大学で三〇年働いたとしたら…みなさんはい一五〇かける三〇。今計算してみましょう。幾らでしょう、四五〇〇万です。ねえ、日本って外国人にとってなんていい国なんでしょう。私、四五〇〇万本当に還付されるなら何に

もしませんよ。本当にこれ、全く嘘なんです。いやそうでしょ？　本当だと思ったでしょ？　これ本当だったら、腹立ちますよね？　「私たち日本人なのに」。ポイントはここです。「私たち日本人なのに、日本人が差別された」と思いますよね。腹立ちますよね。なんで外国人だけ？　なんで朝鮮人だけ？　ここでポイントがこれまた一つ、フェイクなんです。そうするとこういった嘘に騙されて怒りの感情を持った人たちは、自分は差別するという思いで差別してるわけじゃないんです。抗議してるわけです。「なんであの人たちだけがいい目するんですか？」。ここで一つのポイントはこの私たちの世の中にあるさまざまな差別、そして現代的な現象として差別する側が差別したくて何か差別をするっていうことじゃなくて、何らかの口実を作り出すわけです。それが表面上、あたかも正当防衛であるかのように弱い人たちを攻撃するといった現象が、私たちの世の中にはあるわけです。このように私たちの本日のテーマである差別解消ということを考える際に、今さまざまな場面で私たちの社会の中で起こっている差別現象、それがいわゆるヘイトスピーチという形で、現実の世界やインターネット上の世界で撒き散らされているわけですね。そのヘイトスピーチというものを見る際に、それだけを見るんじゃなくて、もう一方として嘘の情報というものに対してどのように対処するかという、二本柱で見ていく必要があるかなと私は考えております。これはまた議論したいと思います。

ここで、外国人に対する差別解消の五つの柱ということでお話させていただくわけですけども、一つは法の下の平等の具体化と「人種差別撤廃条約」の国内法化の実行化ということが大事になってくるかと思います。法の下の平等の具体化ですね。いわゆるその内外国人平等の原則というものを、やはり私たちのこの日本社会の中で、実現していくことが必要だということです。日本国憲法一四条は、「全ての国民は」っていうふうに書いてるわけです。この一四条を読んだときに、私もそうなんですけど、私たちの子どもないし私のつれ合いはこの国民に入るのかっていう疑問を常に持ってるんです。これちょっと余談ですけど、みなさんこの憲法が施行されるのは一九四八年の五月三日です。五月三日、これ覚えてください。その前日の五月二日に実は天皇の最後の勅令が出るんです。これ、何の勅令か知ってます？　いわゆる、「外国人登録令」という勅令です。そこでその勅令が出た理由っていうのは当時私のお父さん、お母さんは実は日本人だったんです。日本が朝鮮を、植民地化してたんで。この五月二日に旧植民地であった台湾、朝鮮の人々たちは当面の間外国人とみなすっていう勅令を出した。それを出す事によって、僕のお父さんやお母さんないしは他の在日の方々は、いわゆる国民年金とかから始まるいわゆる権利保障の埒外に置かれたという経緯がありま す。で、多くの韓国朝鮮の人たちはいわゆる日本のために戦争に参加したわけです。そうするとその人たち、通常ならば恩給の対象になるんですけども、そこからも外れるということだったんです。それをするためにわざわざ憲法一四条の平等規定の中に国民と書くことによって、不平等を生むことになったんです。やはり私たちはそれに気づいて、内外国人平等の社会を作るための施策を講じるべきだろうと思います。

二つ目、日本ではやはり差別という問題については心の問題と言われてきました。またハンセン病の方々にとっては、法によって自分たちが差別されてきたことによって、法を作ることに対するないしは司法に対するないしは立法に対する不信があるわけです。これは当然ですね。これは理由のある不信です。これは私たち、私個人にとっても同じような思いがあるわけです。だってさっき言ったように、憲法一四条の平等規定によって不平等にされてるわけですから。そういう不信がある。しかし二〇一〇年以降、日本でヘイトスピーチっていうものが社会問題化されるに至り、やはり一番私たちが強烈に感じたことは、日本において差別事象を統計上ちゃんと記録しておく部署ないしは所轄官庁がない。またそれを規制する法律もない。そうすると何が起こるかというと、あったことがなかったことにされるという歴史があるわけです。日本の社会の中で一番根本的なことは、差別というものについて、どこにそれが本当にあったかということを公的に示すことをこれまでやってこなかったんです。それが故に、あったことがなかったことにされるという歴史があったと思います。で、いわゆる差別解消三法ができるということは、あったことをあったこととしてちゃんと示すということの意味合いがひじょうに強いと思います。

次の3、4、5は少し細かい話になりますけれども、ちょっとここの3は飛ばしてまた時間があったらお話しします。4ですね。インターネット上の違法情報への対応ですね。はい、みなさんの中でラインっていうのをやってる人は手をあげてください。これ、大体の人がやってますよね。いま、ラインっていうのをどれだけの人がやってるかみなさん知ってますか？　七〇〇〇万人？　いいとこいきましたね。九〇〇〇万人です。昨日調べて九二〇〇万人、五歳から八五歳の人たちが大体やってるっていうことなんですね。すごく流行ってるわけです。そういったような中で、私たちのこの社会で差別事象を見る場合、インターネットの問題を抜きにしては語れないわけです。インターネットで差別的な情報が撒き散らされそしてそれがいろんな形で拡散し、そしてそれが現実の世界へと移り差別的な攻撃が行われるということです。このインターネットの問題、これはハンセン病の方々の問題と同じ問題があるんです。どういった問題かと言うと、いま僕が話してることっていうのは、たぶんみなさんお昼ごはん食べたら忘れるんですよ。「あの兄ちゃん京都から来てなんか変な話してたな」で終わるわけです。しかしこれ、記憶の問題ですよ。インターネットの情報はずっと残ってるから忘れられないんです。そうすると、いわゆる侵害ないしは攻撃され、攻撃が行われるとそれが削除されるまでずーっと攻撃され続けるわけです。で、みなさんご存知のようにコピーペーストなんかされるともっともっと広がっていくわけです。これがインターネット上の侵害の一つの特徴なんです。こういったことについて、いったいどのように対処していくかということが問われてきます。

先ほど出たヘイトスピーチにも、こういうふうな統計がございます。ひじょうに近年はですね、「ヘイトスピーチ解消法」なんかもでき現実の世界でのヘイトスピーチの数は減ってます。しかし神奈川県など、いろんな所で散発的なヘイトデモはあるわけです。このヘイトスピーチが社会問題化する中で、「ヘイトスピーチ解消法」が制定された。二〇一七年に初めていわゆる外国人住民調査が行われて、その報告書が出されます。これも戦後初めてなんです。そういった中でその後各地の自治体において、反差別の条例が制定されるという経緯を辿っております。このヘイトスピーチっていうこと、例えば「殺せ殺せ朝鮮人」とか、「あいつたちを日本から叩き出せ」っていうふうな言葉をデモで叫ぶわけです。そこで注意しなければいけないのは、例えば「ハンセン病のやつらは感染力が強いから日本から叩き出せ。隔離しろ」っていうふうなことがかつてから行われ、そして今もそのようなことが叫ばれる。ここで僕が「ハンセン病の人たちは感染力が強いから隔離しよう。日本から叩き出せ」っていうふうなことを、この長野の駅前で拡声器を使って喋ったとします。そこでみなさん注意しなければいけないのは、それは僕は誰に対して語っているかというと、ハンセン病の人や家族ではなくて、多くの人たちに一般の人々に対して「あいつたちを叩き出せ」っていうふうに煽ってるわけです。いわゆる差別の敷居を下げるように拡散させるわけです。だから「殺せ殺せ朝鮮人」っていうふうに言う場合も、在日朝鮮人・韓国人の人たちに向けられるよりも、多くの一般の人々たちに対して差別を呼びかけ煽っていくわけです。いわゆる扇動するわけです。そうすることによって、それが広まることによって、多くの人々の差別に対するそれをしてはいけないという心の敷居を下げていくわけです。そうすることによって、差別に対して寛容な社会をつくるわけです。

これがまさにヘイトスピーチの問題であり、しかもそれは何を傷つけるかっていうと当事者の人間の尊厳。人間の尊厳とは私たちはこの社会において対等でかつ平等な立場にある、同じ人間なわけです。これがまさに人間の尊厳だと僕は考えるんですけども、それを否定するわけです。「あいつたちは僕たちと違った劣った人間だ」、ないしは「人間以下の存在だ」というメッセージを社会の中に送るわけです。で、そこの背景には人権というのは人の権利と言う限り人間だけが共有するものです。しかし、「あいつたちは同じ人間じゃない」とメッセージを送っちゃうと、人権の対象じゃないという潜在意識が生まれるんです。そうすると「排除しても構わない」という認識ないしは発想が生まれ、差別が正当化されていくというメカニズムがあります。ここに、やはり注意する必要があると思うんです。これが条例の話です。この中でこのピラミッドをご存知の人もいるかと思いますけれども、このような偏見や偏見による行為、そして差別暴力で大量虐殺という形で起こっていくわけです。したがってその差別的な言動というものは、これは例えばインターネットであれば見なかったらいい、ないしは聞かされたら無視したらいいっていう問題ではなくて、そのような差別的な言動を行う人のメッセージ性というのは、むしろ攻撃されてる当事者よりもより多くの一般の人々に投げかけられているんだという認識を私たちは持つべきだろうと思います。

そういったことからしますと二つの側面が必要であると思います。一つはいわゆる社会的な啓蒙やまたその学校教育という差別をなくす社会づくり。もう一方で、いわゆる啓蒙や教育だけではなくて、やはり法的な規制というものが必要ではないかと私は考えております。谷川さんがおっしゃってましたけれども、障害、部落、外国人の個別問題から、いわゆる人権問題としての包括的な差別問題という問題意識によって横のつながり、連携を持つことで、私たちの抱えている問題を共有し解決していくことができるだろうと思います。その差別を禁止する法制の必要性というものが、この近年ひじょうに高まっていると思います。

最後に一つだけ。この日本において、差別問題を解消するという動きってひじょうに遅いです。実は日本は一九九五年に「人種差別撤廃条約」に加入したんですけど、加入しただけで何もしてこなかったんですね。そういった中でヘイトスピーチ問題が巻き起こるとその間にも、各地の条例やまた国の法律いわゆる人権擁護法案みたいなものがあったわけですけども、ひじょうにそれに対する関心が鈍かった。そういった中で、さまざまな差別事象が私たちの目の前に現れた、ないしは現れているというふうなことであると思います。その意味ではどういったようなきっかけがあるかは別として、いわゆるこのハンセン病・ハンセン病回復者の方々、そしてまた家族の方々に対する社会的な偏見ないし攻撃が、いつ起こるか分からないと私は危惧するところがあります。それはインターネットなどを通じて、ひじょうに知らないところで分からないところで攻撃が始まり、そしてそれが大きくなる。これに対して、どういうふうに対処して行くべきなのかということを、共通の課題として検討していく必要があるのではないかと考えます。ちょっと最後までいけませんでした。とりあえず、この私の最初の話は以上ですということですみません。

内田　ありがとうございました。それでは続きまして、谷川さんの方からよろしくお願いいたします。

谷川　まず部落問題についてお話をするんですけれども基本のきといいますか、部落差別というのは一体どんな差別なのかというお話を少ししたいと思います。金尚均さんのお話にあった外国人差別や、私の後でお話をされる障害者差別、残念ながら社会にはいろいろな差別があるわけですけれども、障害者に対する差別や外国人に対する差別と並べた時に、この部落差別という言葉だけ人を指す言葉ではなくて土地を指す言葉が出てくるわけですね。障害差別ではなくて障害者差別、外国差別ではなくて外国人差別となっているのに、この部落差別だけは、「部落」という土地を指す言葉が使われるわけです。正確に言うとこの部落という土地と部落という土地との関わりがある人、いわゆる「部落出身者」とか「同和地区住民」とかいろんな言い方がされるわけですけれども、この部落差別っていうのはまあ一言で言いますと、この部落出身者とみなされた人に対する差別のことなんですね。じゃあこの部落出身者って誰のことなんだということでありますけれども、これは本人ですとか父、母、おじいさん、おばあさん、これどこまで遡るのかということがあるわけですけれども、本人や父母、祖父母が現在もしくは過去において部落に生まれたまたは部落に住んでいたまたは部落に本籍を置いていた、こういう事実によって部落差別を受ける可能性のある人のことを部落出身者と呼んでいるわけです。ですから人によってこの線引きがあって、いや、おじいさん、おばあさんよりももっともっとひいおじいさん、ひいおばあさんまで遡るんだと言う人もいれば、いや本人が部落に生まれたとか本人が部落に住んでるとかこういうことが問題なんだという人もいるわけです。すなわちその部落出身者は誰なのかということを決めるのは、本人の部落出身者のアイデンティティの問題もあるわけですけれども、差別する側が部落出身者だと決めるひじょうに不思議な差別なんです。でも出身者かどうかは差別する側が決めるということなんですけれども、だから一体どこが部落なのか、この現実に被差別部落といわれる土地があるわけですけども、ある人はその土地を含めた小学校区ぐらいを部落だというふうに広く捉える人もいれば、さらに中学校区ぐらいも含めてあの辺りは部落なんだと言うふうに漠然と捉える人もいる。本人なのか、父母が問題なのか、おじいさん・おばあさんが問題なのか、生まれたことが問題なのか、住んでいることが問題なのか、本籍が置かれているってことが問題なのか、どんどんどんどんこの基準が広がっていくわけです。

そしてじゃあ「部落出身者と結婚や交際をさせたくない、したくない」、こういう意識があるとすれば、子どもの交際相手や結婚相手が部落出身者かどうかということを確認をしたい、調べたい、知りたい、こう考えるわけですね。その中で本人、父母、祖父母の出生地を調べるとか現在、過去の本籍地、住所といったことを調べる。これはまあ、こういうことが目的で作られているわけではありませんけれども、戸籍や住民票を見ればこういった情報が掴めるわけです。残念ながらこの戸籍や住民票が身元調査のために今もなお、不正に取得されている現実があるということなんです。もう一方でじゃあ部落はどこなのかということが残念ながら金尚均先生のお話でもあったんですけれども、インターネット上で公開されている、いわゆる暴露されているんです。ですから子どもを呼んできて、「いま交際している彼・彼女はどこに住んでるんだ」と。「どこどこにいまアパート借りて住んでるよ」と。「お父さん、お母さんはどこにいてるんや」と。「お父さんは何々県の何々市のどこどこにいるって、この前聞いたよ」と。例えばそんな情報があってそしてインターネットに接続できる環境があれば、五分、一〇分でその子どもの交際相手が部落出身者かどうかというこ

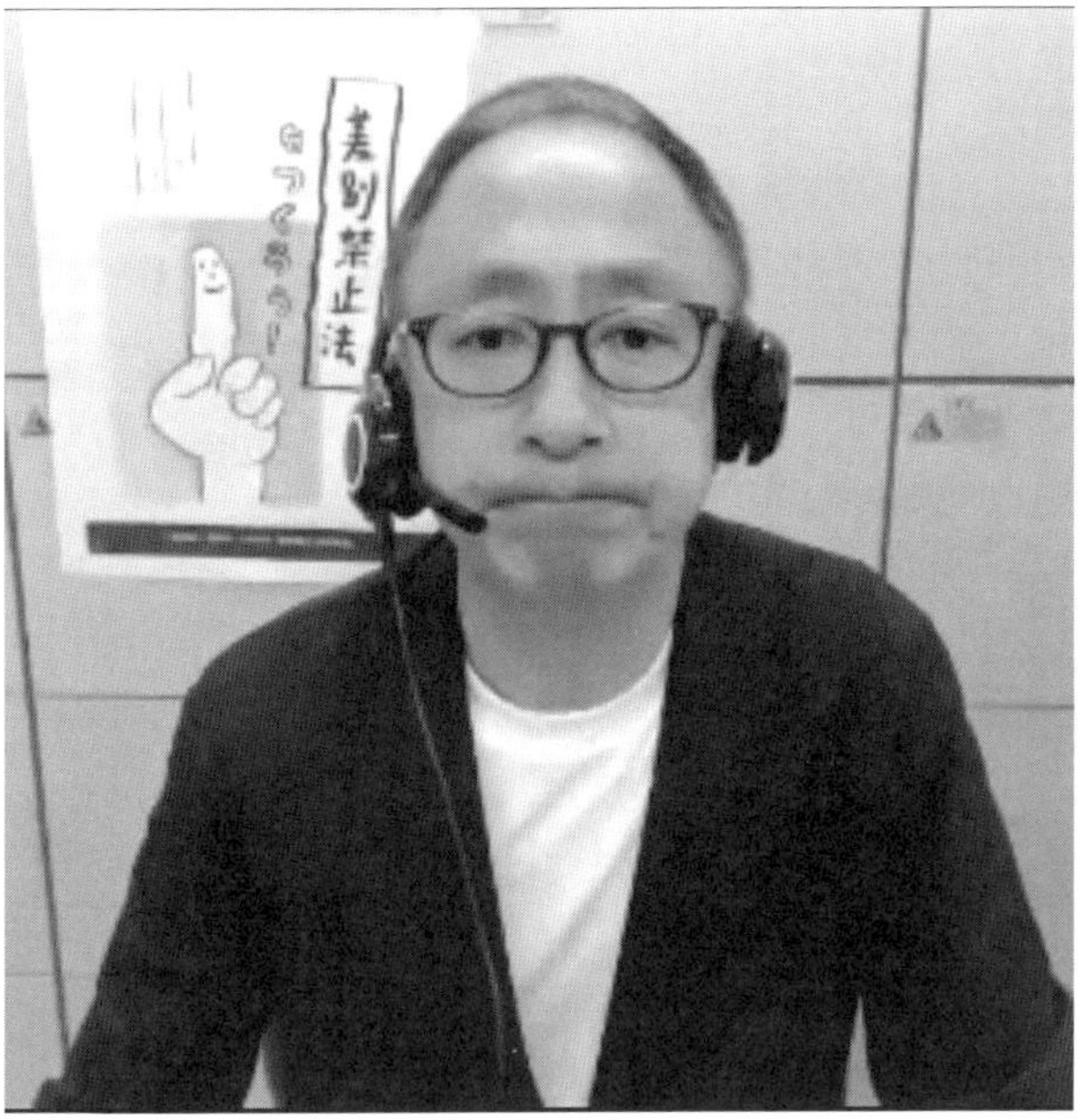

とが調べられてしまう。こういう状況にいまあるということなんです。

一九七五年に全国の被差別部落、同和地区の所在地を表記したこの『部落地名総鑑』と呼ばれている本が作成されたんですね。現在まで、一〇種類の『部落地名総鑑』が確認をされています。当時たくさんの企業また一部の個人がこういった本を買って、そして採用選考の場面で部落出身者を排除したり、また結婚相手の身元を調査するための資料として扱っておったということが発覚をして大変大きな問題になったんですけれども、これから先ほどの九二〇〇万人がラインを利用するというような情報化の時代になったらどうなったかというと、インターネット上でこの「同和地区ウィキ」っていうようなサイトが開設をされて、この赤い矢印のところにアドレスが実は貼ってあるわけですけれど、ここを開けるとですね、全国の同和地区の所在地が掲載をされている。これはいろんな人が参加をしてその最新の情報にリニューアルできる、アップデートできる、そういう仕組みを使って全国のまあ差別者と言いますか、こういった行為を行う人たちがインターネット上で同和地区の情報を出したり入れたりしていると。もちろん正しい情報もありますけれども、間違った情報も当然この中には記載されるわけですね。間違った情報で身元調査をされて部落出身者でもなんでもない人が部落出身者だとみなされて差別を受ける。こういうことも、現実には考えられるわけですね。で、とうとうアマゾンというインターネットでショッピングができるサイトがありますけれども、このアマゾンで、現代版の『部落地名総鑑』、インターネットに暴露され販売されている全国の部落の所在地情報を本にして売り出すというような悪い人間が出てきたわけです。ところが我々が情報を察した段階で問題提起をして、販売するというところまでは至らなかったわけですけども、後ほどもう少しお話しするけども現在裁判で闘われています。

市街地位置情報、本、そして、さらには動画です。この全部落探訪というようなブログ、ユーチューブが出来上がってこの全国の被差別部落にカメラを持って入って被差別部落を撮影をしてそしてインターネットでさらしている、こういうやつも出てきてるわけです。いかにも行政的な名前、「神奈川県人権啓発センター」というもっともらしい名前を付けて、こういう全国の被差別部落を動画で暴露しているという。で、出版が差し止めになったという話をしましたけれども情報はインターネットで公開されてますから、実はこれ佐賀県の高校生がこのインターネットの部落の情報をダウンロードして、印刷屋さんにそのデータを渡して製本をしてメルカリというこのインターネットのサイトで売ってしまったと。で、三冊が売られてしまって大変なことになっているってことで新聞がこのメルカリで『部落地名総鑑』が売られて買われたということを記事にしたんです。それを見た高校生が、とんでもないことをしたということで、保護者に付き添われて佐賀県の人権相談窓口に相談に来たとこういうことなんです。さらにこの「鳥取ループ」というインターネット上の名前を使ってるんですけども、全国の部落の地名を公開、暴露したり動画を作ってアップしたりしている第二世代、第三世代という模倣犯が登場し始めているということなんです。

これは地図を見るとこの左側の何々地区というところに、大阪の被差別部落の地名が書いてあるわけです。そしてこの地図の中にどこに被差別部落があるのかということが、分かるようになってるわけです。こんなものが公開されたりこれは現在削除されていますけれども、神奈川県の被差別部落を掲載した地図ですとか千葉県の地図、こういったものが有料で販売をされています。「被差別部落出身の芸能人・有名人五〇選」という形で芸能人、有名人の出自もこんなふうに暴かれてしまっています。この松本の「壬申戸籍」、明治政府になって初めての戸籍を作るわけですけども、壬申《みずのえさる》の年に作った戸籍ということで壬申戸籍と言われています。しかしその壬申戸籍には、旧のこの「えた」身分であるとか身分制度が解消されてみんな平民になったということで、旧のこの「賤民」身分の人たちのことを新しく平民になったということで「新平民」というような言い方をして、明治の時代になっても差別が続くわけですけれども、残念ながらこの「壬申戸籍」には旧の身分が書かれているものが多いんです。これが、あのヤフーのオークションで出品をされている。これも一度や二度じゃないですね。去年の八月にこれは出品されたんですけれども、その他にも時々こういったものがインターネットで流される。

法務省が実施した調査ですね、「交際相手が結婚相手が部落出身者かどうかが気になる」ということが、まあ六人に一人この国に住む人の六人に一人が気になっていると。「分からない」っていう人もやっぱり二五・六パーセントいます。まあこれがあやしいんですけれども、いざ自分がその当事者になった時に、「気になる」ということに傾く可能性もあるわけです。インターネットでこの部落の所在地情報、先ほど「鳥取ループ」が暴露している公開をしているというような情報を、見たことがあるかっていうことを調査してるんですけれども、ご覧いただいているように見たことがあるというふうに答えています。どんな目的で見たんですかっていうことを尋ねると、自分や身内の引っ越し先の地域について調べてみようと思ったとか、自分や身内の交際相手や結婚相手の出身地について調べたい、近所の人の出身地、就職求人で応募してきた人の出身地を調べてみようといわゆる部落差別目的でインターネット上の部落の所在地というこの情報が閲覧されている現実があるということが、いまご覧いただいた二〇二一年六月に国の法務省が実施した調査でも明らかになっているってことです。当然これは部落差別、結婚差別等が行われている可能性が高いわけです。

じゃあ差別を受けた人たちが駆け込んでいって、相談ができる体制があるのかっていうことをこの国の調査では調べているわけですけども、部落問題どころか人権問題の相談窓口がないという全国の自治体が約半数あるんですね。窓口があるところでも、常設のみでしかないと、常設と特設の両方やっているというところは半分で要するに半分は常設してないというところなんです。半分が窓口がなくてやってる、半分のうちの半分も常設ではないという。さらに専従職員をおいてない、専門の相談員を置けていないというそういう意味で言うと人事異動でしょっちゅう変わっているというような、そういう職員が相談を受けているというのが八割を超えている。差別が野放しにされて、そして差別の被害を訴える相談するという場所もひじょうに弱い。ちなみに法務局にこの五年間で寄せられた部落差別に関する相談というのは、この五年間調べると結婚交際に関わる相談が三五〇件、雇用に関わる相談が一四二件なんです。これ行政、法務局への相談というのは大阪、福岡の調査の結果でも部落問題に関する県民・府民を対象にした調査の結果からも部落差別を受けた県民・府民が行政や法務局の相談窓口に相談に行ったたっていうケースは大体一～二パーセント。まあ、ほとんどないわけです。ということは、実際のこの結婚交際に関する相談三五〇件というのはこれ一〇〇倍に相当するということになるわけです。すなわち三五〇〇〇件くらいが、この五年間で起こっているというふうに、考えなくてはならないのではないかなと思います。

情報化の進展によってこの部落差別が大変な事態になっているという、こういう背景があって、二〇一六年の一二月一六日「部落差別の解消の推進に関する法律」というものが制定をされました。部落差別の名前をつけた初めての法律になるわけですけれども、この法律は明確に部落差別の存在を認め、そして情報化の進展でこの部落差別が大変な状態になっているということで、部落差別のない社会を実現するということを目的に掲げました。そして部落差別の解消のための施策を講ずる国の責任、地域の実情を踏まえた県や市町村の施策の実施の責任、こういったものを明記して部落差別の相談に的確に対応する相談体制ですとか部落差別の解消に必要な教育啓発の推進、こういったものを国や市町村に求めたわけです。そしてこの施策の根拠になる調査、部落差別の実態把握ということを国に義務づけたわけです。先ほど紹介したデータというのは、この「部落差別解消推進法」の規定に基づく調査であったわけです。これまではこの部落に関わる法律というのは部落の中を良くする、環境を改善したりそこに住んでいる住民の自立を支援する、まあ部落の中を良くするっていう法律があったわけですけども、よくよく考えるとこの社会の中に差別があるわけですから、その社会を放っておいて部落の中だけいくら良くしても差別っていうのはなくならんわけです。逆に、部落だけいい思いしやがってというような、差別や偏見が広がっていくことにもなってしまったわけです。で、今回の「部落差別の解消の推進に関する法律」っていうのは部落の中をよくするという法律ではなくて、この部落差別を許しているこの社会を変えようと、社会を変革しようという恒久法ですから期限がないわけです。期限があるとすればそれはもう部落差別がなくなる、まあこういう時だと思うわけです。

じゃあ法律ができて、五年が経過するわけですけれども、インターネット上のこういった書き込みや投稿はどうなったのかっていうことなんですけども、二〇二一年の三月に国会の中で質疑が行なわれています。

宮崎さんという衆議院議員が同和問題に関する書き込みの削除がどの程度おこなわれたのか、また法律ができて取り組まれた前と後で変化があったのか、こう言うことを聞くわけですけども、当時の法務省人権擁護局長は残念ながら顕著な変化は認められないと。法律ができても、インターネット上のこの部落差別の状態というのは変わっていない。ですから私たち当事者にしてみると、いつ自分が、いつ自分の子どもが、いつ自分の孫が、いつ自分の親戚が、差別をされるかわからない。そういう社会の中で、私たちは日々暮らしているという大変な状況になっているということなんです。

インターネットの事業者ですね、プロバイダーという事業者がこんな情報を削除しないのかということなんですけれども、まあ当時の総務大臣は要するに違法な情報ではないと、有害な情報だっていうんですね。違法であれば、削除できるわけです。しかし有害な情報については、表現の自由や通信の秘密などなどさまざまな法律によって守られてきて、こういった差別的な情報であっても業者が勝手に削除するということはひじょうに難しいわけです。ですから総務省の考え方は、部落の所在地情報等のインターネット上の情報については これは差別につながるということでもある情報だから事業者として自主的に削除してください、こういうふうに呼びかけているわけですけども、事業者も削除したことによって情報を書いた、アップした人たち、ユーザーですね、インターネットの契約をしてお金を払っているお客さんに訴えられるような事があれば裁判で負けてしまうと、こういう事情からインターネットの差別落書きというものが法律ができた今も毎日毎日増えていると。金尚均さんの話にもありましたように、消えないわけです。インターネット上で、どんどんどんどん広がっていくわけです。どんどんどんどん広がっているということがあります。

部落の地名についてこういったインターネット上の情報を削除してほしいということを訴えて裁判が今行われていて、東京地裁の判決がまあ昨年出たわけですけれども、プライバシー権の侵害なんです。差別をしたらダメだ、っていう判決じゃないわけです。要するに隠したいことが暴かれるというような。私は、部落出身であることを隠したいと思ってないわけです。部落出身であっても、北海道の出身であっても、沖縄出身であっても生まれた所や住んでいるところで差別をするなという当然の人権を認めてほしいということを言ってるわけですけれども、残念ながら差別を裁く法律がないわけです。これ例えば黒川温泉の宿泊拒否事件でも同じような問題が起こって、結局このホテルの経営会社は旅館業法違反に問われるだけになってしまったんです。いわゆる、正当な目的がなくて宿泊を拒否したということが問題になっただけで、差別をしたということが問題になったわけじゃないです。カミングアウトしない県ですとか、原告のいない県、あるいは人権の侵害が争われて原告がいないけど被差別部落があるというところの情報公開は止められなかったわけです。でも裁判に出るってことは、この何らかの形で自分の個人情報が外部に明らかになる、すなわち裁判を闘うということはその自分が部落出身であるということを公にする必要があるわけです。中には名前を隠して裁判を闘う人もいるわけですけれども、そんな中で裁判の原告になりたいけどもなれない、こういう人も出てきたわけです。そしてひじょうに低額な賠償金、一人五五〇〇円から一番高い人でも四万五〇〇〇円でこれ五年かかってるわけです。裁判に費用と時間がかかりその間も情報はストップしないわけです。どんどん拡散していく。また先ほど申し上げた第二世代、第三世代模倣犯がどんどん出てきてインターネット上にこの差別的な情報が増え続けている。こんな状況があるということを申し上げたい、と思います。

内田　ありがとうございました。それでは佐藤さんのほうからよろしくお願いいたします。

佐藤　佐藤です。よろしくお願いします。「障害者差別解消法」は二〇一三年にできたんですけれどもこれを作るときに、国会議員の方々で、日本には障害者差別はないんだと発言する人が結構何人もいたんですよ。なんでこの人そんなこと言うのかなって、すごく不思議に思って聞いていたんです。話している様子を見ると、冗談じゃなくて本気で思っているんだなと感じました。私は障害者ですから、日常的に差別に出会っており、日本は障害者差別だらけだと思って生きてきたわけなんですけども、障害のない人はその場面を見てないんですね、だから日本に差別はないって思っているんだな、ということに気がつきました。そこから、具体的な事例を話して理解を求めるようになりました。二〇年くらい前なんですけど、私が住んでた近所にランチがおいしい中華料理屋があるから一緒に食べに行こうって、友だちに誘われたんですよ。それで車椅子で行って混んでたんですけど入れたんです。それで、テーブルに座っていると、奥から店員のおばちゃんが来まして、「いまお店が混んでるから車椅子では入らんといてくれー。二時になったら空くから二時以降に来てくれ」っていうふうに言われたんですよ。差別されたなと思いまして、「それ差別じゃないですか」って言うと「いや私は差別なんかしてへん、だって二時以降やったら入ってもいいって言ってるやん」って言うんですよ。で、「今から二時はダメなんでしょ?」って言うと「それはあかん」って言うんです。「それが差別ですよ」って言うと「いや私は差別なんかしてへん、だって二時以降なら入って良いって言ってるもん」ってこう繰り返すわけなんです。二〇分くらいずっと話したんですけど、全く話が噛み合わず、これの繰り返しだったんです。この時に、日本には何が差別かという差別の定義がないので、みんな好き勝手な解釈で考えて、全く違うことを思っているわけです。私は時間を制限してお店に入れないのは差別だと考えていますけれども、店員さんはこの時間は入れなくてもある一部の時間さえ入れれば差別にはならない、って考えているわけですね。何が差別かという共通の物差しが日本にないからこういったことが起こるんだな。法律で障害者差別とはこういうものですよって定義を明確に作らないと、こういった問題は繰り返されていつまで経っても解決しないんだなということに気がつきました。

世界で最初に障害に基づく差別を禁止した国はアメリカです。一九九〇年にADAという法律をつくり、障害に基づく差別を禁止したんです。ここから世界中に広がっていったんです。一九九二年はオーストラリア、その後、ニュージーランド、イギリス、ヨーロッパ、韓国は二〇〇七年にアジアで最初に作りました。こういうふうに、世界中に障害に基づく差別を禁止する法律が出来ていったわけなんです。その中で、とても大きな役割を果たしたのは「障害者権利条約」です。二〇〇一年にメキシコの大統領が提案してくれまして、二〇〇二年から六年までの四年間かけて議論してつくっていったんです。条約というのは国と国の約束ごとですので、基本的に各国の政府代表団が集まって議論して決めるんですけれども、この「障害者権利条約」の時は世界中から障害者団体がニューヨークの国連本部に集まってロビー活動したんです。私たちDPIからも毎回行っておりました。ほかの国の障害者団体と一緒になってロビーイングをしたり、サイドイベントっていってお昼休みとか空いている時間にイベントをやって、それでいろんな国の人に来てもらって聞いてもらったりとか、そういったことを一緒に展開しました。なので、かなり障害当事者の意見を盛り込んで条約ができました。障害を持つ人の参政権っていうのが条約の中にも一条文つくられてるんですけど、これは日本のメンバーからの提起でできたと聞いています。内容はどういうのかと言いますと、簡単に言うと

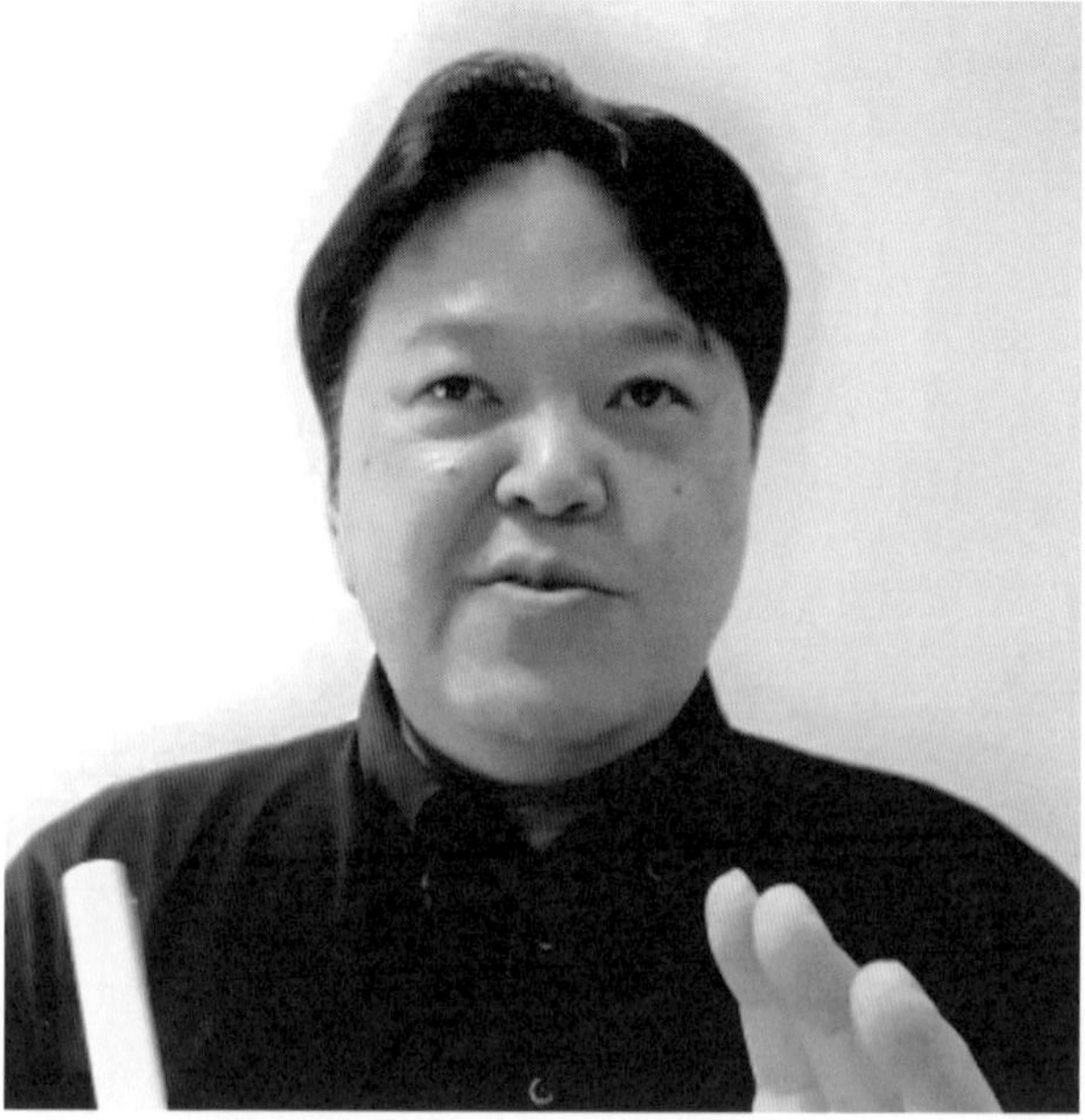

三つあります。一つ目は、障害は社会の環境にあるという、社会モデルの考え方を取り入れたこと。二つ目は障害に基づく差別を禁止したこと。三つ目が、障害がある人もない人もともに同じ場で育ち学び生活するインクルーシブな社会、これを目指す。この三つが柱なんです。国連加盟国は国と地域を合わせて一九三あるんですけれども現在六月の初め時点でも批准した国は一八五、世界中のほとんどの国が批准している、そういう条約です。

障害の場合は、大事なことはその障害は誰の責任であるかっていうことなんです。今までは歩けないあなたの問題ですよ、これが医療モデル、個人モデルっていう考え方だったんですけど、国連は社会モデルという考え方を導入しました。私は歩けないので車椅子に乗っているんですけれども、障害はどこにあるか？そのどこっていうのを見ていただきたいんです。階段があります。車椅子の私は階段を上がれませんから、二階に上がれないという障害があるんです。この階段を社会的障壁と呼びます。次に階段はあるんですけれども、隣にエレベーターが付いたら私はエレベーターに乗って一人で二階に行けるようになるんです。二階に上がれないっていう障害はなくなります。ここで大事なのは、さっきも今も私は何も変わってない、エレベーターがついただけなんですね。エレベーターっていう環境が整うことによって、私が二階に行けないという障害がなくなって行けるようになるんです。このエレベーターが、環境整備です。エレベーターがない時は何人かの人が私の車椅子を持ち上げて二階に上げる、これが合理的配慮になります。以前の医療モデルという考え方では、機能障害、歩けないということに着目して、それはあなた個人の問題ですよっていう考え方なんです。だから例えば駅に階段しかなくて電車に乗れない時、その原因は歩けないあなたがいけないんですよ、変わるべきは個人、という考え方でした。「障害者権利条約」は違うんです。階段しかなくて車椅子で上がれないのは、階段という社会的障壁が問題なんですよ、障害は社会の環境にある。変わるべきは社会であり、社会的障壁を除去することが必要なんですっていう考え方に立ったんです。ここがすごく大事なところでして、だから社会全体でもっとバリアフリーにして行きましょうとか、いろんな制度を使えるように変えていきましょうということになる。

いままで特別扱いしませんよ、っていうのをよく言われたんですよ。例えば私の友だちは車椅子に乗っていますが、中学校に入るとき、体育館に行く廊下に三段階段があったそうです。校長先生は、特別扱いしないからこの階段をスロープにはしませんというふうに言われたそうです。ですから彼は、一人では全然体育館に行けなかった。必ずみんなに抱えてもらわないといけなかった。この特別扱いしませんというのは正しいことなのかどうかです。これは特別扱いでもなんでもなくて、その社会的障壁、階段があることが問題なのでその学校は階段でなくてスロープにするとか、そういった社会的障壁をなくすことをしなければならないのです。階段をスロープにできないんだったらじゃあ誰かが必ず抱えて持ち上げる、それが合理的配慮ですけれども、環境整備か合理的配慮をしなきゃダメですよと。だから特別扱いっていうのは、健常者に合わせなさいって言ってることなんです。歩けない人に階段上がれって言われてもそれは無理ですから、そうじゃなくて歩けなくても同じように社会に生きていくために社会の環境を整えましょうっていう考え方です。

よく、障害者だけ特別な配慮してもらっていいな、みたいなことを言われるんですけども、健常者は障害がないって思っていますね。それ本当ですか？　例えば東京駅はホームが二階にありますので、入り口を入って電車に乗るためには階段を上がります。この階段をやめて絶壁にします、はいどうぞみなさん上がってくださいって言ったら、残念ながら健常者は絶壁を上がれないんですよ。健常者にとって絶壁っていうのは社会的障壁ですね。さすがにそれは困るから、上がれるようにしようって造っているのが階段です。歩ける人は、階段があれば二階に行けるんですよ。これが健常者にとっての環境整備です。なので、健常者の社会的障壁の解消、環境整備はもうやってあるんです。障害者に対してはやってこなかったから、それをこれからやりましょうということなんです。

　条約を批准すると批准した国はどういう意義があるかっていうこともちょっと見ておきたいんですけど、法律のランキングで言うと一番上は憲法です。これはどの国でも、一番上は憲法、二番目が条約、三番目が法律です。ですので、条約が法律より上にくるわけですね。条約を批准した国は、条約の理念に合わせて法律を整えていくことが求められます。日本の場合、「障害者権利条約」に二〇一四年に批准したんですけども、批准するために法律を整えようということで二〇一一年からいろんな法律の改正を始めてきたんです。二〇一四年に批准した後も二〇一八年の「バリアフリー法」、これも社会モデルの考え方を入れて改正しましたし、「障害者差別解消法」も二〇二一年に一回目の法改正をしました。こういうふうに、条約に合わせて絶えず国内の法律や制度をバージョンアップしているところです。「障害者差別解消法」の目的は、罰することではないんです。ルールをつくることを目的にしています。障害者への差別をしたことを罰するんではなくて、こういうことはしてはいけませんよっていうルールをつくるということです。第一条にちゃんと書いてあるんですけれども、すべての国民が障害の有無によって分け隔てられることなく、相互に人格と個性を尊重し合いながら共生する社会の実現を目指すんだということを言っています。これはすごく大事なところです。

　次に差別の定義、私がさっき共通のものさしって言いましたけど、これがすごく大事なところで、「障害者差別解消法」は二つの差別があると言っています。一つが、不当な差別的取扱いです。まず障害を理由としてサービスや各種機会の提供を拒否する。例えば歩けないことを理由に鉄道とかバスの乗車を拒否する、こういったことが差別になります。次に場所や時間帯を制限する、さっきの中華料理店はお昼は車椅子は入ってはダメって言ってましたので時間帯制限してます。ですからこれはもう今では明らかに差別です。次に障害者ではないもの、健常者には条件つけないんだけど障害者だけ条件をつけるというものです。以前、電動車椅子に乗っている障害者が、バスに乗ったときの出来事です。スロープがついてたんで乗れたんです。彼は電動車椅子に乗ったら一人でどこでも行けますから介助者を付けてないんです。スロープでバスに乗せてもらったんですけど、降りる時に運転手さんに「車椅子は介助者がいないと乗せないんだ。今日は乗せたんだけど次からは必ず介助者と一緒に乗ってくださいい」って言われたのです。それで本社に障害者、車椅子は一律に介助者がいないと乗れないっていうのは差別だろうと抗議すると、謝罪をしてくれて、間違った対応でしたということで改善してくれたんです。こういうふうに障害者はヘルパーがいないと乗せませんとか一律に障害者だけに条件をつける、これも差別になります。

二つ目が合理的配慮を提供しないことです。これはさっき言った、例えば二階にお店があって私が買いたい商品が二階にあった場合、エレベーターがなくて私は二階に上がれない時に、私と車椅子をかなり重いですけどみんなで頑張って抱えて二階に上げてくれるっていうのが合理的配慮です。あるいは二階の私が買いたい商品を店員さんが持ってきて私に見せて選ばせてくれる、こういったことも合理的配慮になります。合理的配慮の提供は今は公的機関は義務なんですけど、民間は努力義務です。義務ではなかったんです。ただ昨年法改正したんで、二〇二四年の春からは義務になります。

解消法はこういうふうに二つ差別の定義をつくってくれたんですけど、実は条約の差別の定義はもっとあります。間接差別、ハラスメント、複合差別／交差性差別、関連差別も含まれるって言ってます。ちょっと紹介しますと、間接差別っていうのは一見中立的に見えるんですけども、結果的に障害者だけを排除するものです。二〇一四年に熊本市の職員採用試験を、全盲の視覚障害の人が受験しようとしたんです。点字受験を申し込んだらやってませんって言われて拒否されたんです。この時、熊本市の職員採用の規定に活字印刷に対応できる者という条件があったんです。活字印刷っていうのは、プリントした紙を読める人っていうことなんです。全盲の人は絶対読めません。なので全盲の人は受験資格ありませんとは書いてないんですけれども、活字印刷に対応できる者って言った瞬間に全盲の人は全員排除される、それが間接差別です。関連差別は障害に関連することで差別することです。私は車椅子に乗ってるんですけど、たまにお店に入ろうとするとあなたは入っていいけど車椅子はあかんなって言われるんですよ。私と車椅子は一体ですから、車椅子がダメって言われたらもう私は入れないわけです。障害に関連する車椅子を理由に排除する、これが関連差別です。こういうふうに間接・関連差別っていうのはいまの法律に明確に入ってないんですけれども、今回の改正で基本方針っていう法律の下にある方針を決めるものを、いま改訂しています。内閣府の障害者政策委員会というところで議論をしているところなんですけど、何とか関連差別、間接差別っていうのを今回盛り込みたいなと思って働きかけをしています。

解消法ができてどんないいことがあったか、少しご紹介しますと、二〇一七年にバニラエアっていう航空会社で、奄美空港で車椅子の人が搭乗しようとしたら拒否をされる事件が起きたんです。この時車椅子の人はものすごいバッシングを受けたんですよ。でも、ポイントはちょっと違ったんです。このバッシングを受けた理由は、事前に車椅子だっていうことをバニラエアに連絡してなかったっていうことだったんですけど、実はこれ事前に電話したらどうなったかっていうと車椅子の人は乗れません、歩けない人は乗れませんって言ってもうその電話の段階で必ず拒否をされてたんです。ですから一律に、歩けない人は乗れないって決めてます。これはもう不当な差別的取扱いにあたるということで、アウトなんです。さらに階段を上がれるようにバニラエアは一切手伝わなかったんですね。合理的配慮の提供を全くしなかったんです。民間事業者は義務ではないんですけど、努力する義務はあったんですが全くやらなかった。二重の意味でこのバニラエアはアウトだったんですね。事件の後で国交省に要望し、航空会社に差別的取り扱いはダメですよ、内規に不当な差別取り扱いがあれば見直しなさいっていうことを事務連絡で出してくれました。

あともう一つだけご紹介しますとこれも飛行機なんですけど盲導犬を使ってる人たちが三人かな、複数で同じ飛行機に乗ろうとしたんです。そしたら、盲導犬は一頭しか乗れませんと言われて搭乗を拒否されたんです。二人目以降の人が乗れなかったんです。その後、国交省に相談し、国交省から航空会社に確認したら、その航空会社は内規で飛行機に盲導犬は一頭しか乗せないっていう規定があったそうなんです。三頭乗ったら飛行機は飛ばなくなるのかって、正当な理由は全然ないわけですよ。一頭じゃないと飛行機は飛ばせないっていう理由は全くない、それはおかしい規定だ、だからそれを改善しなさいということで航空会社は内規を改善して、いまは複数でも乗れるようになりました。こういうふうに全く正当性のない差別的な規制がまあいろんなところにあるわけです。こういったことを改善していく、法律ができたらそれで差別がなくなるかっていうとそんなことは全然なくて、こういったようにたくさんいろんな差別があるわけです。その都度ですね、ちゃんと働きかけて直していくことがとても大事になります。

私たちがよくやってるのは、最近ＵＤタクシーっていいまして車椅子で乗れるユニバーサルデザインタクシーが普及してるんですけど、車椅子で乗ろうとすると運転手さんが拒否するんですよ。運転手さんがスロープの出し方を忘れちゃってるとか、研修してないこととかが問題なんですけれども、そういった理由で拒否されることがすごく多いんです。それである日を決めて全国で一斉にUDタクシーに乗って、二六パーセントくらい拒否されていたんですけど、そういうデータを集めてマスコミにも取材をしてもらい、実態を伝えていく。国土交通大臣に要望を持って行って、そしたらまた国交省が事業者にちゃんとこういう拒否をしないようにっていう通知を出してくれたり、そういうふうにして常にチェックして働きかけることによってより社会はどんどん良くなっていく。意識も高まって基準はどんどん良くなっていくわけです。こういう絶えざる取り組みが、大事だというふうに思います。以上です。ありがとうございます。

内田　ありがとうございました。ここから一五分くらい時間を取りまして、会場のみなさま方からご質問とか、今日素晴らしい話を聞かせていただいておりますのでもう少しこの点について聞きたいとか、あるいは少し意見を言いたいという方がいらっしゃいましたらご発言いただければと思います。ただ時間の関係で申し訳ありませんが、簡潔にご発言いただければありがたく思います。よろしくお願いいたします。

発言者　長野県の部落解放県民共闘会議の○○と申します。長野県にお越しいただいて、みなさん本当にありがとうございます。

昨日、今日と本当に貴重なお話をいただいていまして一点だけ差別された方をどうやって守っていくのか救うのか。いわゆる人権侵害救済法の件でございますけれども、これは全く進んでいないということで、長野県においてもあまり言うとプライベートなことになっちゃうんですけれども、ご近所から部落差別を受けているということがあってそれを警察に行っても聞いてくれないし、市役所に行ってもダメ、県に行ってもダメ、ぐるぐるぐるぐる回って今は法的な措置が取られていますけども、最後になんとごきょうだいから「もうあなたやめて」と「私たちにまで影響が出るから騒がないで」と言われ、次の住処のところでもそういう悲しいことが起こってしまう。

申し上げたいのは、人権侵害はもう既にみなさんの日常に起こっているということなんですね。それをどうやって救うのかということです。子どものいじめだけでも一週間に一度くらいしか聞かない日はないくらい、パワハラもそうですし、女性を中心にそうですけども性的マイノリティのみなさんもそうですけれども、いまこそ金先生がおっしゃった通りこういった差別を受けているハンセン病回復者のみなさん、それから被差別部落のみなさん、それから障害者のみなさんが団体として連携をしてですね、「人権侵害救済法」はまだ道半ばもいいところですので、いまこういういじめに遭ったり差別を受けた人たちをどういうふうに救っていくかという法律をしっかりつくっていかなきゃいけないと思っていますので、いい機会ですので連携をしていただきたい。なぜ人権侵害救済が進まないかということが一点と、しっかりとこれから連携していくために何が必要なのかということこの二点について、お聞かせいただければありがたいと思います。よろしくお願いします。

内田　金さんの方からよろしいでしょうか?

金　一つは最初に申しました、これ議論あると思うんですけど、やはり「部落差別解消法」、「障害者差別解消法」そして「ヘイトスピーチ解消法」でまた今度ハンセン病差別解消法という個別法律でいうとですね、これやはり関心が一つの個別法だけに向けられるわけです。そこに当事者間の分断が生まれる。これはむしろ、日本の政府の立法政策ないしは意図的な政策だと私は見てます。いわゆる当事者を分断させる、っていうふうな方策ですね。

それに対して私が考えてるところは、例えばスウェーデンのように包括的な一般平等法、反差別法っていうものをつくってそこにですね、オンブズマン制度っていうのをつくるわけですよ。それでそこが企業ないし一般における差別事象について、管理ないしはコントロールしそして警察へとつなぐということをする制度がございます。差別っていうのは属性を理由に同じ人間であることを否定して、そして社会から排除するっていうのが特徴なわけですよ。そこにはですね、外国人であろうが性別であろうが障害であろうがそれは一つの属性という形で括られるわけで、それを理由に同じ人間扱いしないというところに共通の特徴があると考えるのが、いわゆるヨーロッパモデルと呼ばれるものなんですね。

やはり特に谷川さんもおっしゃっている通り「鳥取ループ」の問題とかございます。私は今日の報告の際にですね、いわゆる「ヤフー知恵袋」っていうのを見てきました。そこには、さっきちょっと内田先生とお話したんですけど、「ハンセン病の方々は特権を持ってる」っていう言説があるんですね。「この人たちは国からお金もらっていい生活してる、私たち健常者が被害者じゃないか」というような言説があるんですね。こういった形で、フェイクニュースを使って差別扇動していくわけですよ。そういったことについて、それは単に人を傷つける言葉じゃなくて社会から排除する危険な言動なんだっていう認識をやはり持つべきだろう、これは「鳥取ループ」の問題でも私は同じだと考えています。そういったことに対して、やはり一定の酷い場合にはですね、法的規制を設けるべきではないかと私は考えています。そうすることによって、いわゆる有害情報だけれども消せないという方便っていうのは成り立たないと考えております。以上答えになっていますでしょうか？

内田　よろしゅうございますか？　それでは、他には？　ご発言よろしくお願いします。

発言者　中野市というところの市会議員をやっております〇〇と申します。

あらゆる差別をなくす推進協議会ということで会長を八年やらせていただいております。そんな中でですね、やはり八年間やってきた経過からしますとやはりどんなにいろいろこういう学習会をやっても、なかなか浸透しないというのは事実感じております。

そんな中で、うちの中野市では機会あるごとに学習会を必ずやってくださいってことでお金出してやってるんですよ。一回やると確か七〇〇〇円くらいね、運営費が出てお茶代とかになるってことで少しでもやってる。それは中身を言いますと、自治会の役員さんだけでもいいんですね。だいたい二〇人から三〇人くらいの役員さんが毎年交代しますよね。本当は全住民に働きかけてもいいんですけど、なかなかそうはならない。二〇人くらいの役員さんだけでも、いろんな差別の学習会それからＤＶＤを観るとかやるってことで、例えば一〇年やれば〇〇人っていうような形になりますので。やっぱり行政として地道なそういう勉強会を各自治体ごとにやるっていうような作風を全国的に呼びかける必要があるんじゃないか、そうすることによって一つでも差別がどんなんだかっていうのを、住民一人ひとりが学習する経験を積み重ねていくことによって、やっぱり一〇年、二〇年経てば多少はって言ったらなんですけどね、希望的観測として差別事象に対する目が向けられるんじゃないかと思って事例発表という形じゃないですけど、そんなことを私らの市ではやってるということであります。以上です。

内田　ありがとうございました。事例紹介という形にさせていただきます。他には？　どうぞ。

発言者　〇〇と申します。前からいろいろ考えることがありまして、障害者の福祉サービスに関してなんですけれども、例えばその年齢によって分けられるんですね。一八歳まで、そこから六四歳まで、六五歳から。そこでちょっと気になるっていうのが、六五歳からですけども障害者でなくなるんです。制度の上では、これは介護保険になっちゃうから。それまで使ってた、障害者の制度が使えなくなるんですね。

これは私たち障害者が生きる自由を奪われること、それひじょうに問題視してるんですけど、どのようにそれを解決しけばいいのかと言うことをね、ひじょうに悩んでおりますが、何かいい案ありますかね？

内田　佐藤さんのほうからご発言いただけますでしょうか？

佐藤　いま○○さんからご指摘のあった六五歳問題、これは障害者に関してすごく大きな問題です。それで全く使えないとは限らなくてですね、障害のサービスの中で例えば重度訪問介護っていう長時間のヘルパーの仕組みなんかは介護保険にない仕組みですから、使うことはできます。全く使えないわけではないんですけど、確かにまず介護保険を使ってプラス足りない部分を障害の方でっていうような形ですので、ひじょうに使いにくいし自己負担も出てくるというところで建付けがすごく悪いです。

なんでこういうふうになってるかっていう、制度をつくる上での力関係の問題です。介護保険は利用者が多いわけですけど、障害は介護保険利用者に比べたら利用者は一〇分の一です。障害のほうで頑張っても、なかなか介護保険を含めた制度改革まで持っていけないっていうそういう力関係の問題もあります。

ただそれでもこの問題はひじょうに大きくて、改善するように各地でみんなが取り上げて、いま地道に絶えずやっているところです。今年秋に「総合支援法」の改正も予定されてますので、ちゃんとその辺でも水面下でいろいろ働きかけをやっております。

内田　よろしゅうございますか。じゃあほかにございますでしょうか？　どうぞ。

発言者　私は全医労といいまして国立病院の職員で作る労働組合の者です。○○と申します。一つ原体験でずっと自己批判しているのは、僕の父はベーチェット病で四〇歳で失明したんですが、その時は中学校二年生で秋田出身ですけど、秋田では治療法がないので東京に連れて行けって言われて親父と二人で上京するんですよね。その過程の中で、僕は目の見えない親父と一緒に歩くのがいやで、上京するときに障害者の援助をする人間だというそういう然として上京したわけです。帰ってきたら違和感ありまして。「なんなんだ俺は」と思った時、「そうだ、俺が最大の差別者だ」と思ってそれからちょっと世の中の見方が変わってきたんです。

それはそれとして昨日、伊波敏男さんと徳田先生と

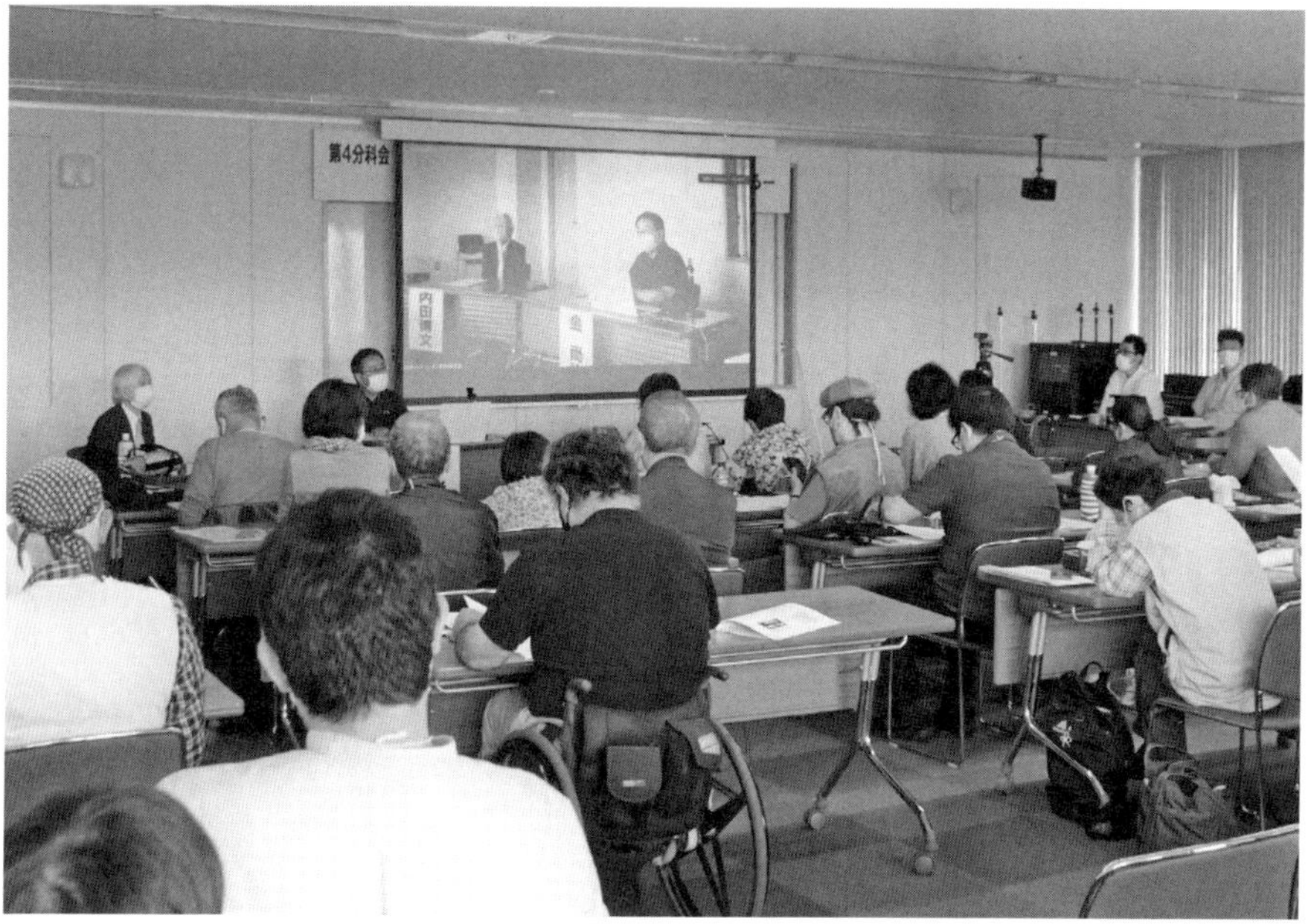

の対談の中で、全生園の中に保育園ができたんだけど職員からの反対で入れなかった、あるいはアパートができたけどアパートに入れなかったとありました。ここに一九五三年「らい予防法」闘争の時にうちの全医労の先輩たちが作った、『白書らい』というのがあります。国会図書館にはないんですけど、ハンセン病資料館にはありました。改めて最近この本を読んでるんですけれども、ちょっと引用させていただくと「らい患者と・・・「らい」と書いてあるので・・・、らい患者というのは政府のらい対策の犠牲者には患者活動の他にもう一つの層があることも忘れてはならない。それは療養所で働き、患者から一番高い所に座り患者を茹でダコのように扱った職員である。彼らは懲戒検束、さらにその上にある天皇制権力の全くの実現者であった。自分の言うことをきかなかったり、あるいは反抗したような患者には情け容赦なく体罰を加えた。だが、彼らは権力そのものではない。むしろ安い賃金と上役の圧迫の下で働かされ、その不満や不平を自分より弱いものに爆発させることによって辛うじて唯一優越さを満たされていたのである」というのも、それから松丘保養園の『甲田の裾』を引用しているんですけれども「患者と仲良くし、患者の評判の良い職員は園の責任者から憎まれ不遇になり、職員仲間から疎ん

じられるという事実は各療養所間の常識となっている」というのが、一九五三年に書かれています。私は全医労運動をやってハンセン病のことをやりながら最大の課題が職員として偏見と差別をどうやって克服していくのか、これは永遠の課題になっています。まだまだ続く大きな課題になってますが、そこで引き続きやって取り組んでいきたいということです。

個人的に佐藤さんにお伺いしたいんですが、僕は筋ジストロフィーの患者にですね、秋田から東京に連れて行けと言われていろいろと手配したことがあります。飛行機に乗る時に、さすがにJALもANAも素晴らしい支援体制なんですけれども、ただ患者は人工呼吸器を装着してるんですよね。人工呼吸器はこの患者の体の一部なんだから、体と一体なんだから無料だろうと言ったら、航空会社は「いやこれは一席分取られているからお金ください」って言うんですよ。で、なぜなんだって言ったら「相撲とりの体の大きい人は二席分もらっています」って言うんですよね。ですのでこれおかしいなあと思って、今から二〇年前ですが航空会社とやり取りしたことがあるんですけどもこの利益を追求するところに差別というのもやっぱりあるんじゃないかなと思って、まだそこは解決できていないところなんですがいかがでしょうか？

内田　佐藤さんよろしくお願いいたします。

佐藤　飛行機を利用するときに、重度の人の場合は料金が高くなるっていう問題は昔からあって、いまも改善しきれていないんです。いまお話のあった筋ジスの方で言えば、僕も一緒にやってた仲間で呼吸器つけてる筋ジスの人はたくさんいて、一緒に外国行ったりとかいろいろしているんですけども、例えば普通の座席に座れて機材を置く程度だったら別料金をとられないこともあります。ただ座れずに、もう寝たままじゃないと乗れないっていう人がいるんですね。そういう人の場合は座席をたたんで、7席分ぐらいの場所を取ってストレッチャーをセットするんですよ。それで昔は、札幌から東京まで行くのに八〇万円ぐらいかかったっていうふうに聞きました。

この課題は去年、れいわ新選組の舩後靖彦さんっていうALSの重度の方がいらっしゃって、この議員さんが沖縄に行ったんですね。その時の様子を資料にまとめて国交省、航空局と話し合ったりとかっていうことをやったんですけど、JALとANAと両方に聞きましたらいまは料金はだいぶ改善されてます。ただ一般の人よりはまだまだだいぶ高いですね。前は札幌―東京八〇万円って言いましたけど、だいたいいまは時期によって違うけれども一五万円から一〇万くらいだったかな、には下げてきたそうです。航空会社の理由としては、座席を一回取り払ってストレッチャーをセットするんで、それが朝その飛行機をセットしてやると途中で座席をもう一回戻せない、一日そのレイアウトにしなきゃいけないからその七席はチケットを売れなくなるんだっていうことだったんですけど、いまは航空会社も頑張っていろんな空港でそれをすぐ取り外して付け替えることができるようにしたので、料金も下がってきたと言っていました。

それでも普通の人に比べたらすごく高いわけですので、ここをどうしていくかっていうのはこれからの課題です。航空会社も一応その辺はちゃんと認識をしていて話し合える状態にいまはなってきているところです。

内田　ありがとうございました。それではもうお一人。

発言者　〇〇と申します。よろしくお願いします。

佐藤さんがさっきお話しされた中に環境整備とそれから合理的配慮の二つがありました。環境整備が大事だなってことはとても思っているんですが、その全てが環境整備だけでは、例えば車椅子の方は大事なんだけどまた次の方、どこかでは環境整備では追いつかないところが出てくるだろうと。すると合理的配慮っていうところで、どのように対応していくかってことを考えることが必要になってくるんだろうなと感じながら話を聞きました。

これは質問なんですが、合理的配慮で考えていく時に例えばちょっと仕事してるこちらが余裕がないとか、こういうことをしてもらいたいんだけどちょっと対応が難しいというようなことが出てきてしまう。そんな時に「それをやってもらえないのは差別だよ」っていうふうに言われてしまうことへの不安だとか、みなさん差別したいと思ってないので「差別だよ」って言われてしまうことは嫌悪というか嫌だなって思いを持ってしまう。障害を持たれている方の立場とそれから健常者のお互いの立場で対立を生まないようにするっていう必要があるんだろうなということを思います。その合理的配慮を決めていく段階でお互いの立場で対立を生まないために必要なこと、気をつけるべきことを教えていただけるとありがたいです。

佐藤　合理的配慮はいつでも絶対やらなければいけないかっていうと、それは負担が過重な場合は免除されます。例えば環境整備になりますけれども、ラーメン屋さんが二階にあってじゃあエレベーターつけなさいって言っても、つけるのに何千万もかかってお店が潰れてしまいます、みたいな場合はそれは負担が過重ですので免除されるわけですね。いまのお話にあった場合でも、その負担が過重であれば免除されるし、正当な理由として認められています。

例えばこのあいだＪＲの千駄ヶ谷駅に行きまして、あそこはオリンピックに向けて新しく大規模な改修をした駅なんですけど、ＪＲ東日本の人と話をして視覚障害の人は駅員さんに誘導してもらうんですね。点字ブロックもありますけれども、それだけではできないこともあるので駅員さんに頼んだら誘導してくれるんです。千駄ヶ谷駅から新国立競技場までって歩いて四〇〇～五〇〇メートルくらいはあるんですけど、「そこまで連れてってくださいって頼まれたことないですか？」って聞いたら「あります」って言っていました。「それやったんですか？」って言ったら「いや、それはお断りしました。そこまで行ってしまうと、駅員としての業務ができなくなるから」ということを言われていました。それは正当な理由だなと思って私たちも納得して聞いてました。ですので、改札を出る、あるいは違う鉄道事業者に乗り換える時はそこまでできればやってほしいなあと思うんですけども、だいぶ遠い所は確かに過重だったんだなと思いました。

そういった時にどうすべきかは、話し合うってことですね。その障害者本人と話し合う、どういったことをやってほしいかっていうことを聞いて、それが自分たちができる範囲のことか、こちらのこういう事情があってそこまではできないっていうふうに言うか。その辺を話し合いでやることが、大事だと思います。

内田　ありがとうございました。まだまだ会場からご発言いただければと思うんですけど、時間の関係で申し訳ありませんが以上にさせていただきます。最後に各パネリストの方から言い足りなかったこととか、あるいは会場の方、市民学会に対してメッセージというようなことを発言いただければと思います。金さんからよろしくお願いいたします。

金　本日は本当にお招きいただきましてありがとうございました。やはりハンセン病回復者と家族の方々に対する偏見というものについては、なくなってる側面が確かにある。しかし根強く偏見ないしは差別的な言動というものが散見される。それが俗にインターネット上散見されるっていうふうなことは、残念ながら認めざるを得ないわけですね。そういったようなことに関連してやはり私自身思うのは、つい先ほど内田先生がご提案されましたけども、包括的な差別禁止法、そういったものに照らし合わせながらそのような差別的な言動というものを禁止していくべきだろうというふうに思います。確かに法律で禁止すればそれは制裁、処罰に結びつくかって言うと必ずしもそうではないと思うんですね。禁止規定をつくるっていうことは、例えば民事的な救済等々に間接的な影響ないしは間接的な適用をすることができますので、やはり差別的な現象があったことをあったものとして、当事者が示すための大きなチャンスになるかと思います。その意味では、やはり包括的な差別禁止法というものをやはりつくっていくべきだろうということが一つです。

あとネット上の差別禁止についてやはり私たちが今後早急にみんなで議論しなければいけないのは、一つはたしかに表現の自由というものはある。しかし他方で、その差別的な情報がずっと消されずに拡散される。そういったことについて、やはりいち早く差別事象の拡散を止めるためには、そのような差別情報を削除するということが喫緊の課題だというふうに思います。これについては、またみなさんと議論できる機会を願っております。ありがとうございます。

内田　ありがとうございます。それでは、谷川さんからよろしくお願いいたします。

谷川　先ほど部落差別の現実についてはお話をさせていただきました。「部落差別解消推進法」ができたということは、ひじょうにまあ画期的な意義があると思うわけですけども、残念ながらいわゆる理念法という差別をなくしていこうという法律では、現状の被差別部落出身者への差別というものはなくならないと思っています。そういう意味では、この部落差別は社会的には許されないんだということをたくさんの人がわかっておられるにもかかわらず、なぜこの部落差別がこんな状態になっているのかという意味で言うと、やはりこの部落差別とは一体どんな差別なのかということをしっかりと社会的に一致をさせる、合意をさせる、そういうことが不可欠ではないかなと。これは報告者の方みなさん同じことをおっしゃってるわけですけれども、何が差別なのかという共通のものさしを作る。プロバイダー、インターネット事業者においても、やはり法律がない中で「あなたの判断で削除するかしないから決めなさい」ではやっぱり削除されないというのがこの何年間の結果であるわけで、事業者が法律にもとづいてしっかりと削除できる、そういうルールがやっぱり必要なのではないかなと思います。罰することが目的なんじゃなくて何が差別なのかという共通のものさしを明らかにする、そういったものを作り上げるということが議会に求められているのではないかなと思います。昨日の全体会でも徳田先生からお話がございましたけれども、やはり例が適切かどうかは分かりませんけれども、道徳が教科になったように、人権とかいうテーマが教科にならないと時間割に入らない、教科書もない、教材もない。そして教える側の先生も部落問題、ハンセン病問題、障害者問題を学ばずに教室の前に立つということになってしまうわけで、やはり人権という教科をつくる、教材をつくる、教員をつくる。こういったためにも、やはりその根拠となる法律がいるのではないかなと思います。

質問の中で救済法の問題がでましたけれども、与党、自民党の考え方として救済法はつくらないということをはっきりと明らかにしておりますので、救済法を実現させるっていうのはひじょうに難しい状況があるということと、それとやはり禁止法と救済法というのは別ものではなくてコインの裏表だと思うんですね。われわれ研究所が提案をしている本格的な差別禁止法案についても、差別の禁止とセットでこの人権侵害の救済、名誉の回復ということを盛り込んでいるところです。こういった実効性ある被害の発見、救済、支援ができるようにするためにも、やはりその根拠になる包括的な差別禁止法がいるのではないかなと思っております。そして何が部落差別なのかということが法律に入れれば、私はもっともっと部落問題を自由に語ることができるのではないかなと、こんなこと言うと批判されるのではないかということではなくて、もっともっと部落問題を、差別の問題を自由に語るためにも、法律が要ると思います。それとやはり求められる差別禁止法については、我々の研究会でも議論してきましたように、包括的なあらゆる差別を禁止する法律と個別の差別を禁止する法律の二本立てがやはり重要ではないかと考えています。法律でなくす差別と、法律がないために空白になる差別があるといけないわけで、やはりあらゆる差別を許さないという前提の法律があって、個々具体的な差別の問題については個々具体的な法律に委ねる役割分担をするということが必要です。

あわせて今日みなさんに伝えたいことは条例の重要性ですね。「障害者差別解消法」も、二〇〇六年に千葉県で始まった、差別をなくす条例制定の運動が背景にあったというふうに思います。私たちもこの取り組みに刺激を受けて、差別禁止法に取り組むことになったわけであります。やはり自治体のレベルで包括的な差別禁止条例、三重県が最近ではひじょうに素晴らしい条例を制定されたわけでありますけれども、併せて個別の条例をつくっていく取り組みが必要ではないかなと思っております。もちろん「部落差別解消推進法」についても、禁止規定を盛り込む、実効性ある方針や計画を策定するといったことを、法律の中にしっかりと盛り込むなどの法改正が求められていると思います。具体的な部落差別の現実を明らかにしながら、政府に対して国会議員の先生方に対して、こういったものの改正を求めていこうと考えております。ありがとうございました。

内田　ありがとうございました。それでは佐藤さんよろしくお願いいたします。

佐藤　私は法律はとても大切なものだなと思ってます。「障害者差別解消法」ができて、ものすごく意識が変わってきていると思います。先ほども言いましたけれども、法律はつくって終わりじゃなくて、つくった後にどんどんバージョンアップさせていくっていうことがひじょうに大事になってくると思っています。救済の話も出ましたけれども、法律の中で明確にまだ救済というところまでは書けてないんですけれども、相談窓口は各省庁につくってもらっているんです。そこに連絡がいくと、省庁によってはちゃんと対応して改善してくれるっていうところも結構あるんですね。省庁って縦割りなんで、この課題はどこの省庁かなってわからなくてたどり着けないということもあって、そこを改善するためにワンストップ相談窓口をつくってもらうっていうのを、いま大きなテーマとして運動しているところです。すごく大事なのは、差別をされたと思った時はちゃんと記録として残していくということです。その事実をちゃんと残しておくと、それがまた次のバージョンアップに使えるようになるわけですね。で、私たちは二〇一六年に「差別解消法」が施行された後に法改正を目指してましたので、二〇一七年から差別事例をずっと集めたんですね。二〇一六年に「障害者差別解消法」が施行された後に、それでもなおこういう差別があるっていう事例を集めてそれを分類して、こういったことを盛り込む必要があるっていう意見書をまとめて、それでロビーイングをして法改正につなげていったんです。多くの人は日本に差別があるってあんまりわからないですし、差別してる人は自分が差別してるなんて思ってない人がほとんどです。そういう人たちにはちゃんと事例を見せる、それによって理解してくれる人もどんどん出てきます。そうやっていくと、何年かして世の中の意識もちょっと良くなってくるなと思うんですよ。

例えば少し事例を言いますね。みなさんクイズを今からします。三二年前、一九九〇年の東京には四七四の駅があったそうなんですけど、このうちエレベーターとかをつけてバリアフリー化して自由に車椅子でも利用できる駅って何駅あったと思いますか？　答えはですね、四七四の駅のうちゼロなんですね。一つもなかったんですよ。まあ正確に言うと、荷物用のエレベーターとか車椅子対応のエスカレーターとか少しあったんですけれども、今のように自由に誰でも使えるエレベーターは一つもなかったんですね。今から一年ちょっと前、二〇二一年の三月には東京に七五九の駅があったんですけど、九四パーセントの七一六駅がバリアフリー化されてほとんどどこでも車椅子で利用できるようになってます。大阪はもうちょっと高いくらいかなと思いますね。まあ全国的に見たら九五〇〇くらいの駅があるんで、まだ五〇パーセントくらいなんですけど、三〇〇〇人以上の駅を見ると九五パーセントという形でだいぶ整備が進んでます。わずか三〇年で、全くどこにも行けなかった街がどこでも自由に行ける街に変わったんですね。これはもう本当に違う国にいるみたいですよ。

わずか三〇年で何でこんな変わったかっていうと、障害者が頑張って運動したからです。私たちの先輩方がみんなで運動して二〇〇〇年に「交通バリアフリー法」をつくって、それによって国も補助制度をつくってくれたし、事業者も頑張ってどんどん整備をしてってていうふうになって変わったわけですね。三〇年前、私は学生だったんですけど、電車に乗りに行くと駅員さんに「なんで車椅子で来たんだ？　乗ってもいいけど手伝わないよ」って、「こんな混んでる時に車椅子で来るな」っていうのをもう毎回言われたわけですね。あの当時は鉄道っていうのはまったく車椅子の人が乗るもんじゃない、鉄道は歩ける人の乗り物だっていう考え方を、事業者も市民もしてたわけです。いまそんなことを言う駅員さんは一人もいませんね。そのくらい、ものすごく変わったわけです。ですから運動して、法律をつくってそれを絶えずチェックしてバージョンアップして行くことによって、確実に日本はどんどん良くなっていくと思います。ありがとうございました。

内田　ありがとうございました。本日パネリストの方からいろいろご発言いただきまして、多くのことを共有できたのではないかなと思います。中でも大きいことは、やっぱり差別禁止法というものを制定することの必要性と、その目的は何かということが一つではないかと思います。現に差別が凄まじい形で存在している。社会意識という形で存在している。そういう差別をなくしていくためには、差別禁止法が必要だということが確認できたのではないか。この差別禁止法の目的っていうのは決して処罰するということではなくて、差別というのはこういうことなんですよという共通の基準をつくって、それをなくす、そしてそのことを通して共生社会を実現して全ての人が住みやすい社会とか町とか村とかをつくっていく。企業の方はよく、「二一世紀に入って人権にきちんと対応しない企業は生き残っていけない、企業がこれから生き残っていくためには人権についてきちんと取り組まなくてはいけない」と、こういうようなことをおっしゃるわけですけれども、私たちもそういう形で取り組んでいく必要があるのではないかなと思います。

教育・啓発に眼を向けますと、現状の教育・啓発が差別の解消のために機能しているかというと機能してないと言わざるを得ない。国は都道府県にお任せします、都道府県は学校にお任せしますというような状態です。ひじょうによく熱心に取り組まれる都道府県もあるけれどもそうでない都道府県もある。熱心に取り組まれる市もあるけれども、そうではない市もある。熱心に取り組まれる学校もあるけれどもそうでもない学校もある。そのために、例えば奥田先生方が調査された結果で言うと、「ハンセン病についてきちんと学んだ」というのは五パーセントくらいしかないというこういう実態です。ほかの部落差別の問題についても障害者差別の問題についても同じような調査結果が出てくる。こういうデコボコをなくしていくためにも、やはり法できちんと明記するということが必要ではないかなと思います。それから相談については、「法務局や自治体の相談窓口にアクセスする」というのは、一〜二パーセントだとこういうご紹介がありました。これも部落差別だけではなくて、ほかのハンセン病差別でも障害者差別でもこれに近いような実態があるのではないでしょうか。どうしてかというと、差別の概念が狭い。国際的に極めて狭い概念を日本は裁判所が採用している。そしてその狭い概念を行政も採用している。裁判所は「差別されない権利」というのは曖昧で認められません」、こういう判断をしている。その結果、多くの方々は「相談窓口に行っても救済、被害回復されない。仕方がない、諦めよう」という形で泣き寝入りをしておられる。ハンセン病家族訴訟の原告家族の方々も、「諦めるしかないので、怯えながら日々暮らしている」「家族にもそういうことを言えない。怯えて暮らすしかない」、こうおっしゃっている。これはやはり差別の理解が狭い、救済、被害回復の範囲が狭いということに起因するわけです。きちんと法律をつくって救済の対象を国際的なものにしていく、きちんと救済、被害回復していく。こういうことが必要だということも今日確認できたのではないかなと思います。

個別の差別禁止法だけではなくて包括的な差別禁止法を作っていくということが必要で、個別の差別禁止法と包括的な差別的手法というのは、谷川さんがおっしゃいましたように「車の両輪」であって、どちらかということでは決してないということも確認できたのではないでしょうか。さらに差別禁止法と救済法というのも、二者択一ではなくて車の両輪だ。救済法のない差別禁止法というのは実効性に欠けるし、差別禁止ということをきちんと謳っていないような救済法というのも実際には救済できない。こういう形で両方が車の両輪だということが確認できたのではないでしょうか。もう一つ、自治体の条例と国の法律とが車の両輪だということも、確認できたのではないかと思います。いま人権関係では国よりも自治体のほうが先行しているという分野がございます。例えば、谷川さんがご紹介されたように本年の五月に三重県では包括的な差別を禁止する条例をつくりました。三重県に続くような自治体というのもかなり出てくるのではないかと予想されるところです。こういった自治体条例はひじょうに評価されますが、じゃあ救済法の部分はどうかっていうと、条例ではなかなか踏み込めないために実際では救済が充分に手当てできないというところがございます。やはり国のほうで救済法をつくって、条例と車の両輪という形で対応していくことが必要ではないかというように思うわけですね。

最後に確認できたことというのはプラットホームということだろうと思います。いろんなマイノリティ、被差別の方々の当事者団体が連携してこういう法律をつくっていきましょう、こういうようにしていきましょうと共生社会をつくっていきましょうという形で動く。自治体レベルでも国レベルでも働きかけていくことで一歩一歩前進させていく。いっしょになって国会議員の方を説得する、国会議員の方々がそうだねって思っていただくように法制定の必要性を連携して具体的に示す。こういうことも確認できたのではないかと思います。

我々、市民学会もそのプラットホームのところに積極的に参加させていただいて、他のマイノリティ諸団体の方々と一緒に、差別のない社会づくりに取り組んでいければと思います。このことを最後に申し上げまして、本日の分科会を終了させていただきます。どうもありがとうございました。素晴らしいご報告をいただきました三人のパネリストの方にあらためて感謝の拍手をお願いいたします。

ハンセン病市民学会声明

旅館業法五条の見直しに反対する
ハンセン病市民学会声明

二〇二二年一〇月一九日

去る一〇月七日政府は次の感染症危機に備えるとして、旅館・ホテルなどで、感染症の流行期において、正当な理由なく、発熱などの症状がある客が受診、感染対策を拒む、それ以外の客でも体調確認を正当な理由なく拒む場合など、その客に対して宿泊を拒否できるようにするという「旅館業法」の改正案を閣議決定いたしました。今国会に提出し制定をめざすとしています。

私たちハンセン病市民学会は、ハンセン病隔離政策によってもたらされたハンセン病を患った人たちならびに家族に対する偏見差別などの被害回復に向けて、取り組みを進めておりますが、隔離政策の被害者が安心して生活できる社会は実現しておりません。それは、隔離の被害者の声を未だ国が正面から受け止める施策を実施できず、市民もまた自らの加害責任に向き合うことができていないことの結果に他なりません。

それどころか、記憶に新しい昨年二月の感染症法の改正に際しては、社会に排除の論理を定着させ、偏見差別を助長するとして、隔離政策の被害当事者などから強い反対の訴えがなされたにも関わらず、その声は無視され、改正案は可決制定されました。今回の旅館業法の改正にも、またしても感染者を社会に害をなす存在として排除することにつながる法律を作るのかと、悲痛な声が当事者から上がっています。

ハンセン病では国が絶対強制隔離という誤った政策をとり、疾病への恐怖心や嫌悪感から患者を忌避し、また、「社会を疾病から守るために患者を犠牲にして構わない」という社会防衛思想にいわば公的なお墨付きを与えることにより、社会にハンセン病を患った人たちならびにその家族に対する偏見差別を植え付けてしまいました。そのハンセン病隔離政策と同じ過ちを繰り返さないことが、今後の感染症対策では強く求められます。同じ過ち、それは、国や社会が、隔離政策の被害者にふたたび同じ苦しみを与えること、そして隔離政策と同質の被害を、感染症を患った人たちに与えてしまうことであるといえます。今回の旅館業法の改正はそのどちらの過ちにも通ずるものと言わねばなりません。ハンセン病問題の全面解決と、隔離の連鎖を断つことを目的に活動するハンセン病市民学会は、その目的の真逆な方向に向かう今回の旅館業法五条の見直しに全面的に反対いたします。

その理由の要旨は、以下のとおりです。

1　改正案には、見直しの必要性(立法事実)が認められないこと

今回の改正案は、新型コロナウイルス感染症の拡大が長期化する状況の中で、ホテル・旅館業界の要請を受けて、感染症がホテル・旅館において拡大することを防止するために、感染症の症状を呈する宿泊客等の宿泊を拒否しうる場合を拡大するために行うものと説明されている。

しかしながら、七波に及ぶ新型コロナウイルス感染症の拡大過程において、ホテル・旅館において、いわゆるクラスターが発生したとの事実は報道されておらず、かえって、感染拡大期においては、ホテルは、軽症の感染者の療養施設として活用されてきたのであり、このような法改正が必要とされる事実(立法事実)は全く存在しない。このことは、インフルエンザ等対策特別措置法による緊急事態宣言下においても、ホテル・旅館に関しては宴会についての制限が勧告されるにとどまり、宿泊に関しては何ら制限されていないことからも明らかである。

2　改正案は、感染の有無にかかわらず、ホテル・旅館の側が宿泊拒否しうる範囲を著しく拡大するものであること

（1）改正案では、発熱等の感染症の所見のない宿泊客に対して、体温その他厚生労働省令で定める事項の確認を求めることができるとしたうえで、この求めに対して、正当な理由なく応じない場合には、宿泊を拒否できると規定されている。こうした場合としては、体温の外、渡航歴等の確認があげられている。

　しかしながら、ホテル旅館業者が、発熱や咳嗽《がいそう》等の感染症の所見のない者に対して、このような事項について確認を求めることはその必要性に乏しいだけでなく、これを拒否した場合に、その理由の開示を求めて、その理由が正当でないと判断したら宿泊を拒否できるというのは、事実上発熱や渡航歴等の確認を強制するものにほかならず、感染症の感染拡大予防という立法目的を逸脱するものであって、到底許されることではない。

（2）改正案では、発熱等の感染症の所見のある宿泊客に対して医療機関への受診を求めることができるとし、正当な理由なくこれを拒否する者に対して宿泊拒否できる旨が規定されている。

　しかしながら、厚生省が発熱等の所見として説明している発熱等の症状は、単なる風邪や食あたりや外傷更には自己免疫疾患やがん等によっても生じうるもので、感染症に特有なものではない。こうした症状のある宿泊客に対して、医師、看護師、保健師等の専門職ではないホテル・旅館の従業員が、感染症によるものであるかどうかを判断することは不可能であり、結局のところ一律に医療機関への受診を求めることにつながるというべきであって、宿泊拒否の範囲を著しく拡大するものである。

　なお、感染症予防法において都道府県知事が医療機関への受診を求めうる場として規定されているのは、濃厚接触の疑い等が認められる場合に限定されており、単なる発熱等の症状の存在だけで医療機関の受診を求めうるとする改正案は、この点においても、感染症予防法を逸脱している。

　そもそも、旅行先において受診する医療機関を探すのは極めて困難であり、宿泊拒否された場合に新たに宿泊先を確保することは著しく困難であることを考えると、このような改正案には、強く反対せざるをえない。

（3）更に、改正案では、「迷惑客」「ホテル・旅館の合理的な負担を超える利用等の過重な負担であって対応困難なものを繰り返し求められたときは宿泊拒否できるとの規定も設けられているが、こうした条項は、盲導犬を伴っての視覚障害のある人や電動車椅子の利用者等の宿泊が拒否される事例が少なからず発生している状況を考えると、こうした人たちに対する安易な宿泊拒否をもたらす可能性を憂慮せざるをえないのであって、「障害者差別解消法」の趣旨に逆行するものであると批判せざるをえない。

3　改正案は、感染症の患者・感染者に対する偏見差別を助長するものであること

現行旅館業法五条は、二〇〇三年に熊本県内で発生したハンセン病療養所入所者に対する宿泊拒否事件において適用され、ホテルの対応を問責するうえで機能したものであるが、同宿泊拒否事件の背景事情となったハンセン病の病歴者やＨＩＶ陽性者に対する偏見差別は、現在も、一緒に入浴することに抵抗を感じる人が根強く存在していることが各種調査によって明らかにされている。このような状況に鑑みると、今回の改正案は、感染症の患者・感染者に対して宿泊拒否しうる場合を拡大するものであり、こうした感染症に対する偏見差別を助長するものである。

そもそも、厚生労働省は、国策として推進してきた隔離政策によって、社会内に、ハンセン病に対する偏見差別を作出助長してきた責任において、偏見差別の解消のために全力を尽くすべき責務を負っているのであり、こうした立場にありながら、今回のような見直しを行うのは、こうした責務に著しく背を向けるものであり、厳しく批判されるべきである。

以　上

(1) 共同代表は、会を代表し、本会設立の趣旨に拠り、総合的視点を意識して、組織の運営に携わる。
(2) 運営委員は、本会設立の趣旨に拠り、ハンセン病問題に係る分野研究や地域活動など課題別視点を意識して、組織の運営に携わる。
(3) 事務局長は、13条で定める事務局を統括します。
(4) 事務局次長は、事務局長を補佐します。
(5) 会計は、本会の会計を掌理します。
(6) 書記は、本会が運営上開催する諸会議を記録し、整理・管理します。
(7) 事務局員は、本会の事務を分担し執り行います。
(8) 会計監査は、本会の会計を監査します。

10. 委員の任期は２年とします。ただし、再任を妨げません。
選出方法については別途内規で定めます。
11. 共同代表の選出と運営委員の選出は、運営を円滑に行うため年度を隔てて実施するものとします。
12. 本会の組織や活動等に関する重要事項を協議し，総会提出の議案を検討するために、本会に組織委員会をおきます。組織委員会は、共同代表、運営委員、事務局長，事務局次長をもって構成します。また、組織委員会は、緊急事態への対応にもあたります。
13. 本会の日常業務を執行するために事務局をおきます。
14. 本会に必要に応じて部会をおくことができます。部会には部会長をおくことができます。
15. 本会の会計年度は、毎年4月1日から翌年3月31日までとします。
16. 本会の規約の変更は、総会の議を経なければなりません。
17. 本会の所在地は、以下といたします。
〒552-0001　大阪府大阪市港区波除4-1-37　ＨＲＣビル３階

附則
１．本規約は、2005年５月14日より施行します。
２．この改正は、2008年５月10日より施行します。
３．この改正は、2016年５月14日より施行します。
４．この改正は、2024年５月11日より施行します。

委員選出に関する内規

委員候補の提案は下記の方法によって定める。

１．共同代表は、組織委員会が、学会の会員の中から、学会を代表するにふさわしい識見をもった者を選考して作成した候補者リストに基づいて、総会前に、会員の信任投票をおこない、投票者の過半数の信任を得た者を選任する。信任投票は、事務局が実施し、その結果を総会に報告する。
２．運営委員は、あらかじめ期間を定めて公募した候補者リストの中から、ハンセン病問題に係る地域活動や学会の部会活動などの視点を考慮して共同代表が選出した候補者を、総会に提案し、総会の承認を得た者を選任する。
　２ 公募手続き、候補者リストの作成は、事務局が行う。
　３ 会員であれば、誰でも、公募に応じることができるものとする。
３．事務局長、事務局次長、会計、書記、事務局員、会計監査は、共同代表が総会に候補者を提案し、その承認を得て選任する。

ハンセン病市民学会規約

1．本会は、ハンセン病市民学会と称します。
2．本会は、ハンセン病に対する偏見や差別を解消し、ハンセン病問題における歴史の教訓を、これからの社会のあり方へと引き継ぐことを目的とします。
3．本会は、前項の目的を達成するために、交流、検証、提言の３つを活動の柱にします。
(1) 交流活動　ハンセン病回復者だけではなく、ハンセン病問題に関心を持つ人たちが、同じ当事者としてそれぞれの立場で率直に意見を交換し、交流する場を設けます。
(2) 検証活動　ハンセン病問題の歴史の検証は緒についたばかりです。全国には埋もれている資料や隠された事実がまだまだたくさんあると思われます。それらを発掘し検証することで、ハンセン病問題の歴史が正しく認識されるように務めます。
(3) 提言活動　ハンセン病回復者の高齢化が進んでいく中で生じている入所施設の将来のあり方や、社会復帰した人がおかれている状況、また偏見や差別を解消していくための取り組みのあり方など、直面する様々な課題にみんなで智慧を出し合い、構想をまとめ、国や自治体及び社会に提言していきます。
4．本会は以下の事業を行います。
(1) 交流集会（年１回）。
(2) 機関誌、ニュース等の発行。
(3) 講演会や市民交流会などの活動。
(4) 分野別部会の設置と成果の公表。
(5) その他本会の目的を達成するために必要な事業。
5．本会は交流集会と同時に総会を開き、これを本会の最高機関とします。
6．本会の目的に賛同する人は誰でも会員になることができます。また、申し出によりいつでも退会することができます。会員は、個人会員（一般会員、維持会員、学生会員）および団体会員とし、それぞれ別に定める会費を払うものとします。総会における議決権は個人会員のみが平等に有します。会員は、本会の行う事業に参加し、機関誌等に投稿することができます。
7．会費の額は交流集会の総会で決定します。ただし、会費を３年以上滞納した会員は、自動的に会員資格を抹消されます。
8．本会は、次の委員をおきます。

(1)	共同代表	10名以内
(2)	運営委員	15名以内
(3)	事務局長	１名
(4)	事務局次長	２名
(5)	会計	１名
(6)	書記	１名
(7)	事務局員	若干名
(8)	会計監査	２名

9．委員の職務は次のとおりとします。

ハンセン病市民学会では皆さまの投稿をお待ちしています

ハンセン病市民学会は、交流・検証・提言を三つの柱として、幅広く活動していくことをめざしています。その一環として、毎年一回、年度末に年報を発行し、さまざまな活動の成果を反映させていきたいと考えています。開かれた学会として、さまざまな方からの投稿を募集しています。この年報を、研究発表の場として、また交流と議論の場として、大いに利用してください。

「投稿規定」は以下の通りです。

一、本誌に掲載される原稿は、論文、研究ノート、史料紹介、実践報告、書評・紹介、時評・通信とします。

二、原稿の枚数は、四〇〇字詰原稿用紙に換算して、論文五〇枚程度、研究ノート三〇枚程度、史料紹介五〇枚程度、実践報告二〇枚程度、書評・紹介五〜一〇枚程度とします（図表含む）。

三、投稿の締め切りは、毎年八月末とします。

四、手書きの場合は、縦書きで二〇〇字ないし四〇〇字詰の原稿用紙を使用してください。パソコンの場合は、A4判・四〇字×三〇行、縦書きでお願いします。なお、プリントアウトしたもの一部と、テキストファイル形式のCD—Rを同封してください。

五、投稿原稿は、締め切り後に審査委員会で審査のうえ採否を決定し、その結果を二カ月後に投稿者に連絡します。

六、審査委員会は、ハンセン病市民学会の組織委員・事務局員の一部、ならびに組織委員会で承認された者によって構成されます。

七、他誌への二重投稿はご遠慮ください。掲載原稿の転載は、原則として一年間は控えてください。また、転載にあたっては必ず会の承諾を得てください。

八、原稿料はお支払いできませんので、掲載誌複数部数の寄贈をもって原稿料に代えさせていただきます。

九、投稿された原稿は返却いたしません。

以上

原稿の送付先は以下のとおりです。

〒五五二－〇〇〇一
大阪市港区波除四丁目一番三七号　ＨＲＣビル三階
ハンセン病市民学会事務局　宛

なお、封筒の表に「原稿在中」と明記してください。

編集後記

年報二〇二二をお届けいたします。発行が大きく遅れておりますことお詫びいたします。年報は、その年に開催された交流集会の内容を基本的に編集され、翌年度の初めには発行することを基本的なサイクルとしておりましたが、現在二年遅れの状態となっております。来年度当初には本来のサイクルに戻せるよう努めてまいります。

本号は、コロナ下で二年延期となった「交流集会in長野」の全体会、分科会の記録を掲載しております。延期になっている二年の間に、ハンセン病問題に関わる思いもかけない出来事が惹起いたしました。その一つが、新型コロナウイルスの感染拡大にともない、「病」を得た人やその家族、医療従事者に対して、あらたな差別を生み出してしまったということであり、もう一つが『明治三十二年　癩病患者並血統家系調』の流出事件です。長野集会ではこれらの問題に正面から向き合いました。ハンセン病隔離政策による差別被害を二度と繰り返さない、すなわち再発防止ということは、隔離の被害者に同じ苦しみを二度と与えてはならないということと、隔離政策の過ちと同質の過ちを二度と繰り返さないという二つの中身があると言われています。その両方の過ちを私たちはおかしてしまったのです。今回の年報の編集を行う中で、全体会・分科会の登壇者のハンセン病差別を絶対に許さない、隔離と闘う強い意志と熱に触れさせてもらい、私も、差別と闘う当事者でありたいとの思いを強くさせていただいております。

最後になりましたが、今回掲載させていただいた登壇者のお一人、原告番号一六九番さんが、昨年一二月三日ご逝去されました。謹んで哀悼の意を表すとともに、一六九番さんの願いを、あらためて受け止めてまいりたいと思います。

（くるべこう）

新型コロナウイルス禍の影響で二年延期された長野での全国交流集会。久しぶりの再会を喜び合う参加者の姿が、会場のあちらこちらで見られました。私も懐かしい方にお会いすることができました。開催地実行委員会の委員長を務められた作家の伊波敏男さんです。全体会第二部の德田靖之さんとの対談でも触れられていますが、二〇〇一年五月一一日の国賠訴訟熊本地裁判決では大変お世話になりました。新聞への寄稿を事前にお願いしていた私は、当日送られてきた原稿をファクスから引っ張り出すようにして読み込みました。

「『この国』のハンセン病者の歴史は排除と抹消の九〇年だった」との書き出しで、「この国」は史実の直視に怠惰であること、まるで少数者が声を上げないことを望んでいるかのように思えること、多くの犠牲者が作り出され、取り返しのつかない過ちを繰り返してきたこと、などを問う約九〇〇字。一言一句、直すところなどありません。名誉や尊厳、かけがえのない歳月を奪われた人たちや家族に「さあ、視線を落とさずに胸を張ろう」と呼びかける締めの一文まで、胸が震える思いでパソコンに打ち込んだものです。

長野での対談のまとめで、伊波さんは「当事者とは誰か」と問い掛けました。そして「皆さんには時代を背負う当事者として、語り継いでほしい」と話されました。私もまた当事者の一人。この年報が、語り継ぐ責任を果たす一助になればと願います。

（斉藤貞三郎）

年報2013　第９回交流集会記録
「戦前と戦後の無らい県運動を検証する」
「私たちが再び加害者の立場に立たないために」
「療養所で入所者の人権をどう守るか」　他

年報2014　第10回交流集会記録
「重監房資料館の新設の意味を考える」
「納骨堂を残すことはなぜ大切なのか」
「療養所の入所者の人権が守られるための制度を提案する」　他

年報2015　第11回交流集会記録
「ハンセン病問題に関する国連の取り組み」
「バトンをつなごう」
「いま初めて語る家族の思い」　他

年報2016　第12回交流集会記録
「奄美和光園の将来構想を考える」
「全療協の闘い」
「ハンセン病療養所の現状と課題」　他

年報2017　第13回交流集会記録
「大島青松園の過去・現在・未来」
「大島の人を語る」
「隔離の歴史をのこし、つなぐ」　他

年報2018　第14回交流集会記録
「沖縄におけるハンセン病隔離政策の歴史とその特徴」
「ハンセン病問題と沖縄の基地問題」
「家族訴訟が問う、国の加害責任とは？」　他

年報2019　第15回交流集会記録
「島を出た八重山人たち」
「回復者の人権と入所者自治を守るために」
「ハンセン病回復者が安心して暮らし続けるために」　他

年報2020・2021　第２～４回シンポジウム記録
「新型コロナウイルス感染症とハンセン病」
「菊池事件の再審請求の実現に向けて」
「「差別されない権利」の意義とその活用の在り方について」他

＊いずれも定価1500円～1800円（税別）で頒布
＊お申し込み先　ハンセン病市民学会事務局
☎06-4394-7078

「ハンセン病市民学会年報」バックナンバーのご案内

年報2005　第１回交流集会記録
斎藤貴男「ハンセン病問題と現代社会を結んで考える」
シンポジウム「ハンセン病市民学会に期待するもの」
小林洋二「ハンセン病国賠訴訟の成果と将来の課題」　他

年報2006　第２回交流集会記録
小特集「胎児標本問題」
鎌田慧「ハンセン病とわたし」
徳田靖之「ハンセン病問題の現状と課題」　他

年報2007　第３回交流集会記録
宮坂道夫「重監房とは何だったのか」
黒坂愛衣・福岡安則
「子どもが差別を受けたことがいちばん悲しい」　他

年報2008　第４回交流集会記録
内田博文「今、なぜハンセン病問題基本法か」
小特集「ハンセン病問題基本法の成立」
神谷誠人「基本法で何が変わるのか、何を変えるのか」　他

年報2009　第５回交流集会記録
「入所者にとっての隔離の歴史」
シンポジウム「隔離の百年から共生の明日へ」
「啓発活動の在り方を検証する」　他

年報2010　第６回交流集会記録
「島の生活を語る」
「隔離の島から生まれた当事者運動」
「邑久長島大橋の架橋運動から学ぶもの」　他

年報2011　第７回交流集会記録
「ハンセン病回復者のいま」
「いま、ぬけだそう！手をつなぎ共に生きる社会へ」
「ハンセン病国賠訴訟の意義と今後の課題」　他

年報2012　第８回交流集会記録
「語れない言葉と向き合うために　東日本大震災とハンセン病と」
「療養所でいのちの意味を考える」
「今、菊池事件を問い直す」　他

ハンセン病市民学会年報2022
求めてきたもの、そして今
—新型コロナウイルス感染症とハンセン病問題　幾重もの分断を超えて—

2024年７月10日　初版第１刷発行

編集・発行　ハンセン病市民学会
事務局
〒552-0001　大阪市港区波除4-1-37　HRCビル３階
TEL 06-4394-7078　FAX 06-4394-7079
振替 00910-7-332397
ホームページ　http://shimin-g-hp.jimdo.com

発売元　解放出版社
〒552-0001　大阪市港区波除4-1-37　HRCビル３階
TEL 06-6581-8542　FAX 06-6581-8552
東京事務所　〒113-0033 東京都文京区本郷1-28-36 鳳明ビル102A
TEL 03-5213-4771　FAX 03-5213-4777
振替 00900-4-75417　ホームページ https://www.kaihou-s.com

印刷　㈱国際印刷出版研究所

ISBN978-4-7592-6819-5　NDC304　255P　21cm
落丁・乱丁はお取替えします。定価は表紙に表示しています。